超声解析泌尿及男性生殖系统疾病

主 编

程颜苓　袁丽君

副主编

于　君　李　巍　王向杰

陈银海　刘　禧

编著者

（按姓氏笔画为序）

卢永宏　李拥军　李晓娟

朱文晓　张　斌　刘　旺

杨瑞静　朱　胜　姚　昕

田雪飞　高　闯　武建宏

金盾出版社

内 容 提 要

本书共十章,以病例报告为切入点,以超声诊断为主线,以大众疑点、医学难点、当代热点为主要内容,以问答的形式解读泌尿系统及男性生殖系统生理解剖、病因、病理、临床表现、超声特征、中西医治疗及预防等有关知识。

本书语言简练、生动活泼,内容通俗易懂、科学实用,图文并茂,具有可操作性,特别适合广大群众阅读,也适用于广大基层医务工作者和实习医生参考。

图书在版编目(CIP)数据

超声解析泌尿及男性生殖系统疾病/程颜苓,袁丽君主编 . —北京:金盾出版社,2017.12

ISBN 978-7-5186-1348-9

Ⅰ.①超… Ⅱ.①程…②袁… Ⅲ.①男性—泌尿生殖系统—泌尿系统疾病—超声波诊断 Ⅳ.①R699.04

中国版本图书馆 CIP 数据核字(2017)第 162097 号

金盾出版社出版、总发行

北京太平路 5 号(地铁万寿路站往南)

邮政编码:100036 电话:68214039 83219215

传真:68276683 网址:www.jdcbs.cn

双峰印刷装订有限公司印刷、装订

各地新华书店经销

开本:850×1168 1/32 印张:15 字数:350 千字

2017 年 12 月第 1 版第 1 次印刷

印数:1～3 000 册 定价:45.00 元

(凡购买金盾出版社的图书,如有缺页、
倒页、脱页者,本社发行部负责调换)

前　言

作为一名超声医生，每天面对大量患者，要重复回答成千上万个问题，若一一详细解答，时间不允许；若仓促敷衍，责任不允许。国家医师协会统计，每年约 80％ 的医患纠纷始于沟通不畅。医学知识的缺乏、对疾病的担忧都使患者迫切地希望能与医生有充分深入的交流，而现实却常常令患者对医生失去信任。由于目前医疗的高风险，每位医生在书写超声报告时务必字斟句酌，加之专业术语的使用，难免会让读者觉得晦涩深奥，甚至令某些临床医生只重报告结论而忽略信息量丰富的描述部分，这使得超声报告价值大打折扣。如何让更多的人了解超声诊断，充分发挥超声检查的作用，也是超声医生的责任。

每年在我院进行泌尿生殖系统检查的患者近万人，手术近千台，为我们提供了丰富翔实的资料。我们对泌尿生殖系统疾病的超声特征及临床特点进行了认真详细的观察和研究，总结了一些卓有成效的诊治经验，并将这些经验体会用通俗易懂的语言整理成册，既希望基层医生和非超声专业的医生能充分快速地读懂超声报告，更好地为患者提供诊疗指导，又渴望能向患有泌尿生殖系统疾病的患者普及医学知识，降低医患沟通的难度，提高沟通的效率。

为了使本书的内容更加全面丰富，我们特邀第四军医大学附属医院超声科的专家共同完成本书的撰写。同时特别感谢我院领导对本书编写工作的支持和鼓励，感谢北京军区天津疗养院客座教授周英杰主任的指导，也感谢我特诊科全体医生的共同努力，最后感谢金盾出版社的张远编辑，使得本书得以早日面世。

由于能力、经验和时间有限，本书难免有不足之处，敬请各位专家、读者指正。

程颜苓

目 录

第一章 泌尿系统和男性生殖系统解剖

1. 泌尿生殖系统包括哪些器官

　　泌尿系统包括肾脏、输尿管、膀胱、尿道四部分（图 1-1），男性生殖系统包括睾丸、附睾、输精管、射精管、精囊腺、前列腺及尿道一部分。由于男性尿道是排尿及射精的共同通路，前列腺包绕尿道生长，所以常常将泌尿系统和生殖系统放在一起讲述。

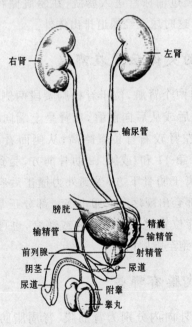

右肾　　左肾

输尿管

膀胱　　精囊

输精管　　输精管

前列腺　　射精管

阴茎　　尿道

尿道　　附睾

睾丸

图 1-1　泌尿及男性生殖系统

2. 泌尿系统的功能有哪些

主要的功能是产生尿液。人类吃喝的食物在体内消化,然后被吸收利用,所产生的部分废物经由泌尿系统排出,这是泌尿系统的主要作用。这些废物具有一个共同的特点,即为液体,这就是大家都知道的尿液。泌尿系统同时还具有一部分内分泌功能,可调节血压、促进红细胞生成和调节钙磷代谢等。

3. 尿液是在哪里产生的

人体代谢吸收后的部分废物经过血液循环被带入肾脏,在肾脏内形成尿液,经过输尿管进入膀胱,在膀胱储存到一定量的时候,人会有尿意,这时尿液经尿道排出体外。

4. 肾脏的大体位置在哪里

人体通常有两个肾脏,位于脊柱胸腰段两侧,被人们俗称为"腰子"。从前向后或从后向前看,双肾呈上端向内、下端向外的"八"字状排列,左肾较右肾位置略高;从侧面看双肾位置偏后。双肾的上部位于第 11 和/或第 12 肋骨前方,受到肋骨保护而不易受伤;下部游离于肋骨下方,受到外力撞击后容易破裂。肾脏出现病变时,腰部会出现疼痛或叩击痛。部分正常人肾脏的位置会发生变异,可能位置过低位于盆腔或髂窝,也可能游离至脊柱对侧甚至有可能跑至胸腔内。

5. 肾的被膜有哪些

肾的被膜自外向内分别为肾筋膜、肾周脂肪组织、纤维膜。肾筋膜是一种纤维结缔组织,质地致密。肾筋膜为两层,通过肾周脂肪将肾脏和肾上腺包在一起,对肾脏有固定作用。肾周脂肪组织又称为脂肪囊,于肾门部延伸至肾窦内,有支撑保护肾脏的作用。肾脏表面另紧贴有一层薄、韧的纤维膜,这层纤维膜也起保护作用。

6. 肾脏内部构造有哪些

肾脏自外向内分为两部分,即产生尿液的肾实质部分与收集尿液的肾窦部分。肾实质由表层的皮质和内层的髓质组成,髓质由沿肾窦排列的锥状肾椎体构成,肾椎体靠近周边部为宽的底部,尖端朝向肾窦,并在局部形成肾乳头伸入肾小盏内;皮质覆盖在肾椎体底部表面,并于肾椎体之间呈柱状伸向肾窦。肾窦由集合系统(包括肾盂、肾盏、肾小盏)及包绕在内的血管、神经、淋巴管及脂肪等组成,肾小盏与肾椎体连接,收集肾乳头产生的尿液,几个肾小盏汇合形成肾大盏,肾大盏继续汇合形成上下两个肾漏斗部,两个肾漏斗部汇合形成肾盂,肾盂形似漏斗,底端位于肾内,尖端向外下与输尿管相延续(图 1-2)。

7. 膀胱的位置在哪里

膀胱内无尿液时位于盆腔内,呈三棱锥体状,有底、颈、尖、一个上面和两个下外侧面。膀胱内充满尿液时则呈球形,此时膀胱前外侧壁与腹前壁相贴。膀胱底呈三角形朝向后下方,位于两个输尿管口与尿道内口之间;膀胱颈位置最低且固定,被尿道内口穿过,直接与男性前列腺底相延续;膀胱尖朝向前上方。膀胱内尿量的多少决定其形态,由扁至扁圆至卵圆至球形。膀胱前方为耻骨联合,上部为腹膜覆盖,男性后方为精囊腺、输精管壶腹部和直肠,女性为子宫和阴道。

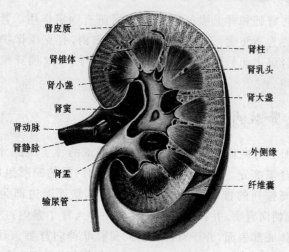

肾皮质

肾锥体

肾小盏

肾窦

肾动脉

肾静脉

肾盂

输尿管

肾柱

肾乳头

肾大盏

外侧缘

纤维囊

图 1-2 肾脏内部构造

8. 膀胱壁的结构有哪些

膀胱壁自外向内分别为浆膜层、肌层、黏膜下层及黏膜层。其中浆膜层似薄膜状覆盖膀胱顶部及后上两侧表面,黏膜也似薄膜状贴在内侧面。肌层又称为逼尿肌,由三层肌纤维组成,内外两层肌纤维呈纵向排列,中间层肌纤维为环形排列。

9. 前列腺的位置在哪里

前列腺不属于泌尿系统,是一个男性生殖器官,由于其围绕在男性尿道外面,对男性排尿有很大的影响,因此在此予以说明。前列腺位于盆腔,外形像一个栗子,上方与膀胱颈相邻,后面紧邻直肠前壁,这为超声经直肠检查前列腺提供了清晰视野。

10. 前列腺的解剖特点有哪些

前列腺的外形类似一个栗子,分四个面、一个底部、一个尖部。前列腺底部位于上方与膀胱颈相邻,尖部位于下方包绕尿道,四个面分别为后面、前面、两个下外侧面。前列腺不仅包绕尿道,同时还包绕两个射精管,尿道通过前列腺前、中 1/3 之间,射精管经过前列腺后部并开口于尿道。前列腺分为交界区(移行区)、中央区和周围区三部分,交界区围绕在尿道前列腺部末端,中央区包绕在射精管周围,周围区形似茶杯完整包绕了中央区、交界区和尿道前列腺部。前列腺分区对临床医师来说至关重要,因为大部分肿瘤发生于周围区,而前列腺增生则发生于交界区。

11. 前列腺有什么功能

(1)控制排尿功能:在解剖位置上讲,前列腺包绕尿道,贴近膀胱颈,构成近端尿道壁,其环状平滑肌纤维围绕尿道前列腺部,参与构成尿道内括约肌。发生排尿冲动时,伴随逼尿肌收缩,内括约肌松弛,可使排尿顺利进行。

(2)具有分泌功能:前列腺是人体非常少有的、具有内、外双重分泌功能的性分泌腺。作为外分泌腺,前列腺每天分泌约 2ml 前列腺液,是构成精液的主要成分,对精子正常功能具有重要作用;作为内分泌腺,前列腺内含有丰富的 5α-还原酶,可将睾酮转化为更有生理活性的双氢睾酮。

(3)具有运输功能:前列腺实质内有尿道和两条射精管穿过。

12. 精囊腺有什么功能

具有分泌功能,精囊腺分泌的弱碱性液体成为精液的一部分,它能中和阴道的酸性,保护精子的活动能力;分泌物含有丰富的果糖和抗坏血酸,为射精时的精子提供营养和能源;分泌物中凝固因子可使精液凝固,防止精液倒流,在阴道停留时间长,利于受精。

13. 睾丸和附睾的功能有哪些

睾丸和附睾位于阴囊内,睾丸属于男性生殖和内分泌器官,是精子产生的部位。附睾与睾丸紧邻,是储存精子的地方。

14. 睾丸的解剖特点有哪些

睾丸位于阴囊内,呈近椭球型,上端朝向外上,下端朝向内下,长径约 4～7cm,宽约 2～5cm,前后径为 3cm,左侧睾丸较右侧略低。睾丸外形前面略凸,后面略平直,后面附有精索。睾丸由三层薄膜状结构包绕,从外向内分别为鞘膜、白膜和血管膜。

第二章 超声成像基本原理

1. 什么是声波

声波是一种压力波,初中物理里曾讲过:当演奏乐器、敲击音叉或者拍打桌面时,乐器、音叉或桌子就会发生振动,它们的振动引起四周空气分子(即传播声波的媒介)有节奏的振动,使周围的空气产生疏密变化,形成疏密相间的纵波,这就产生了声波,这种现象会一直延续到振动消失为止。

2. 产生声波的条件有哪些

根据声波产生的原理可以知道,声波的产生必须具备两个条件,一是发声的声源(发出振动的物体),二是传递声波的媒介(如空气、铁、水等),两者缺一不可。人类能发出声音的来源为嗓子内声带的振动,我们可以在发音时触摸喉结,这时可以感受到声带的振动。声波的传递需要一定的媒介,如空气、水和固体。

3. 如何描述声波

声波作为波的一种,具有所有波共有的特性,用频率和振幅来描述声波。歌唱家分高音、中音和低音,这指的是不同歌唱家嗓子发音时其声带振动的频率高低有所不同。频率指单位时间内发音物体,如声带的振动次数,通常用赫兹来表示,100赫兹表示每秒内声波经过一固定点的次数为100。振动频率在20~20 000赫兹这个范围区间的声波能被人耳听到,即我们常说的声音。声音的振幅通常用分贝来表示,振动源发生振动时离人耳距离的远近决定了声波振幅的大小,距离远、振幅小即听到的声音小,距离近则振幅大即听到的声音大。

4. 什么是声波的波长和波速

声波的波长指的是声波在传播过程中相邻的两个振动周期中对应点之间或相邻的波峰/波谷之间的距离。波速指单位时间内声波传播的距离。根据这些概念可以获悉声波的传播速度就是波长与频率相乘后的结果,只要知道了三者中两者的数值就可以推算出第三个值。

5. 声波在不同的传播介质中传播速度一样吗

不一样,声波在不同的传播介质中其传播速度并不相同,其传播速度的快慢与传播介质的特性有关,如声波在铁、水中的传播速度比在空气中的传播速度快。如果人耳贴在一个铁器上,另一人在远处敲击铁器的同时说话,我们最先听到的为敲击铁器的声音,其后才是说话的声音。在真空中声波是无法传播的,因此在太空中是听不到声音的。

6. 什么是超声和次声

自然界中存在许多人耳无法听到的声波。其中振动频率过高(大于20 000赫兹)的声波被称为超声(波),人们熟知的动物蝙蝠和一些深海鱼类就能发出这种声波。而振动频率过低(小于20赫兹)的声波则称之为次声(波),如地壳深部发生地震时由于不同大陆板块的相互碰撞,出现的地震波就是次声波,动物们能够听到这种声音,人类据此研究出了测震仪。

7. 声波的物理特性有哪些

声波是一种机械波,具有机械波的物理特性,现逐一说明如下:

(1)声阻抗:在媒介中传播时声波需要克服一定的阻力,表现为随着距离的增加声音越来越小,同样强度的声音站在距发声处1米的距离时可以听到较大的声音,距发声处10米时就可能听不到了,这种媒介对声波传递所具有的阻碍特性被称为声阻抗,每种媒介的声阻抗有所不同。

(2)声衰减:随着传播距离的逐渐增加,声波本身的能量在逐渐递减,即声音越来越小,称之为声波衰减。

(3)声反射:声波具有可被反射的特性。如果我们站在桥洞下拍手,然后倾听,就能听到好几次拍手的声音,这些拍手声逐渐缩小,这就是我们平时说到的回声。我国有部分建筑就是根据声波的这一特性建造的,其中最有名的应该就是北京天坛里的回音壁了。

(4)声吸收:声波具有可被传播介质吸收的特性。如果在耳朵里塞上棉花,我们听到的声音就小了许多,这就反映了声波的可被吸收性。

(5)声绕射:声波在传递过程中具有遇见障碍物自行绕行后继续传播的特性。表现在我们在卧室休息时,门打开着,我们可以听到这时在厨房里做饭的声音。

(6)温度影响:声波在空气中的传递过程中还受温度的影响,温度高时传播速度快,温度低时传播速度慢。如果在寒冷的夜晚有人坐在篝火旁,有人在周围找树枝,坐在篝火旁的人会先听到同样的距离发出的声音。

8. 超声波的物理特性有哪些

超声波属于声波,它具有声波的共性,但因为其具有频率高的特点,所以还具有其他一些特殊的物理特性。超声波由于其频率高、波长短,具有一定的方向性和束射性,即超声波在同一种介质中传播时是呈直线的方式进行传播的。

(1)反射和折射:超声波在一种传播介质中传递时以直线方式向前传递,当这条直线遇到另一种传播介质(如在空气中传播时遇到水)时会像光线一样发生反射和折射。人潜在水里时可以听到岸上的人所说的话,这是因为声音在空气中传播遇到水时,水相对于空气而言是另一种传播介质,两者交界处形成所谓的界面,声波在碰到这个界面时一部分能量被反射回空气,称之为声反射,另一部分能量穿过界面进入水中,称为声波折射。我们都知道,大多数的蝙蝠视力不佳,但它们是夜间活动的动物,可以在漆黑的夜里自由自在地飞来飞去,却不会碰到任何东西,这是为什么呢? 其原因是蝙蝠在飞行时向前进的路线上发出超声波,这些超声波呈直线样向前传递,遇到障碍物如树枝或小昆虫会被反射回来,这些反射的超声波被飞行中的蝙蝠获悉,据此蝙蝠可以判断出飞行路线前方有障碍物或食物,然后蝙蝠就会更改它的飞行路线。

(2)绕射或衍射:超声波传递过程所遇到障碍物的直径与声波波长相近时超声波会绕过障碍物继续前行,即产生衍射或绕射。

(3)散射:障碍物的直径小于超声波的波长时,该障碍物会吸收声能,然后向四周发射声波,称之为散射。

9. 什么是多普勒效应

多普勒效应是奥地利科学家多普勒首次提出的一种理论,即声波在传递过程中如果接收声波装置和发射声波的装置发生相对运动时,接收到的声波频率有所变化(即频移),通过检测到的频移可以判断两者间的相对运动速度。比如我们站在月台上,当火车进站鸣笛时,我们觉得声音越来越大,当火车离站远去时,鸣笛声却越来越小,闭上眼睛我们可以根据汽笛声的大小变化来判断火车是进站还是出站,这就是最常见的多普勒效应。

10. 什么是医用超声诊断仪

人体由皮肤、肌肉、筋膜、内脏器官、血管、骨骼等多种媒介组成,自表皮至体内脏器存在多种不同的传播超声波的媒介,科学家们根据超声波的物理特性研制出了专用于显示人体内部构造的医学超声诊断仪。压力与电之间可以相互转换,给予压力后产生电流称为压电效应,由一束电流转变为压力波称为逆压电效应。超声诊断仪的探头内装有具有压电效应性质的晶体片,当电流传递到这些晶体时,晶体发生形变,电流足够大时就产生了超声波,即从电能转换为声能,这利用的是逆压电效应;超声波在人体组织脏器中传播时碰到不同的组织均能发生反射,这种反射波被探头接收,探头内晶体受压会产生电流传回主机,即从声能转换为电能,这利用的是压电效应。超声诊断仪可以根据所返回的电流情况迅速做出转换并显示在显示屏上。

11. 超声波对人体组织器官有危害吗

超声波携带有一定的能量,当超声波的输出能量到达一定程度时就可能对人体组织造成伤害,即生物学作用,主要为局部发热和在组织深部产生及其微小的小气泡。一部分学者一直致力于此项研究,最大限度的明确超声检查的安全性。现在的超声诊断仪所发射的超声波能量总体来说是安全可靠的,为了防止意外发生,超声仪器上均用一些参数来明确可能发生的生物学作用,即热指数(TI)和机械指数(MI)。已知人体组织器官中对超声波比较敏感的有视网膜、生殖腺、3个月内的胎儿、神经系统等,对以上这些组织脏器进行扫描时,首先应该观察参数设置是否合适,还应适当缩短检查时间。

12. 医用超声诊断仪的组成部件有哪些

超声诊断仪组成部分包括发射和接收超声波的探头、进行模式转换和大量计算的主机装置及显示图像的显示器三大部分。

(1)超声探头是超声诊断仪的重要组成部分,它负责对所检查部位发射超声束并接收被人体组织器官反射回来的超声信号。探头之所以有这个重要的功能,是因为其内装配有能够将电能和声能相互转换的物质。对人体组织器官进行扫描时,不同深度的人体组织脏器要求使用不同的探头,否则会影响图像显示。由于探头与人体皮肤间空气存在,使超声波大量反射,因此需要在探头和皮肤之间使用几乎无反射的耦合剂来使图像清晰。

(2)主机装置是超声诊断仪的心脏,超声成像的大量运算均需在此进行。超声检查时各项功能的使用和调节均靠主机上的操作面板来实现,在对患者进行检查时超声科医生常需根据具体情况在操作面板上对检查条件进行临时调整设定。

(3)显示器将超声检查后所得出的结果展示出来,医生对显示器上的图像进行辨认后做出诊断。

13. 什么是 A 超

A 超是 A 型超声诊断仪的简称,又称为幅度调制型超声诊断仪。顾名思义,是将超声的振幅和波数变化表现在显示屏上,因幅度英文为"amplitude",其第一个字母为 A,故又称为 A 超。A超使用的为回收超声反射信号的原理,所显示的图像纵坐标代表的为探头回收超声信号的强弱(幅度高低),横坐标代表的回声返回探头所需要的时间(代表的距离)(图 2-1)。使用 A 超可以测量组织间的距离、脏器的大小、病变的声学性质(如判断是液体还是内脏器官),结果相对比较准确,但对医生的要求比较高。A 型超声诊断技术是出现最早的一维超声诊断技术,现在临床上除了一些特殊检查,已经很少使用 A 超。

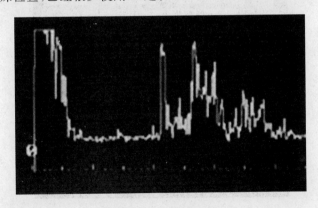

图 2-1   A 超图像

14. 什么是 B 超

B 超并不是黑白超的意思,它指的是亮度调制型超声,是将接收到的回声反射信号强弱在屏幕上用点的亮度来表示(即超声报告上常用的光点的强弱），所获取的反射信号越强，图像中对应部位的光点越亮，这种亮度可以拿黑白点表示，也可以拿彩色点的亮度高低表示（这就是超声仪器上的伪彩）。因亮度英文为"brightness"，其第一个字母为B，所以又称为B超。B型超声扫描方式为探头内的晶片按次序扫描，将所接收到的信号按光点的明暗依次显示，这样在屏幕上就显示出一幅二维图像，这幅图显示的为探头发射出的超声束所能探查到区域的断面灰阶图，能直观显示脏器的断面（图2-2）。B型超声较A型超具有真实、直观、容易识别、诊断方便等优点。随着计算机技术的快速发展，B型超声的图像更加逼真，成像速度快，扫描范围有所增加，现阶段临床使用的超声诊断仪大多数为B型超声诊断仪。

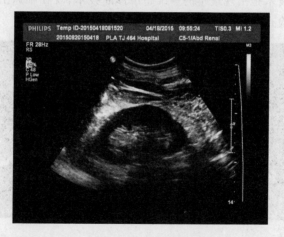

图2-2 B超图像

15. 什么是M超

M型超声实际上是一种特殊类型的B型超声，用于心脏检查，探头发射单一的一个超声束，摄取该声束的反射信号，在显示器上将反射信号以点状回声的形式显示出来,在检查过程中,这些点状回声随着心脏的跳动在显示器上上下移动,表现为随着时间走行的一系列锯齿波,显示了超声束扫描线上心脏各层结构的运动情况,水平方向代表时间,垂直方向代表了距离体表的深度(图2-3)。由于声束位置固定,心脏搏动具有一定的规律性,所扫描到的心脏组织与探头间的距离便会发生规律性改变,返回的超声信号同样也发生变化,据此医生可以获得许多有用的信息,根据这些信息可以判断心脏的情况。因为,此型超声检查是将所扫描的心脏结构回声按时间走行显示成运动曲线,运动的英文为"motion",因此称为 M 型超声或 M 型超声心动图。现阶段临床使用的超声诊断仪均配备有此项功能。

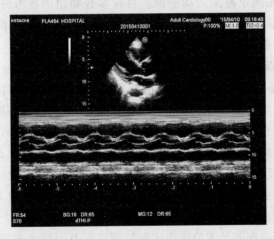

图 2-3　M 超图像

16. 什么是彩超

　　彩超是通俗的说法,是彩色多普勒超声的简称,是由亮度调制型超声(B超)和多普勒超声技术相结合后进行显像的技术。彩超与彩色电视不同,日常生活中彩色电视机是相对于黑白电视机而言的,因其具有多种丰富的颜色而称为彩色电视机。彩超并不是这样的,只有具有多普勒技术的超声诊断仪才能称为彩超,这时的彩色是相对的,并不是指显示器上各个脏器用不同的色彩显示,而是用来表示所检查部位的血流情况。显示器屏幕上出现的彩色信号常表示为探查到的血管,根据彩色信号情况可以判断血管走行、腔内及血流状态等情况。

17. 什么是多普勒超声技术

多普勒超声技术是应用多普勒效应原理的特殊超声检查技术,常用来测定血流运动情况。目前多普勒超声技术分为:彩色多普勒、脉冲波多普勒、连续波多普勒、高脉冲重复频率多普勒、能量多普勒及组织多普勒等。

(1)彩色多普勒:又称彩色多普勒血流显像(color Doppler flow imaging,CDFI),以显示的解剖结构灰阶图像为背景,对感兴趣区内的血流信号给予多点取样后,根据返回的多普勒频移信息进行彩色编码后在屏幕上给予显示,用红和蓝两种颜色来表示血流的方向(常规情况下规定血管内的血流向探头方向流动用红色表示,反之则用蓝色表示)、亮度表示血流的速度、附加绿色来表示血流的状态。彩色多普勒血流显像所提供的图像为解剖结构实时切面声像图与动态彩色多普勒血流声像图的结合图像,超声科医生根据此种图像可以了解解剖结构及大概血流情况,但对血流速度无法进行定量判断。常用此种技术来判断有无反流、分流和狭窄口的血流显像。

(2)脉冲波多普勒:又称脉冲式多普勒(pulsed wave Doppler,PWD),此种技术是由探头先发射一束超声波,然后转为接收状态,观察指定深度 1~2mm 血流区域内血细胞的散射频移信号,与 M 型超声心动图类似,按时间发展以灰阶的方式显示出来。脉冲波多普勒技术主要用于对血流进行定量分析,超声科医生根据所观察区域血流频谱的波形和波幅可以计算血流速度、血流量等一系列数据,结合局部脏器灰阶解剖图像可以判断狭窄率、狭窄位置、心室顺应性等脏器结构及功能异常。但脉冲多普勒受取样深度限制,其可测的最大血流速度受限。

(3)连续波多普勒:又称为连续型多普勒(continuous-mode Doppler,CWD),超声探头内晶片分为两组/两个,有一组/一个晶片连续发射超声波,另一组/一个晶片连续接收红细胞散射的超声信号。从理论上讲,由于其不受取样频率的影响,最大可测血流速度不受限制,实际上却受超声检查仪器内部数字-模拟转换器工作速度的限制,一般超声诊断仪所能测得的最大可测血流速度为 10m/秒。连续波多普勒需要与二维灰阶超声心动图配合使用,这样才能取到单独一条血流束的信号,测得该血流束的最大血流信号。此种多普勒技术的最大特点是可以忽略深度的影响测得该取样线上的最大血流速度,因此主要用于高速血流的定量判断。

(4)高脉冲重复频率多普勒:为了克服脉冲波多普勒的缺点(最大可测血流速度受到限制)而提出的一种方法,增加探头发射脉冲次数,即在第一个探头发射的超声波反射信号还没有返回到探头时,就发射第二个超声波,这样在同一个深度上就会不止有一个取样容积,这样随着发射超声波次数的增加,最大可测血流速度相应增加,这是提高脉冲波多普勒测量范围的一种技术。此项技术虽然提高了可测量到的最大血流速度的范围,但是对深部的高速血流来讲仍然不足。总而言之,此项技术是介于脉冲波多普勒与连续波多普勒之间的技术。与脉冲波多普勒相比,高脉冲重复频率多普勒可测的血流速度量程增大,但不如脉冲波多普勒定位准确;与连续波多普勒相比,高脉冲重复频率波多普勒可对异常血流进行定位,但可测得的最大血流速度量程较小。

(5)能量多普勒:又称为彩色多普勒能量图(color Doppler energy,CDE),此项技术是对取样区域内的红细胞通过的数量及信号振幅的大小进行成像的,它显示的是血流中与红细胞相对应的能量信息而不是血流速度和方向。能量多普勒对血流显像的灵敏度高,范围广,不受血流速度及角度等因素限制。在观察肾脏血流、肿瘤血管及血管腔内外有无病变时常使用能量多普勒来进行观察,这样观察的血流信号更多,更能清晰显示血管树及血管轮廓。现在大多数超声诊断仪器在能量多普勒基础上加入了方向信息,称为方向性能量多普勒技术,扩大了能量多普勒应用的范围。

(6)组织多普勒:又称为多普勒组织显像(Doppler tissue imaging,DTI),这种技术是将多普勒原理应用在运动的肌肉组织上,采用特殊的方法只检测心脏肌肉运动时的频移(心脏搏动时心肌做一定规律的运动)信号,滤除心脏内血液流动的信号,可以判断心室运动异常的部位、范围及程度。目前,此项技术很少在心脏功能检查以外的地方应用。

18. 什么是伪彩

伪彩指的是将日常使用的黑白色灰阶图像用彩色显示的方法显示在屏幕上,屏幕上显示出来的就不是黑白色的灰阶图,而是彩色的图像,这样可以增加观察者对不同回声强度的敏感性,方便观察者主观上对图像的识别程度。因为此种方法仅改变了回波信号的显示方法,并没有增加其他更多的可供我们参考的关于人体组织器官的信息,与彩色多普勒血流显像不同,称之为伪彩。伪彩的颜色有许多种,检查者可以根据自己的习惯在超声诊断仪上自行选择确定。

19. 什么是超声的分辨力

超声分辨力是超声显像中一项极其重要的指标,指的是超声诊断仪能够区分的两个相邻界面的能力,也就是说超声诊断仪所能辨别目标的具体大小。超声分辨力包括以下几个部分:

(1)轴向分辨力:指在单一超声束的中轴线方向上所能分辨的两点间的最小距离,也就是说屏幕上所显示图像深度上的分辨力。一般与超声束的发射频率有关,频率越高分辨力越高,常用的腹部探头其轴向分辨力多在 1mm 左右,即从理论上讲,前后径为 1mm 大小的病变超声诊断仪都能显示出来。

(2)侧向分辨力:指与超声束中轴线相垂直的平面(也就是屏幕上水平方向)能分辨的两点间的最小距离,它与探头发射超声束的直径有关,一般情况下腹部探头的侧向分辨力为 1.5～2mm,即从理论上讲,超声诊断仪能识别横径为 2mm 大小的病变。

(3)横向分辨力:也称为厚度分辨力,指与超声束轴垂直的平面上,在探头的短轴方向上的分辨力。我们知道,超声探头存在一定的厚度,我们所能观察到的却是一幅二维图像,它其实是超声探头所探查的一个比较厚的切面上所有信息进行叠加的结果。因此,横向分辨力越小,超声图像上所反映的人体组织器官结构就越真实可靠,且容易识别。

(4)细微分辨力和对比分辨力:这两种分辨力与计算机技术的发展有关,细微分辨力指的是超声诊断仪上所能显示点的大小,对比分辨力指的是超声诊断仪所能显示点与点之间细微差别的能力。

(5)多普勒超声分辨力:多普勒超声技术具有一定的特殊性,它主要观察的是血流方向、血流速度等,因此存在对血流方向识别并对血流速度进行测定的分辨力。其中大家比较熟知的为空间分辨力和时间分辨力,空间分辨力指的是识别血流信号边缘光滑度、走行情况、血流方向、血流速度和血流状态等的能力;时间分辨力指能迅速实时反映成像中血流分布情况的能力。

20. 什么是超声诊断仪的灵敏度

超声诊断仪的灵敏度指在某个特定的条件下能够检查出的辨别不同组织的能力,由于不同的组织间存在一定的声阻抗,超声束在传播过程中在不同的组织界面就会发生反射。灵敏度其实反映的是机器能够探查到的两个组织声阻抗差最小的能力,即机器所能识别的两个组织间最低声阻抗。差距越大其灵敏度越低,反之则灵敏度高,这就需要在检查过程中不断进行调节才有利于识别组织器官及病变。

21. 什么是时间增益补偿

超声束在传播过程中作为一种能量存在,因为其物理特性的原因在人体组织器官传播中随着探查深度的加深,声能在逐步减少,即近距离的回声强度大,远距离的回声强度小。这样的话超声束在传播到人体深部组织器官时不就没有能量继续传播了,我们不就没有办法对人体组织器官进行检测了吗? 但是我们现在的超声诊断仪上得出的图像深浅部位基本相同,这又是因为什么呢? 原来是科学家们根据声能传播的这个特点设置了一些特殊的电路用于抑制近处的超声防止其反射过强和/或增强远处的超声加强其反射,这就是深度增益补偿,由于超声束的传播与时间有关,因此也称为时间增益补偿。

22. 超声图像都是真实可靠的吗

超声图像并不全是真实的,存在一定的假的图像,这是由超声的物理特性决定的,表现为超声显示的断层图像(即超声切面)与真正解剖断面图像之间存在有差异,表现为声像图中回声信号特殊的增加、减少或扭曲,称之为超声伪像。只有科学地识别了伪像才能准确解释声像图,避免不必要的误诊或漏诊,甚至可以利用某些特殊的伪像帮助诊断和鉴别诊断。常见的超声伪像如下:

(1)混响:混响是指超声束垂直照射到一平整光滑的界面上(如膀胱、肾脏包膜),超声波在界面与探头之间来回反射,在图像上形成等距离的多条线样强回声,回声强度依次递减,可在膀胱、肾脏的表浅部位出现假的回声。超声波在人体内异物内部也可产生来回反射,产生特征性的"彗星尾"征,此种特殊显像称内部混响,常发生于金属异物或胆囊胆固醇结晶后方。

(2)振铃效应:超声束在由多个微小气泡包裹着的少量液体中来回反射,在其后方产生很长的条带状强回声干扰区,又称为振铃伪像。这种情况在胃肠道中多见。

(3)部分容积效应:由于超声束波束较宽而且形状特殊,扫描时切片的厚度较厚,可能将周围的组织显示到图像中,这就称为部分容积效应,也称为切片厚度伪像。表现为肾囊肿内可能出现细小点状回声(来自囊肿周围的肾实质)。

(4)旁瓣伪像:超声束发射时,在主声束外还有其他强度较弱且方向不同的声束,这些称为旁瓣,这些旁瓣产生的反射称为旁瓣效应/伪像,表现为膀胱底部的点状回声沉积。

(5)声影:超声束扫描时如果遇到声衰减程度很高的物质,声束被该物质完全遮挡,其后方出现一个条带形的无回声区,这种干净的声影常出现在结石、骨骼的后方。这种伪像有助于对肾结石/输尿管结石进行诊断。

(6)后方回声增强:由于几乎所有的超声诊断仪均存在时间增益补偿,不论组织器官有无衰减均给予有深度增益补偿,导致衰减少的脏器后方回声有所增强。因为液体衰减程度低,显著的后回声增强常常可以用于鉴别病变为液性还是实性包块。

(7)侧边声影:又称为回声失落,由于超声束有一定的入射角度,在到达囊肿边缘或肾上下缘时反射回来的超声波无法返回探头,导致在图像上无回声显示,常见于管道横断面、囊肿等,调制超声束的入射角度可能有助于医生辨别结构。

(8)镜面伪像:超声束在照射到一个特别大的界面时,如膈-肺界面,会在膈肌上方(肺组织区)出现对称性的肝脏回声,如果肝内有一个血管瘤,则在膈上相应部位也出现一个血管瘤的图像(即伪像)。在图像上,伪像总存在于真正组织脏器的深部,应注意不要和胸腔内肿瘤相混淆。

(9)棱镜伪像:这种伪像多出现在妇科早期妊娠时,探头在腹部靠近腹正中线横断面扫描时才会出现这种伪像,表现为单一妊娠囊在图像上表现为重复妊娠囊,改变扫描的方向就可以消除这种伪像。

(10)声速失真:超声诊断仪上测量标尺的设定是按照超声波在人体组织器官中传播的平均速度进行设定的,这样对声速过低的组织来讲导致了测量数据较实际数据大,反之对声速传播快的组织来讲就会引起测量数据较实际数据小的情况。这种情况主要表现在前后径线的测量上,所以为了减少不必要的测量误差,要求尽可能地使声束垂直通过所测组织器官的长轴。

(11)闪烁伪像:这种伪像比较特殊,出现在多普勒成像时,探头或所检查组织器官的运动可使受检组织器官在多普勒成像时出现相对于探头的低速运动信号,这些彩色信号常与血流信号同时出现,与血流信号重叠或混合,干扰了对血流信号的观察,又称为运动伪像,多见于肠管蠕动时。

(12)快闪伪像:这种伪像同样只有在多普勒成像时出现,多见于彩色多普勒成像技术,出现为尿路结石、胆囊小结石或胆固醇结晶等强回声后方有可能会出现五彩斑斓状血流信号。这种伪像出现的原因是结石表面不光滑,超声束照射到结石表面时,局部相当于存在有少量散射体,相邻两个脉冲波到达结石后,声束与界面间会出现轻微的位移,就会出现多普勒彩色血流信号。这种伪像最多见于尿路结石及前列腺结石,对鉴别尿路结石和肠气强回声很有用。

23. 超声检查安全吗

超声波作用于人体组织可产生生物学效应,这种生物学效应是否会对人体造成不良影响,这是医生和被检查者都很关心的问题。超声波作为一种机械波,没有放射线所带有的辐射性;但由于超声波在传递过程中携带能量,这些能量对人体组织器官产生作用,当超声波的输出能量到达一定程度时就可能对人体组织器官造成伤害,主要为局部发热和在组织深部产生极其微小的小气泡。以往的研究表明,超声辐射剂量是超声强度与辐射时间的乘积,只有将两者控制在安全范围内,超声波对人体组织器官就不会产生可被觉察的生物学效应,临床上使用的超声诊断仪均对超声束的输出强度做出了限制。但人体中存在许多对超声波敏感的组织器官,如眼球、睾丸、早孕期的胎儿等,对以上脏器进行检查时要求医生对一个固定检查面的检查时间不能超过 1 分钟。只要正确控制超声检查时超声输出功率及检查时间,超声波显像技术是很安全的。这也是超声医生在检查时很少在一个切面固定不动的原因之一。

24. 超声检查的优点有哪些

超声波检查技术作为影像学检查之一,具有无创伤性的特点;因为其成像原理与 X 线成像原理完全不同,具有无辐射性、短期内可重复检查的优点；与CT、磁共振成像技术等其他影像学检查相比较，价格低廉，易于被患者接受；超声成像技术为实时动态成像，具有简便及直观性强的优点；现阶段随着计算机技术的快速发展，许多小型超声诊断仪被用于临床，可以在患者无法移动时到床边进行检查，具有方便携带的特点。由于超声波检查技术具有以上这些优点，在临床上被广泛用于对多种疾病的诊断和治疗，泌尿系统疾病也包括在内。

25. 超声检查的缺点有哪些

超声波检查虽然有许多优点，但并不是万能的，恰恰相反，超声波的物理特性导致其对部分人体组织脏器无法进行探查。超声波在遇到气体时几乎完全被反射回来，这导致超声检查无法观察含气体的脏器，如肺脏、肠腔等，所以超声波检查很少用于肺脏及肠管的检查，在给患者做检查时要求在探头表面涂耦合剂也是因为这个原因。超声波在碰到骨头或钙化物的时候，由于反射和吸收的作用导致其后方呈现为无回声区，根本无法观察其内部情况，因此超声波检查很少被用于检查骨骼。由于超声波的分辨力与灵敏度和探查深度有关，探查深度越深超声图像的分辨力和灵敏度就越差；而超声波的探查深度又与其发射频率有关，超声波发射频率越高形成的图像就越清晰，但图像显示出的可探查深度越浅。所以在观察不同深度的组织器官时需要使用频率合适的超声探头。

26. 超声检查常用的医学术语有哪些

由于人体组织器官的复杂性，对超声束来说传播媒介不同，各界面间的声阻抗不同，反射回超声探头的反射波信号不同，因此声像图上不同的组织器官常表现为不同的回声，大致表现如

下:

(1)等回声:超声医学规定将超声探查的正常肝脏回声定位为等回声,超声报告上也常常描述为"密集暗淡光点"。在泌尿系统正常肾脏皮质及前列腺常表现为等回声。

(2)强回声:指超声检查时图像上出现的特别亮/白的影像,也有人称之为高回声。结石、骨骼、钙化灶、气体、金属或异物常表现为强回声,在泌尿系统中常可用于诊断泌尿系结石。

(3)无回声:指超声图像上出现的没有光点的区域(即黑的地方)。尿液、血液、囊肿等常表现为无回声。

(4)稍强回声:介于等回声和强回声之间的图像。肾脏集合系统常表现为稍强回声。

(5)低回声:介于等回声和无回声之间的图像。肾脏的髓质表现为低回声。

(6)前场:也称近场,指的是超声诊断仪所能显示的检查区域内距离探头近的部分,常规而言这部分显示得会更清楚一些。

(7)后场:也称远场,指的是超声诊断仪所能显示的检查区域内距离探头远的部分,常规而言这部分图像较前场模糊一些。如果病变位置较深,可通过改变探头频率的方法增强。

(8)声影:有的也称为后回声衰减,指强回声后方出现的条带样无回声区,常见于结石后方。医生常根据声影来对结石进行确认。

(9)增强:指与周围等回声的结构而言回声更亮,常见于囊肿或液体的后方,这从另一方面说明囊肿内液体透亮。

第三章　超声检查在泌尿生殖系统疾病诊断中的应用

1. 超声检查泌尿系统前需要做特殊准备吗

肾脏超声检查多不需要特殊准备。如果检查肾脏血管时则需要空腹，检查肾盂者需要大量饮水。膀胱检查要求适当的憋尿使膀胱充盈，只有这样才能观察膀胱壁情况。经腹部检查前列腺及精囊腺时也要求适当充盈膀胱，膀胱充盈程度不足时由于肠腔气体强回声的干扰导致前列腺及精囊腺无法显示，膀胱充盈过度时由于膀胱后壁对超声束的强反射也会干扰前列腺及精囊腺的显像。目前，临床上经常使用经直肠腔内探头来观察前列腺及精囊腺的情况，经直肠检查时，由于前列腺及精囊腺紧邻直肠壁，这时的图像质量较经腹部检查所获得的图像更加清晰，为了使超声探头与直肠壁贴合紧密，这时就要求患者于检查前排空大便，否则也会影响图像质量。

2. 超声检查在肾脏疾病诊断中的应用有哪些

检查肾脏时受检者常采取的体位有俯卧位、仰卧位、侧卧位，这些体位的选择取决于超声医生和患者的病情。正常肾脏的灰阶超声表现为蚕豆形的实性回声物，中央为肾窦亮回声，外部皮质表现为等回声，髓质表现为环绕肾窦排列的三角形稍低回声。超声检查常用于判断肾脏的部位、数目、大小、形态、轮廓和边界、内部结构有无异常等，多普勒超声检查技术能够明确肾脏血管的管径、流速、阻力、血流量,血流分布及走向等。超声科医生可根据所观察到的图像明确有无肾脏发育异常(如孤立肾、异位肾、马蹄肾、重复肾等),有无损伤(肾破裂、肾挫伤等),有无肿大或萎缩,有无弥漫性损害(如肾炎),有无局限性炎性病变(如脓肿),有无囊肿,有无实性包块(如错构瘤、肾癌)等等。多普勒超声技术则能明确肾脏包块内血流分布情况,估计肾癌有无侵犯肾静脉及下腔静脉,对于手术方式的选择有指导意义;多普勒技术还用来判断有无肾动脉狭窄、胡桃夹综合征等疾病的诊断;多普勒技术还可对移植肾进行术后监测,这样就可以早期发现问题,方便临床医生进行诊断和治疗。

3. 超声检查在输尿管疾病诊断中是如何发挥作用的

输尿管是一个纯粹由肌肉围成的管道,正常情况下超声检查时常常无法检查到输尿管,但输尿管内有液体(即输尿管扩张)时超声检查就可以看到输尿管了。输尿管上端起自肾盂,向下跨过髂血管前方,终止于膀胱三角区。超声检查常根据输尿管扩张的情况判断梗阻部位,根据梗阻部位回声情况判断有无结石或肿瘤,使用多普勒成像技术进一步了解结石和肿瘤的具体情况。

4. 超声检查在膀胱疾病中的应用有哪些

膀胱是一个肌肉组成的囊袋状器官,其内无尿液充盈时超声检查是没有办法看见的,因此膀胱的超声检查要求适当憋尿(即膀胱充盈)。超声可以观察膀胱壁及膀胱腔内情况,对一些疾病如膀胱延续病变、膀胱肿瘤、膀胱结石、膀胱内血凝块等做出诊断,灰阶超声有时可能不易区别膀胱肿瘤和血凝块,这时就需要多普勒成像技术进行鉴别了。膀胱肿瘤内有血流信号,它不随体位变化移动;膀胱内血凝块无血流信号,一般情况下随体位变化移动。

5. 超声检查可以检查尿道吗

超声检查较少用于尿道检查,可以观察尿道走行、有无梗阻/扩张、尿道腔内有无异常及尿道周围软组织的情况。

6. 超声检查能看到肾上腺吗

由于肾上腺体积较小,正常情况下超声不易观察,随着超声仪器的发展,被观察到的比率有所增加。常规情况下右侧肾上腺较左侧肾上腺显示率更高,是因为观察右侧肾上腺可以将肝脏作为透声窗,而左侧肾上腺受肠腔气体的干扰常显示不清;儿童较成人更易显示,这是因为小孩腹壁薄、脂肪层也薄。一旦肾上腺发生病变,超声就可以探查病变的大小、质地、内部血流等情况,结合临床表现可对肾上腺区的病变提出初步诊断意见。一般情况下,观察肾上腺时采用仰卧位或侧卧位,需要患者空腹来排除肠气干扰。右侧肾上腺常呈三角形,左侧肾上腺略呈新月状,厚度常不超过 1.0cm。

7. 超声检查在前列腺和精囊腺疾病中的应用有哪些

经腹部超声检查前列腺和精囊腺时要求膀胱充盈,由于此种检查距离较远,观察常不够清晰,现阶段多数医院使用经直肠腔内探头检查前列腺和精囊腺。由于经直肠检查对前列腺来说相当于按摩,因此对前列腺分泌的一些激素有影响,如患者有这些化验则需在化验后方可行经直肠检查。超声目前多用于判断前列腺增生或前列腺癌、精囊炎等疾病。随着我国人民生活水平的日益提高,前列腺癌的发病率也越来越多,人们对前列腺检查的需求也日益增大。在常规超声检查前列腺的同时,超声引导下的前列腺穿刺术也在大量开展应用。

8. 超声检查在睾丸疾病中发挥了什么作用

超声技术常用于检查睾丸及附属结构,可以明确有无睾丸位置异常(如隐睾、睾丸下降不全)并进一步明确睾丸位置,明确有无鞘膜积液,有无睾丸和/或附睾炎,有无睾丸肿瘤等。多普勒成像技术常用于明确有无精索静脉曲张,睾丸有无扭转及程度,临床医生据此可做手术方式的评估。男性在看不孕不育时经常也需要超声检查来明确睾丸、附睾、精索静脉及精囊腺的情况。

9. 超声介入是指什么

超声介入是超声引导下所开展介入手术的简称,常见的超声介入包括超声引导下的一切损伤性操作,如超声引导下穿刺活检术、超声引导下囊肿/脓肿穿刺抽液/置管术、超声引导下肿瘤微波/射频消融术等等。穿刺活检术常被用于明确病变的病理性质,囊肿/脓肿穿刺抽液/置管术常用于囊肿和脓肿的治疗,肿瘤微波/射频消融术常用于肿瘤的治疗,这些诊断和治疗方法在临床上非常常见,属于临床的常规操作。介入操作属于损伤性操作,超声引导具有无辐射性、操作简便、实时显像、图像直观等特点,可有效避免损伤大血管及周围组织脏器,使临床医生做到有的放矢,受到临床医生的一致好评,对患者而言减少了损伤,缩短了诊断和治疗的时间,降低了就诊费用。

10. 超声介入在泌尿生殖系统的应用有哪些

在泌尿生殖系统最常见的超声介入包括超声引导下经皮肾

盂造瘘术、超声引导下肾囊肿穿刺抽液引流术、超声引导下肾脏/前列腺/睾丸穿刺活检术等。这些超声介入常被用于缓解肾积水的症状,治疗肾囊肿和肾脓肿,明确肾炎的分型,明确肾脏、前列腺、睾丸肿瘤的病理类型等。

第四章　泌尿系统超声造影技术的应用

1. 什么是超声造影

超声造影技术就是人们常说的超声增强或增强超声。常规方法是经外周静脉注射超声造影剂,使用超声技术实时动态观察感兴趣区(如肿瘤)内超声造影剂进入及排出的情况,据此明了感兴趣区的病变性质,其所能达到的效果常可与增强 CT 相媲美。超声造影扩大了超声成像技术的应用范围。

2. 什么是超声造影剂

超声造影剂是含微气泡的溶液,按照其有无包膜及微泡内气体成分超声造影剂可分为三代:

(1)第一代造影剂为游离气泡型:缺点是不稳定、体积大,既不能经静脉注射也不能通过肺循环,只能通过心导管插入主动脉或心腔内,并且微泡在血液循环中持续时间极短,仅用于右心显影。

(2)第二代为包裹型造影剂:以白蛋白为膜结构、空气为核心,内含空气,药物以 Levovist 为代表,这种造影剂的稳定性相对较差,微泡易破裂,显像时间比较短。

(3)第三代造影剂为氟碳类造影剂:微泡内含氟烷气体,氟烷气体为大分子惰性气体,以博莱科公司生产的 SonoVue 为代表,它以磷脂作为微泡的包膜,内含六氟化硫(SF)气体,由于增强了微泡弹性外壳的韧性和采用低弥散度大分子量的气体,微泡直径更为缩小并趋于一致,在血液中饱和度低,不易弥散,不仅能通过肺循环,还可通过微循环毛细血管网,能显著增强其在组织内对比信号和延长其在血液循环中持续时间,稳定性提高,显像时间延长,是目前临床应用最多的新一代超声造影剂。

3. 超声造影剂的原理是什么

造影剂是超声造影技术的关键所在。根据超声波的传播特性,超声波在遇到微气泡时具有向四面八方散射的特点,也就是说微气泡是极好散射源,此时超声探头接收到的超声波信号明显高于周围组织,这为超声造影奠定了理论基础。目前,临床上使用的超声造影剂均为微气泡造影剂。理想的超声造影剂应具有无毒性、可经外周静脉注射、可自由通过肺毛细血管到达周围末梢血管、稳定性好、半衰期长、容易从机体排出等特点。

4. 为什么超声造影剂能提高显像率

超声造影剂微泡的直径为 $1\sim7nm$,与红细胞直径($6\sim8nm$)相似,经外周静脉注射进入人体血液循环,在超声波扫描的区域(可疑病灶区),微泡发生一张一弛的共振运动,产生各种反射、散射回声,使微泡所在部位(血管或腔隙)的反射界面增多,回声信号增强,超声伪像减少,信噪比提高。

5. 超声造影剂安全吗

目前,临床上常用的超声造影剂是一种直接含有微气泡的合成制剂,这些微气泡经过一段时间后通过肺部排泄出去。其副作用发生率低,不到 0.1%,最常见的副作用为局部发热,目前尚未发现有严重副作用发生。由于医学存在一定的不可知性,患有严重心绞痛、心肌梗死、严重心脏病等病症的患者及年龄小的儿童不能使用超声造影剂。在做增强 CT 前,常规要做造影剂皮试明了是否对造影剂过敏,磁共振检查则需要患者身上不能有金属物(如假牙、冠状动脉支架等),而超声造影既不需要皮试也不需要去除金属物,相对而言应用范围更大。

6. 超声造影方式有哪些

目前,临床上最常用的超声造影方式是通过向静脉内注射一定量的超声造影剂后观察目标区的超声造影剂显像情况(包括造影剂出现的时间及造影剂充填与消退模式),这种超声造影方式可以提高病变区域血流显像的敏感性,实时观察病变区血流灌注情况,据此对病变区可以做出良、恶性疾病的诊断。还有一种造影模式是经过管道向空腔脏器注入造影剂来观察管道(如输卵管、尿道、输尿管)有无梗阻,囊腔内有无异物或囊壁上是否有异常隆起(如膀胱)。

7. 超声造影剂的应用还需要哪些超声技术支持

反向脉冲谐频成像技术、间歇谐波成像技术、双触发谐频成像技术、能量对比谐频成像技术等超声显像技术为微泡造影剂的应用提供了有力的技术支持。

8. 什么是二次谐波成像技术

与发射频率相同的波称为基波,频率等于基波整数倍的正弦波称为谐波,相当于基波频率二倍的谐波称为二次谐波。人体组织遇到超声产生的回波中基波幅度远大于谐波,但微泡造影剂则不同。在一定的声压作用下,造影剂微泡形成非线性的背向散射,产生丰富的二次谐波,其幅度比人体组织的二次谐波强 1 000 倍以上,利用这一特点,在接受回波时,人为抑制基波,重点接收二次谐波信号,从而使背向散射信号的信噪比值显著增加。由于造影剂微泡可产生比组织更强的谐波能量,通过选择性提取微泡谐波信号,可改善含造影剂的微血管床成像,使组织信号衰减,显著提高信噪比。

9. 什么是反向脉冲成像技术

采用基波抵消技术使来自组织的两个振幅相同相位相反的基波回声信号在前后两个反向脉冲作用下被抵消,而来自微泡的同向二次谐波信号由于不被抵消反而互相增强,利用加强后的二次谐波成像提高了信噪比,进一步改善了声学造影图像。

10. 什么是间歇谐波成像技术

间断发射高机械指数的超声脉冲,使得微泡在声波照射下的暴露时间缩短,以减少超声波对超声微泡的破坏,提高局部组织超声微泡的蓄积浓度,明显增强造影部位的成像效果,是二次谐波技术与触发成像技术的联合应用。

11. 什么是实时超声造影成像技术

应用第二代造影剂在较低机械指数下,造影微泡可产生丰富谐波信号,而组织的谐波信号很弱,造影微泡谐波与组织谐波的信噪比高,利用谐波成像技术可获得实时造影效果,并可通过相应软件进行组织血液灌注的定量分析。

12. 什么是双触发成像技术

以两个相距极短时间的脉冲图像组的间歇谐波成像方法称为双触发成像技术,两个图像叠加相减可以消除脏器位移并与外界干扰因素相似,图像对合程度极高,为定量超声造影强度提供了条件。

13. 什么是能量对比谐波成像技术

在常规对比谐波成像基础上,结合振幅多普勒能量技术提高对造影剂的敏感性,尤其对微小颗粒更敏感,有利于显示小病变和早期病变,延长造影剂的显示时间,节约造影剂。

14. 什么是微血管成像技术

依赖于特殊图像处理软件追踪捕捉通过微小血管的微泡,抑制所有组织背景信号,能很大程度上提高微血管内微泡造影增强。

15. 什么是靶向超声造影剂

靶向超声造影剂是将超声造影剂表面结合或连接特异性配体或抗体,此种超声造影剂可通过血液循环积聚到特定的靶组织,从而使靶组织在超声显像中得到特异性增强。

16. 靶向超声造影剂有什么作用

靶向超声造影剂还能从分子水平识别靶组织或靶器官,并较长时间停留其内,可用超声显像仪器进行探测,从分子水平无创性地评价血管内皮功能、炎症性反应、血栓性疾病、肿瘤的血管生成等,更加显著地提高超声对早期病变的诊断能力,同时,靶向超声造影剂还可用于引导治疗性物质进入局部并聚集和释放。

17. 新型靶向超声造影剂有哪些

主要包括多功能超声造影剂、多模态超声造影剂、双配体及多配体超声造影剂、长循环超声造影剂、免疫型超声造影剂及其他新型靶向超声造影剂。

18. 什么是多功能超声造影剂

多功能超声造影剂是指超声造影剂在增强显影的同时可携载治疗性药物,同时还可作为一种高效的非病毒基因递送载体。

19. 什么是多模态超声造影剂

多模态超声造影剂是一类具有同时增强超声和其他显像模式的特性的造影剂,比如超顺磁性氧化铁纳米颗粒就是具有磁共振成像和超声造影功能的造影剂,分子显像的热点。生物活性硅多功能造影剂,可同时增强 X 线、超声、CT 与 MRI 显影,液态氟烷具有增强超声、CT 和 MRI 显像信号特性,将超声微泡与荧光蛋白结合可使超声分子显像和荧光分子显像扬长避短,获得高分辨率和解剖定位准确的图像。还有的多模态超声造影剂可提高癌组织的超声成像效果,联合高强度聚焦超声可增强对肿瘤的消融作用。

20. 什么是双配体及多配体超声造影剂

微泡表面连接两种或两种以上的配体在一定程度上可以增加配体与受体结合的机会,甚至能产生协同作用,增加微泡与靶细胞的黏附,提高诊断准确性,具有广阔的应用前景。

21. 什么是长循环超声造影剂

常用的脂质微泡存在体内循环时间较短,对血流冲刷力抵抗能力较弱,靶向能力较低等不足,不能完全符合靶向成像和治疗的需求,通过改进材料和制作工艺、连接配体和修饰物质等方法制备长循环造影剂,延长其在体内的停留时间,最长可达一小时。

22. 靶向微泡造影技术在超声治疗中有什么应用

将药物或治疗性基因整合于微泡中,同时将高度特异的抗体或其他配体连接于微泡表面,经静脉注入携药的微泡后,用超声照射特定的部位,即可实现药物或治疗性基因的定向释放。超声微泡药物运载系统还可应用在溶栓治疗和抗肿瘤治疗方面。

23. 什么是纳米级超声造影剂

常规超声造影剂属于微米级造影剂,不能透过血管,仅能进行血池显像,纳米级超声造影剂直径多在 250nm 左右或更小,它能穿越血管内皮进入组织间隙,使血管外靶组织显像成为可能,从而超越了常规造影剂仅能进行血池内显像的局限性,推动超声分子显像与靶向治疗向血管外领域的拓展。

24. 什么是时间-强度曲线

静脉团注造影剂后,彩色多普勒、能量多普勒或灰阶信号强度随时间变化的函数曲线。超声造影能显著增强微小血管的显示能力,除直接观察外,还可利用专门的计算机软件对手工选定的感兴趣区(regionofinterest,ROI)进行半定量分析,做出 ROI 的时间-强度曲线,由于正常组织血管与肿瘤新生血管对造影剂的代谢动力学不同,通过统计学方法比较良恶性肿瘤的造影剂代谢参数,包括基础强度、峰值强度、增强比例、摄取时间、廓清时间和曲线下面积等,可以从中遴选出鉴别良恶性肿瘤的指标。

25. 如何解读时间-强度曲线

时间-强度曲线中曲线上升支与下降支反映肿块内血管床在超声造影时微泡流速和流量随时间的变化;曲线尖端的峰值最大强度则反映了进入肿块血管床的微泡数总量;曲线下面积是最有价值的一个参数,是流速、流量和时间三者的综合评价。在这些指标中造影剂作用持续时间和曲线下面积是鉴别肿物良恶性的较好指标。造影剂作用持续时间和曲线下面积在恶性组显著高于良性组;到达时间恶性组显著小于良性组。

26. 超声造影有什么局限性

(1)造影剂需经外周静脉注射体内,与传统超声相比为有创伤性检查。

(2)诊断的准确性和可靠性主要取决于操作者的经验和仪器的性能,主观性较强。

(3)超声造影只能获得相对局部或邻近病灶的时相资料。

(4)有时病变表现特殊多样或位置较深显示困难时常需要多次造影。

(5)造影剂价格昂贵,不利于广泛应用。

(6)造影增强效果受注射剂量和推注时间影响,且增强持续时间短暂,不利于反复多次查看。

27. 正常肾脏造影图像特征是什么

正常肾造影后约5～9秒开始充盈,起初见造影剂呈"树枝状"快速从肾窦达肾包膜下,然后造影剂开始逆向充盈,此时见肾皮质、髓质、肾窦回声依次明显增强,此期持续约 10 秒,约 11~15 秒达到峰值后强度逐渐减弱,增强消失的次序为肾窦区间质-肾髓质-肾皮质-肾内粗大的动脉,290 秒左右减弱到基波水平。

28. 肾脏恶性肿瘤的超声造影表现有哪些

主要表现为肿瘤轮廓显示更加明显,其供养血管的走行方式显示清晰,内部血管走行扭曲、紊乱;肿瘤内造影剂回声强弱不均,造影剂灌注时间特点不突出,恶性肿瘤显影始增时间早于良性肿瘤,消退过程的表现也不一致,其取决于肿瘤内的血管密度、扭曲程度和动静脉短路程度。

29. 什么是假包膜征

假包膜的病理基础是癌周结构,即纤维包膜和其外侧受压致密的肾实质。癌假包膜征能够评价肾癌的分化程度,如果假包膜显示极清晰且较宽,则肿瘤的分化程度较高;如果假包膜显示不清晰或不显示则肿瘤分化程度可能较低。超声造影可增强肿瘤假包膜的显示,提高超声对肾癌的诊断率,同时为外科手术提供了丰富的信息。

30. 超声造影目前在泌尿及男性生殖系统疾病中的应用有哪些

超声造影技术与多普勒超声成像技术相比,对感兴趣区(如肿瘤)内部血管信息的显示更完整,目前泌尿系统超声造影技术常被用于肾脏肿瘤和前列腺肿瘤的诊断,如判断肿瘤的良恶性、进一步明确恶性肿瘤的可能分期、了解回流静脉内有无栓子,对是否采取外科手术治疗以及手术方式的选择有指导意义。同时肾动脉超声造影可以明确肾动脉有无狭窄及其狭窄程度,明确是否为高血压的发病原因。

31. 超声造影在诊断膀胱癌中有哪些优缺点

优点:应用高灵敏度、高分辨率的实时超声造影对膀胱癌的形态、大小及肿瘤浸润膀胱壁程度,均可清晰显示,可对临床诊断提供重要的诊断依据,特别适用于不能满意充盈膀胱者、有多次膀胱手术史者、肥胖患者和留置气囊导尿管的患者。

缺点:对直径<0.5cm 的肿瘤可能造成漏诊;需要经外周静脉注射造影剂,与传统超声相比是有创的;诊断准确性和可靠性与操作者的经验及仪器的性能密切相关。

第五章　超声解读肾脏疾病诊治

一、肾脏弥漫性病变

1. 病例报告

患者,男,50岁,因泡沫尿伴双下肢及眼睑水肿1个月来就诊,无其他伴随症状。既往高血压病史半年,血压最高达200/115mmHg,平素未行药物治疗,血压控制情况不详。查体:血压175/95mmHg,双眼睑轻度水肿,心肺腹(一),双下肢中度凹陷性水肿。相关检查结果:尿蛋白定量6.5g/24小时;尿常规:比重1.020,蛋白:3＋,潜血:弱阳性;血浆白蛋白:27.6g/L,胆固醇:7.76mmol/L,三酰甘油:1.56mmol/L,肌酐:100mmol/L,尿素氮:9.1mmol/L,尿酸:435mmol/L,血红蛋白:116g/L;乙肝五项:(一)。

2. 超声检查

超声所见:

左肾大小为9.0cm×4.1cm,右肾大小为8.9cm×4.0cm,形态正常,皮质变薄,回声增强,皮髓对比不清晰,集合系统光点未见分离,彩色血流稀疏。

超声提示:

双肾弥漫性病变

3. 什么是肾脏弥漫性病变

肾脏弥漫性病变指各种原因造成的肾脏弥漫性损害,主要是肾实质的损害。直接或间接损害肾实质的许多疾病,都可引起肾脏弥漫性病变。肾脏弥漫性病变常见于急、慢性肾病患者。

4. 肾脏弥漫性病变的检查有哪些

肾脏弥漫性病变是由多种原因引起的肾实质损害,发病率高,严重的会导致肾衰竭,出现尿毒症,导致死亡。所以应该做全面检查,包括双肾超声、血常规、尿常规、肝功能、肾功能等检查。

5. 观察肾功能状况主要看哪几个指标

一般来说,观察肾功能状况主要检测血肌酐、尿素氮、尿素氮/肌酐、肌酐清除率等,其中血肌酐、尿素氮值受影响因素较多,而尿素氮/肌酐、肌酐清除率则相对能更好地反映肾功能的状况,尤其是对老年人或肌肉容量较小的消瘦患者。

6. 超声检查对肾脏弥漫性病变患者的临床意义是什么

通过对肾脏弥漫性病变的超声检查,可协助临床对慢性肾病肾功能不全的患者作预后估计。慢性肾病肾功能不全预后的好坏,与肾脏损害的程度关系密切,肾大者较肾小者预后好,肾内结构清晰者或接近清晰者较显示不清者预后好。

7. 超声造影在肾脏弥漫性病变中的优势有哪些

超声造影的各个参数是评价肾功能状态的有效指标,根据研究表明其变化早于血液生化指标变化。这是因为血肌酐和尿素氮只有在肾小球滤过率下降至正常35％以下时才能明显升高,同时还受到年龄、性别、药物、代谢状态等影响,其重复性和敏感性较差,且较为单一。而超声造影从血流容积、血流量和血流速度三个不同的方面同步评价肾皮质血流灌注,较其他影像技术只能单独的从血流量这一个角度评价血流灌注更科学、更全面,可以更早、更准确提示肾功能损害及损害后其并发症的特异病征,为临床早期诊断提供重要信息。

8. 肾病与哪些因素有关

(1)感染,如链球菌、金黄色葡萄球菌等感染。

(2)病毒,如腮腺炎病毒、疱疹病毒等。

(3)中毒,如化学中毒、药物中毒等。

(4)遗传基因缺陷。

(5)免疫反应细胞变异等。

(6)生活习惯和饮食偏嗜等。

(7)劳动与精神情志的诱发等。

9. 急性肾病的病理表现是什么

急性肾病指各种原因造成的肾脏急性弥漫性损害,最常见于急性肾小球肾炎,其他尚可见过敏紫癜性肾炎,药物或毒物引起的中毒性肾炎等。其急性期主要的病理变化就是肾实质充血、肿胀、炎性细胞的浸润,肾脏常有不同程度的增大。由于充血、肿胀,超声透声性好,因而肾实质的回声减低、变弱。

10. 慢性肾病的病理表现是什么

慢性肾病指各种原因造成的肾脏慢性弥漫性损害,肾实质破坏逐渐加重。常见于慢性肾小球肾炎、慢性肾盂肾炎、高血压肾病、狼疮肾、糖尿病肾病等,而以各种肾小球肾炎最常见。尽管这些疾病的病因不同,在疾病早期,病理变化可以是多种多样的,随着病程发展到后期,病理变化表现比较一致。其结果都是肾毛细血管腔逐渐狭窄、闭塞,引起肾小球缺血,肾小球逐渐萎缩、硬化,肾小球功能丧失后,与之相连的肾小管也随之萎缩,从而使大量肾单位萎缩,间质纤维化,使肾实质明显变薄,肾脏小而硬。肾脏上述病理变化,使慢性肾病越到疾病的后期声像图表现越接近,尿毒症期声像图表现几乎一致,具有较强的特异性,因其具有相同的病理变化。

11. 急性肾病的超声表现有哪些

急性肾病声像图没有特异性改变,肾脏外形可轻度增大,肾实质偏厚,回声下降。

12. 慢性肾病的超声表现有哪些

慢性肾病声像图表现随病程及病情严重程度的不同而有所不同。慢性肾病尿毒症期声像图比较一致,有较强的特异性。表现为肾脏体积明显缩小,表面不光滑,肾实质明显变薄,回声明显增强,肾窦正常结构消失,皮质与髓质、实质与肾窦界限不清。

13. 观察肾病患者病情应注意什么

观察肾病患者除一般的体温、脉搏、呼吸、血压外,还应特别注意观察如下所述的几个方面。

(1)水肿与皮肤情况:水肿的轻重反映患者病情的轻重,应及时注意检查颜面、下肢部位的水肿情况。肾病患者常伴有皮肤感染如脓疱疮等,因此要及时询问患者,常检查皮肤。

(2)观察小便量、进水量、进食量:一般要与患者配合记录24小时大小便的量及饮水、吃饭的量,以观察病情的变化。

(3)观察患者的表情、语言、举动和态度等:患者的面部表情、语言、举动和态度等反映了患者的心理活动和情绪,因此要及时注意观察。

14. 什么是肾盂肾炎

肾盂肾炎是指致病菌侵犯肾盂、肾盏和肾实质引起的一种疾病。本病多见于女性,主要发生在育龄期妇女,其他年龄段的妇女比较少见。临床上分为急性肾盂肾炎和慢性肾盂肾炎两种。

15. 急性肾盂肾炎典型临床表现有哪些

急性肾盂肾炎起病急骤,常有发热、寒战,体温一般为38℃～39℃,也可以高达40℃,头痛,全身不适,乏力,尿频、尿痛、尿急等尿路刺激症状,大多伴腰痛或肾区不适,有的还伴有食欲不振,恶心呕吐等症状。

16. 慢性肾盂肾炎典型临床表现有哪些

慢性肾盂肾炎临床表现与急性期相似,但症状较急性期轻,有时可表现为无症状,而小便检查可发现细菌存在,有时可见高血压、贫血、血尿和水肿等。大多数患者以前有急性肾盂肾炎和病史。如果患急性肾盂肾炎后,常有乏力,低热,腰痛腰酸,伴有尿频、尿急、尿痛等症状,超过6个月以上,则为慢性肾盂肾炎。

17. 肾盂肾炎应该如何预防

肾盂肾炎是一种常见病、多发病,对健康危害很大,尤其是青壮年生育期妇女更是如此。肾盂肾炎重在预防。

(1)注意多饮水:平时应注意多饮水,养成每2~3小时有规律的排尿1次,并克服憋尿的不良习惯,以通过大量排尿起到冲洗泌尿道的作用,利于及时排出尿道中的细菌,减少尿道感染的机会。

(2)注意个人卫生:不论是男性还是女性,都要注意阴部的清洁卫生,尽量减少尿道口附近的细菌群。女性应特别注意月经期、怀孕期及产褥期会阴部卫生;男性包茎及包皮过长者,除应注意局部清洁卫生外,应及时手术治疗,以防感染。

(3)锻炼身体:坚持锻炼身体,以增强体质。

(4)去除诱因:去除发病诱因,积极治疗慢性感染灶,如扁桃体炎、中耳炎、鼻窦炎、慢性盆腔炎和慢性结肠炎等,以及糖尿病、败血症和贫血等全身性疾病。不要滥用激素,因为长期使用激素可以减弱机体抵抗力。

(5)心情愉快:保持心情舒畅、欢快,使脏腑和谐,可防止尿路感染的发生。

18. 慢性肾盂肾炎的预后如何

对于肾炎,采用中西医结合疗法,其临床效果较为满意,部分患者完全可以达到治愈的目的。有些患者经过正规治疗后,尿常规检查正常,尿细菌培养阴性,但仍可复发,这主要是因为在发病期间,肾瘢痕形成,在肾瘢痕中存在致病菌抗原,这会导致抗原抗体反应,使炎症持续下去,若能积极配合医生,坚持治疗,并保持良好的心理状态,避免乱投医、乱用药,则预后仍然良好,甚至可以完全治愈。只有少数患者炎症长期迁延不愈或发病呈急剧进行性,才会发展为肾衰竭;有的可引起肾小球周围纤维组织增生,侵入肾小球,导致肾小球闭塞;有的晚期患者的肾脏病理改变,除瘢痕组织外,还可见到有些区域仍然呈现急性肾盂肾炎的病理变化,这种患者可持续有脓血尿及细菌尿,少数肾实质的组织破坏仍在进行,最终导致肾功能减退和慢性肾衰竭、尿毒症。

19. 肾盂肾炎患者如何进行自我按摩

(1)摩大腹:以神阙穴(在脐窝正中)为中心,由内向外,再由外向内逐渐摩腹,按顺时针方向转 18 圈,再逆时针方向转 18 圈,转 18 圈为 1 节,可做 2～4 节,以局部潮红并有明显的温热感为度,每日 2～3 次。可达强肾益气,抗病的作用。

(2)擦小腹:用擦法,从神阙穴沿前正中线向下擦至曲骨处,每 36 次为一节,也可做 2～4 节。以促进尿液的排泄。

(3)揉肾区:可用双手轻轻地揉按两侧腰部,以补肾益精。

20. 什么是急性肾小球肾炎

肾小球肾炎又称肾炎,是常见的肾脏疾病,分为急性肾小球肾炎和慢性肾小球肾炎。急性肾小球肾炎简称急性肾炎,是细菌感染后变态反应引起的以弥漫性肾小球损害为主的疾病。其中大多是为急性链球菌感染后肾小球肾炎,病情多在一年以内。其发病与免疫反应有关。本病发生于世界各地,在我国是一种常见的肾脏病,尤其在儿童及青年中。两性均可发病,男女之比约为 2：1。5～14 岁的少年儿童最容易患急性肾炎。

21. 什么是慢性肾小球肾炎

肾炎病史长,超过一年以上,临床上有肾炎的各种症状或症状反复出现,肾功能有不同程度的损害者即为慢性肾小球肾炎,简称慢性肾炎,它是由多种原因、多种病理类型组成的原发于肾小球的一组疾病。本病多见于青壮年,男性多于女性。15%～25%患者有明确的急性肾炎病史,或由急性肾炎直接迁延而来,或急性肾炎临床治愈若干年后又出现慢性肾炎者;绝大多数慢性肾炎系由其他原发性肾小球疾病直接迁延发展而成,以及其他细菌及病毒感染引起机体免疫系统病变而形成的。本病为慢性进行性发展的肾脏炎症,至慢性肾炎晚期,肾小球几乎都已硬化,并有明显的肾小管损害和间质纤维化,使肾实质减少,结缔组织增多,肾萎缩,皮质变薄,最终进入失代偿期,最后导致肾衰竭。通常,慢性肾炎的进行性发展,经3～10年或更长一些时间,才进入慢性肾衰竭期。

22. 急性肾小球肾炎的临床特点是什么

急性肾炎任何年龄均可发病,但以学龄儿童及青少年为多见,中年及老年人比较少见。常见的临床表现为血尿、蛋白尿、少尿、水肿、高血压和氮质血症等。在儿童,除有血尿、水肿外,常有头痛、食欲减退、疲乏无力、精神不振、心悸、气促,甚至发生抽搐等;在成人可无明显的全身症状,或仅有食欲减退及疲乏无力,若感染未控制,可有发热。

23. 慢性肾小球肾炎的临床特点是什么

慢性肾小球肾炎,简称慢性肾炎,可由多种病因引起,少部分由急性肾炎发展而来。大部分起病隐匿,多数患者病因不明,临床表现多种多样。早期可有乏力、疲倦、腰酸、食欲减退、容易感冒;有的可出现水肿、蛋尿白、血尿、管型尿、高血压,甚至肾功能损害,但每个患者表现的轻重程度不同。慢性肾炎呈进行性,在漫长的病程中,有些病情比较稳定,进展缓慢,可长期无明显的临床症状,仅有程度不等的尿改变;有些则易反复发作,在较短期内肾功能逐渐恶化,进入尿毒症期;有些则因尿蛋白丢失过多而出现肾病综合征;有些则因持续性高血压导致动脉硬化和肾功能不全。

24. 急性肾炎好发于什么季节

一般情况下,冬春季是咽炎、上感、扁桃体炎的好发季节,因此急性肾炎常常也发生在这两个季节,我国北方约90%以上急性肾炎发生在冬春季呼吸道链球菌感染之后;暑天皮肤不洁,易患皮肤疖肿,因此皮肤感染后患急性肾小球肾炎常发生于夏季,南方30%~80%的急性肾炎发生在夏季脓疱疮之后。如遇到猩红热流行,则急性肾炎在流行期间发病率会高于平时。

25. 急性肾炎能治愈吗

急性肾炎为良性自限性疾病,只要及时除去病因,进行适当治疗,大部分患者能自行恢复。通常经卧床休息、低盐或无盐饮食、抗感染、利尿降压及中药治疗等治疗措施,病情能很快好转。

26. 慢性肾炎的预后如何

慢性肾炎患者的自然病程差异很大,有一部分患者病情比较稳定,经5~6年,甚至20~30年,才发展到肾功能不全期,极少数患者可自行缓解;另一部分患者病情持续发展,或反复发作,经2~3年即发展到肾衰竭。一般认为慢性肾炎持续性高血压及持续性肾功能减退者,预后比较差。总之,慢性肾炎是具有进行性倾向的肾小球疾病,预后较差,但经过适当的中西药治疗,有些患者能减慢肾功能损伤程度。

27. 慢性肾炎患者是否可以怀孕

怀孕不仅使身体负担加重,而且使肾脏负担明显加重,肾血流量显著增加,使肾小球处于高灌注、高滤过状态,同时还有钠水潴留、高凝状态等全身代谢状态的变化。慢性肾炎患者允许怀孕的先决条件是:

(1)病情稳定。

(2)血压正常。

(3)肾功能正常。

(4)肾活检病理类型属于微小病变、早期膜性肾病或轻度系膜增生,没有明显的小管间质病变和血管病变。

28. 慢性肾炎患者怀孕后应注意什么

慢性肾炎怀孕会加重肾损害,一旦怀孕后必须注意的问题是:

(1)充分心理准备,防止过喜过忧,主动配合医生监护病情,充分认识慢性肾炎的病情和怀孕后可能带来的问题。

(2)常规诊疗,怀孕后应每2周检查1次,3周后每周1次,监护内容包括:尿常规、尿蛋白、尿沉渣、血压、肾功能和胎儿情况。

(3)预防感染,注意增减衣服,防止外感,多进行日光浴,多休息,合理饮食营养,保持阴道清洁,避免性生活,预防尿路感染。

29. 感冒对慢性肾炎患者的危害是什么

慢性肾炎患者大多体质较差,免疫力低下,容易感冒,一旦感冒会使病情复发加重,加剧了对肾脏的损害,急性肾炎患者还容易在感冒后出现水肿、尿潜血等症状,血肌酐、尿素氮等指标也常出现迅速上升的情况,因此预防寒冷、风雪、低温气候对身体的侵袭是十分重要的。

30. 慢性肾炎患者为什么要饮食节制

慢性肾炎患者要节制饮食,尤其要注意防止蛋白质的摄入过量。蛋白质被人体摄入后,以氨基酸的形式被组织利用,血液中的尿素氮、肌酐等物质就是其代谢产物,这些含氮的代谢废物随血液流经肾脏,滤过到尿液中排出体外。人体摄入蛋白质增加会造成含氮代谢废物增加,肾脏工作负荷加大,慢性肾炎患者肾脏排泄功能减弱,造成血肌酐增高,严重者会导致尿毒症。慢性肾炎患者每日蛋白质摄入量宜控制在 $60\sim80g$ 以内,肾功能不全患者每日蛋白质摄入量不能超过每公斤体重 $0.6\sim0.8g$。

31. 慢性肾病患者锻炼身体的好处有哪些

慢性肾病患者应该坚持运动锻炼,可增加肾脏血液流通,有助于损伤修复,防止肾小球硬化。肾病患者的锻炼方式可以选择以步行为主,在天气晴朗、温度适宜的情况下进行户外活动,也可以在室内散步,最好不要卧床不起。

32. 肾病患者用按摩疗法应注意什么

按摩简便易行、安全可靠、行之有效,具有疏通经络气血,调整脏腑功能,增强人体抗病能力等综合效应。按摩用于肾病、腰痛等症的治疗及机体康复具有悠久历史,其疗效平稳、安全易行,是一种不可无视的辅助措施。但对肾病按摩应注意以下几点:

(1)让患者处于舒适便于操作的体位,注意保暖,避免受凉。

(2)按摩腰腹部前,先嘱患者排尿。

(3)按摩手法一定要轻柔,尽量不要出现皮肤疼痛、青紫或破损的现象,一旦局部出现破损,应立即予以消毒,无菌纱布包扎,预防感染。

(4)局部有皮肤破损、皮肤感染、出血倾向时,禁用按摩疗法;肾病患者水肿期应禁用,当水肿消退后,可适当应用。

33. 什么是肾性水肿,引起肾性水肿的原因有哪些

肾性水肿是指由于肾脏疾患所引起的水肿,是肾脏疾病最常见的症状之一。引起肾性水肿的原因有:

(1)肾小球滤过率降低,水钠潴留。

(2)全身毛细血管通透性改变,使体液进入组织间隙。

(3)血浆白蛋白水平降低,引起血浆胶体渗透压降低。

(4)有效血容量减少,致继发性醛固酮增多等。

34. 肾性水肿的特点是什么

肾性水肿的特点是:水肿起始时,首先发生在组织疏松的部位,如眼睑或面部,晨起明显,然后发展至足踝部及下肢,严重时波及全身,发展较为迅速。肾性水肿的性质是软且易移动,临床上可呈凹陷性水肿,即用手指按压局部皮肤可出现凹陷。肾性水肿时患者有蛋白尿、高血压、低蛋白血症等表现。水肿是肾炎的重要表现之一,但水肿的轻重与肾脏病变的严重程度并不成正比。

35. 肾性水肿与心性水肿的鉴别诊断有哪些

心性水肿的特点是:水肿首先发生于下垂部位。常从下肢开始,然后逐渐遍及全身。最早出现于足部,尤其足踝部,卧床多日后,下肢水肿明显减退,骶部皮肤水肿最为明显,随着心力衰竭的加重,静脉压持续升高,水肿部位随之扩大。心性水肿时有心率

快、肝瘀血、颈静脉怒张等表现。

36. 肾性水肿与肝性水肿的鉴别诊断有哪些

肝性水肿的特点是:水肿首先出现于足踝部,然后逐渐向上蔓延,头面部常无水肿,可出现腹水和胸水。而腹水形成的速度和程度远较其他部位显著。因此,一般肝性水肿患者先见腹水,其他部位包括下肢的水肿并不明显。肝性水肿时有肝硬化、腹壁静脉曲张、蜘蛛痣等表现。

37. 老年人常出现全身水肿就是慢性肾炎吗

老年人面部或下肢出现不同程度的水肿,并不一定是肾炎,因为多种疾病也可引起水肿,如心衰、肝硬化、肺心病、肿瘤等。即使没有上述疾病,水肿还可见于营养不良、蛋白丢失性胃肠病、烧伤、维生素 B_1 缺乏、内分泌疾病如甲状腺功能减退、甲状腺功能亢进和肾上腺皮质功能亢进等。有时也可因劳累、睡眠较差、行走过远、站立时间过长等情况而出现水肿。若水肿不退,应及时就诊,做各种检查,以利于疾病的早期发现,及时医治。

38. 老年人常出现蛋白尿就是慢性肾炎吗

老年人出现蛋白尿、水肿而无血压升高及尿检变化时,不能称为慢性肾炎。因为,随着年龄的增长,老年人肾脏皮质、髓质变薄,肾小球和肾小管基底膜增厚及重叠,肾窦内脂肪量增加,肾小管细胞脂肪变性,肾小球塌陷,或完全被透明物质取代,导致肾锥体萎缩,或引起肾小管梗阻。由于这些变化,致老年人肾脏血管尤其是广泛小动脉硬化,肾小球数量不断减少,引起肾血流量减少和肾小球滤过率降低,从而加重肾小球基底膜的硬化,使肾功能损害。此时,可以出现蛋白尿、轻度水肿,但若无血尿及高血压等其他症状,防治应着重于控制饮食,低蛋白饮食,禁烟酒,治疗动脉硬化,软化血管;中医辨证从补肾与活血化瘀等方面进行。

39. 什么是肾性高血压

因肾脏疾病而引起的高血压,称为肾性高血压。它是继发性高血压的重要组成部分,占成年高血压患者的 $5\%\sim10\%$。

40. 产生肾性高血压的原因有哪些

慢性肾炎患者迟早均会出现高血压,有些患者具有顽固性高血压,一般血压越高,持续时间越长,则病情越严重,预后亦不佳。产生高血压的原因可能有以下几点:

(1)肾缺血后血中肾素含量增多,使小动脉痉挛,同时醛固酮分泌增多引起水钠潴留和血容量增加,从而使血压升高。

(2)肾小动脉痉挛、硬化致使血压持续升高时间较久后,加重全身小动脉硬化,小动脉阻力增高,亦促使血压进一步升高。

(3)肾脏疾患时,肾实质遭到破坏,肾组织分泌的抗升压物质(即肾前列腺素)减少,从而可能发生肾性高血压。

41. 什么是肾病综合征

肾病综合征并非是单一疾病,而是许多病因引起的一种临床症候群。肾病综合征是肾小球疾病常见表现,所有肾炎都可以引起肾病综合征。

42. 肾病综合征的典型临床表现是什么

肾病综合征临床特点是典型的"三高一低":

(1)高蛋白尿:尿蛋白定量≥3.5g/日。

（2）高度水肿：严重时可引起胸腔积液、腹腔积液、心包积液、纵膈积液，以致呼吸困难。

（3）高脂血症：血浆胆固醇及三酰甘油均明显增高。

（4）低蛋白血症：血浆白蛋白≤30g/L。

43. 引起肾病综合征的病因有哪些

引起肾病综合征的病因很多，按病因可分为原发性肾病综合征和继发性肾病综合征。原发性肾病综合征为原发性肾小球疾病所致，如微小病变性肾病、膜性肾病等。继发性肾病综合征病因很多，常见有结缔组织性疾病，如系统性红斑狼疮、类风湿关节炎等；代谢性疾病，如糖尿病等；过敏性疾病，如过敏性紫癜、药物过敏等；感染性疾病，如亚急性心内膜炎、梅毒等；肾毒性物质中毒，如汞、铋等。

44. 原发性肾病综合征分几型

原发性肾病综合征根据其临床表现、治疗及预后不同，可分为Ⅰ、Ⅱ两型。

（1）Ⅰ型：即为原来的原发性肾小球肾病，无持续性高血压，离心尿红细胞＜10个/高倍视野，无持续性肾功能不全，血、尿纤维蛋白降解产物及 C_3 在正常范围，蛋白尿通常为选择性蛋白尿（SPI＜0.1）。

（2）Ⅱ型：为原来的慢性肾小球肾炎，伴有持续性高血压、持续性肾功能减退、尿中红细胞＞10个/高倍视野，血和尿纤维蛋白降解产物及 C_3 超过正常，尿蛋白为非选择性。

45. 什么是尿毒症

尿毒症是多种晚期的肾脏病共有的临床综合征，是进行性慢性肾衰竭的终末阶段。

46. 尿毒症的临床表现有哪些

(1)消化系统:恶心、呕吐、纳呆、腹泻或便秘,口中有尿味等。

(2)心血管系统:高血压、充血性心力衰竭、尿毒症性心包炎和心肌疾病等。

(3)血液系统:贫血显著,有出血倾向。

(4)神经系统:早期出现神经肌肉失调症状,后期出现尿毒症性脑病。

(5)呼吸系统:出现尿毒症性肺炎的症状。

(6)皮肤:皮肤瘙痒及尿素霜。

(7)其他:常伴有代谢性酸中毒,并出现高血钾或低钾、低钙、高磷等表现。

47. 如何预防尿毒症的发生

(1)早期诊断:许多肾脏病其临床表现错综复杂,仅靠临床经验和有关检查仍难以做出明确诊断,故早期做肾穿刺检查是非常有价值的,不仅可以确诊,也可以帮助正确估计病情,制定合理的治疗措施,延缓或防止过早发生尿毒症。

(2)药物治疗:药物治疗是重要的,应严格按照医嘱,积极配合治疗。应定期就医和随诊。

(3)饮食治疗:最新研究发现,限制蛋白质的摄入量,可延缓尿毒症的发生。主要限制植物蛋白质,如豆类、花生等,应选食蛋、牛奶、鱼和瘦猪肉等优质动物蛋白质。

(4)注意血压情况:高血压是加重肾衰的危险因素,应将血压控制在 140/90mmHg 以下。

(5)积极治疗诱发因素:如感染、心衰和脱水等都可以加重肾损害,一旦发现就应积极治疗。

48. 急性肾衰的主要临床表现是什么

急性肾衰的临床表现有三型:

(1)少尿型急性肾衰:以少尿或无尿为特点,这在急性肾衰中最为常见,病情也相对较重。少尿型急性肾衰通常经过少尿期(或无尿期)、多尿期和恢复期三个阶段。

(2)非少尿型急性肾衰:部分病例并非少尿或无尿表现,但肾功能迅速减退,血肌酐及尿素氮迅速升高。

(3)高分解型急性肾衰:部分病例发生组织分解极度增高,致使每日血尿素氮及肌酐分别以大于 14.3mmol/L 及 17mmol/L 的速度递增。

49. 慢性肾衰的临床表现是什么

(1)消化系统:尿毒素刺激胃肠黏膜可引起尿毒症口腔炎、胃肠炎、结肠炎,表现为口腔溃疡、口有异味、食欲不振、恶心呕吐、腹泻等。

(2)心血管系统:高血压;尿毒症性心肌病可表现为心力衰竭、心律失常和传导阻滞等;尿毒症性心包炎可出现心包积液,重者则发展为心包堵塞。

(3)呼吸系统:呼气有氨味。由于毒素刺激还可引起尿毒症性气管炎、肺炎、胸膜炎和胸腔积液。重者可表现为剧烈咳嗽气促。

(4)血液系统:显著贫血与出血倾向。

(5)神经系统:中枢神经系统早期可有头昏、头痛、疲劳、记忆力减退、烦躁失眠等,晚期可出现尿毒症性脑病,患者嗜睡、昏迷或狂躁等。周围神经病可表现为肢体发麻、灼热感、肌无力、肌张力下降等。

（6）皮肤与黏膜：皮肤失去光泽，干燥，可出现黑色素沉着、尿素霜，有的患者还感到皮肤瘙痒。

（7）水、电解质、酸碱平衡紊乱：水代谢紊乱，一方面表现为浓缩功能下降，出现夜尿、多尿，尿相对密度低；另一方面肾小球滤过率＜5ml/小时，尿量减少，出现水肿。

50. 肾穿刺活检的临床意义是什么

肾穿刺活检对肾脏实质弥漫性病变的诊断与鉴别诊断、临床分型、分类及了解免疫复合物的类型有重要价值，通过肾活组织病理检查结果来修正临床诊断及治疗方案，是目前临床较为实用、理想、有效的肾脏疾病诊断与鉴别诊断方法。

51. 哪些肾病需要穿刺活检

（1）肾炎、肾病的确诊包括分型和鉴别诊断。

（2）急性尿闭，原因不明的肾功能不全患者。例如：超声检查可除外尿路梗阻，有助肾实质疾病的诊断。

（3）高血压伴有肾功能损害而原因不明者。

（4）全身性疾病如播散性红斑狼疮，结节性动脉周围炎累及肾脏，肾活检有助于鉴别诊断。

（5）移植肾怀疑肾排异或怀疑复发性肾病。

（6）原因不明性蛋白尿、血尿。

52. 肾穿刺活检的禁忌症范围有哪些

（1）各种原因引起的凝血障碍，包括使用抗凝药物，必要时可在凝血机制纠正后进行。

（2）严重高血压，属于相对禁忌症。

（3）孤立肾，以往作为相对禁忌症，是由于盲目肾穿刺活检后有时肾损伤较重，出现氮质血症或尿毒症。若采用更为安全的超声引导穿刺活检的方法，只要属于适应症范围，可消除此虑。

（4）萎缩性肾脏，由于肾实质萎缩，皮质很薄，所取活检标本不易提供有诊断意义的资料，似乎不值得徒劳进行肾活检术。

二、肾囊肿

1. 病例报告

患者，男，62岁，主诉左侧腰部胀痛1年余，无明显放射痛，无尿频、尿急、尿痛，无发热。经某社区医院诊断为"腰肌劳损"，给予对症治疗，未见效果。体格检查：双肾区叩击痛（一）。尿常规检查：未见异常。

2. 超声检查

超声所见：

左肾大小约为11.3cm×5.0cm，形态失常，于左肾上极实质内可见一大小为6.8cm×5.7cm的无回声区突向肾外，边界清，内透声好，其内未探及明确血流信号。左肾皮髓对比清晰，集合系统光点未见分离，彩色血流丰富。

右肾大小约为10.7cm×4.8cm，形态正常，皮髓对比清晰，集合系统光点未见分离，彩色血流丰富。

超声提示：

左肾囊肿

右肾结构未见异常

3. 什么是肾囊肿

肾囊肿是肾脏内出现大小不等的与外界不相通的囊性肿块的总称,是一种良性病变,常见的囊肿可分为单纯性肾囊肿和获得性肾囊肿。

4. 肾囊肿有什么临床表现

绝大多数肾囊肿并无症状。体格检查多为正常,偶于肾区可触及一包块。若囊肿发生感染时,肋腹部可有压痛。

部分患者可因囊肿本身及囊内压力增高、感染等而出现以下几种症状:

(1)腰、腹部不适或疼痛。

(2)血尿。

(3)腹部肿块。

(4)蛋白尿。

(5)高血压。

(6)肾功能减退。

5. 肾囊肿都有哪些病因

有关肾囊肿的病因至今未能阐明。目前认为可能与下列原因有关:

(1)感染因素:身体任何部位的任何感染,都会通过血液进入肾脏,产生有利于囊肿基因发生变化的环境条件,使囊肿的内部因素活性增强,这样便可促进囊肿的生成、长大;另外感染还会影响囊肿,如囊肿发生感染,则除了使临床症状加剧外,还会促使囊肿进一步加快生长速度,并使肾功能损害加重等。

(2)毒素:毒素作用于人体,可使各种细胞组织器官造成损伤,从而发生疾病,甚至危及生命,并且也是产生基因突变、先天发育异常等现象的主要原因之一。尤其需要指出,一些药物也具有肾毒性,若使用不当则易造成肾损害。

(3)先天的发育不良:由于先天发育不良可产生多种疾病,对于囊肿性肾病而言,主要可造成髓质海绵肾、发育不良性多囊肾病等,先天发育异常的基因一般没有异常,因此它与基因遗传或基因突变是有区别的。

6. 肾囊肿的发病率高吗

肾囊肿的发病率可随年龄增长而增高,CT 检查提示该病 40 岁以前的发生率为 20%,50 岁以上的人做 B 超,有 50%可以发现这种囊肿。

7. 肾囊肿应该做哪些检查

基本检查:

(1)尿常规检查:一般为正常,若囊中压迫肾实质或合并有囊内感染,尿中可出现小量红细胞和白细胞。

(2)B 超:为首选检查方法,能了解囊肿的个数,大小,囊壁的情况,并可与肾实质性肿块相鉴别,典型的 B 超表现为病变区无回声,囊壁光滑,边界清楚;当囊壁显示不规则回声或有局限性回声增强时,应警惕恶性变;继发感染时囊壁增厚,病变区有细回声,囊内有出血时回声增强,当显像提示有多个囊肿时,应与多房性囊肿、多囊肾相区别。

(3)静脉肾盂造影(IVP):能显示囊肿压迫肾实质的程度,并可与肾积水相鉴别。

进一步检查:

鉴别肾囊肿与肿瘤,CT 是最精确的。囊液密度近似于水,而肿瘤的密度则与正常肾实质相近,静脉注射造影剂后,肾实质变得更为浓密,而囊肿仍不受影响;囊肿壁与肾实质有明显界限,而肿瘤则无;囊肿壁很薄,肿瘤却不然。从许多方面来说鉴别囊肿和肿瘤 CT 要优于穿刺抽液判断。

8. 超声检查肾囊肿的意义是什么

超声诊断肾囊肿的效果已得到公认。虽然肾肿瘤也会出现囊腔或出血坏死等液性区,但是典型的单纯性囊肿不会与其他肿块混淆,至于非典型的囊肿则需仔细与其他肿块作鉴别。如观察囊内有无乳头状隆起或含有实质成分和用彩色血流图探测怀疑部位的血流。

9. 肾囊肿为什么会引起血尿

肾囊肿出血的原因是因为囊壁下方有许多动脉,由于压力增加或合并感染,使囊壁血管因过度牵拉而破裂出血,可变现为镜下血尿或肉眼血尿。发作呈周期性,发作时腰痛常加剧,剧烈运动、创伤、感染可诱发或加重。

10. 肾囊肿为什么会引起高血压

当囊肿增大到一定程度时,压迫肾脏,造成肾缺血,使肾素分泌增多,会引起高血压。在肾功能正常时,已有 50% 以上患者发生高血压,肾功能减退时,高血压的发生率更高。

11. 肾囊肿会遗传吗

单纯性肾囊肿是临床上最常见的一种囊肿性肾脏病,与多囊肾不同,该病不是先天遗传而是后天构成的。

获得性肾囊肿,主要是因尿毒症或透析治疗后才发生的,一般与遗传无关,与年龄无关,而同血液透析的时间有关。据文献报道,透析时间超过 3 年的,大多数病人会出现囊肿。

12. 肾囊肿会转变为肾癌吗

肾囊肿多为良性肿瘤,一般不会癌变,但并不能排除发生癌变的可能,所以,患者需要定期去正规医院做检查。肾囊肿若不断增大,可对该器官周围细胞持续不断地压迫,导致该器官功能异常。应积极治疗肾病,否则会使肾脏功能受损,最终发展成肾衰竭,尿毒症,而严重影响生活质量或危及生命。

13. 肾囊肿会导致尿毒症吗

肾囊肿一般不伴肾功能减退,故很少会发生尿毒症。肾囊肿是否严重由病情决定,与囊肿的大小、性质有关。当肾囊肿直径达 5cm 时,可引起一些症状(如侧腹或腰背部疼痛、排尿异常等)。如囊内出血或感染时,还可引起剧烈疼痛;如囊肿压迫肾实质可引起血尿,有时还可引起高血压。建议及时到正规医院肾病科,通过查体、验血、验尿、腹部 B 超、肾脏造影等检查明确原因,针对性治疗,以免延误。

14. 肾囊肿有哪些并发症

自发性感染在单纯性肾囊肿中罕见,而一旦发生就难以同肾痛鉴别,有时囊肿内可出血,突然发生时,可引起剧痛,出血可来自囊肿壁上伴发的癌肿,囊肿位于肾下极并紧贴输尿管时,可加重肾盂积水,而尿液对肾盂的压迫可引起背痛,这种梗阻还可以使肾脏发生感染。

15. 肾囊肿如何治疗

小的肾囊肿一般不需要治疗。直径大于 50mm 的肾囊肿就需要治疗了。这是因为大的囊肿会合并出血、感染、肿瘤、破裂等问题,还会对肾脏造成一定的压迫。

现在,对肾囊肿的治疗有三种方法:开放手术、经腹腔镜手术、在 B 超引导下做穿刺介入治疗。目前,行开放手术的病人已很少。绝大部分病人都可以选择后两种。至于应该选择何种治疗方法,主要取决于肾囊肿的大小、部位及有无并发症。因此,在选择手术方法之前,除了 B 超检查外,还要做排泄性尿路造影、CT 等检查。

16. 肾囊肿常用的治疗方法是什么

穿刺介入治疗,就是先用 B 超确定囊肿的大小、位置、深度及穿刺的方向,然后在 B 超引导下将特殊的穿刺针插到囊肿内,先抽出囊液,再往囊肿内注入一定量的硬化剂(如无水乙醇等),冲洗囊肿,最后保留一部分硬化剂在囊肿腔内。这样做可以把囊肿的壁破坏掉,使其不再产生囊液;还可以使其形成粘连,防止囊肿复发。经过这样的治疗,囊肿能缩小乃至消失。

经腹腔镜手术,是在腹壁做三个小切口,通过在后腹腔建立的间隙应用腹腔镜及相关的器械切除一部分囊肿的壁,以引流囊壁所产生的囊液。这种手术损伤小、术后病人恢复快、不会复发,已被多数病人所接受。

17. 肾囊肿超声介入治疗的适应症及禁忌症是什么

适应症:

(1)单发或多发囊肿,直径大于 4cm 者。

(2)囊肿发展较快,出现症状和体征者。

(3)囊肿已经合并感染或有创伤者。

(4)囊肿巨大,随时有破裂可能者。

禁忌症:

(1)有严重出血倾向者。

(2)对酒精过敏者。

(3)有精神病或精神过度紧张者。

(4)有严重高血压或心脏病者。

(5)有严重糖尿病者。

18. 肾囊肿超声介入治疗有哪些优点

一般无须住院治疗。术后留观半小时。当无任何严重不适时,第二天即可照常上班。疗效显著。囊肿直径 4~9cm 者,一次可消失;直径大于 10cm 小于 15cm 者,一般 1~2 次可消失;大于 15cm 者,需 3~5 次治疗才可消失。痛苦少,多数病人无不适。治愈率高,可达 98%;2% 可复发,但可再次治疗。费用低,一般患者均可承受。无放射性损害和手术损伤。少部分患者可有不适或出现并发症,如局部疼痛、血尿、发烧等,一般持续 1~3 天,有的可能稍长。

19. 肾囊肿患者的饮食原则有哪些

(1)肾囊肿饮食应忌辛辣刺激类:如辣椒等;忌酒类、吸烟(包括被动吸烟);忌巧克力、咖啡、海鱼、虾、蟹等"发物";忌过咸类食物,特别是腌制类;忌被污染的食物如不卫生的食物、腐烂变质食物、剩饭剩菜等;忌烧烤类食物;而肾功能不全或发生尿毒症者还应注意不吃豆类及其制品、限制动物类高蛋白食品、油腻类食品等。

(2)食盐的摄入:控制食盐时,根据病人病情和肾功能程度作调整,并非所有的慢性肾功能不全病人都要严格限盐。

(3)蛋白质的控制:蛋白质摄入过低或过多,对肾脏都无益处。尤其是大量摄入蛋白质后,可产生过多的代谢产物,如尿毒症毒素中尿素、肌酐、胍类、多胺和某些中分子物质基本上都是氮(蛋白质)的代谢产物。控制蛋白质(肾衰时低蛋白饮食)对于减轻肾脏负担,减少尿毒症毒素的产生,缓解病情均起到重要作用。

(4)讲营养,肾囊肿患者宜食含优质蛋白质高的食物,注意高纤维、高维素食物的补充及低脂肪、适当的糖饮食。

(5)不偏食,五谷杂粮、新鲜蔬菜和水果、牛、羊、猪的瘦肉、禽蛋类、牛奶、鱼虾等均可食用。

20. 肾囊肿患者的食疗有哪些

(1)黄芪烧羊肉:羊肉、黄芪各 25g,盐、姜等作料各适量。将黄芪洗净切片,加适量清水熬取浓汁,羊肉洗净切块,与黄芪汁用文火炖 2～3 小时,加盐调味即成。可用于面色少华,倦怠乏力,易感染者。

(2)熟地枸杞子炖鳖鱼汤:如患者眩晕头痛、腰酸者可用鳖鱼 1 只(约 250g),熟地黄 15g,枸杞子 30g。将熟地黄、枸杞子洗净;鳖鱼放沸水中烫,去内脏、爪、头,切块。将全部用料放入炖盅内,加适量开水,文火隔开水炖 2 小时,调味即成。

(3)益母草白茅根仙鹤草煲鸡汤:取一仔鸡,洗净,益母草、白茅根、仙鹤草各 10g,加生姜 5g,置煲锅内文火煲 2 小时,食时去药渣,食鸡饮汤。用于血尿后调养。

(4)人参核桃饮:人参 3g,核桃肉 3 个。人参切片,核桃肉掰成两块,放入锅内,加水适量,于武火上煮沸,用文火熬煮 1 小时即成。可当茶饮。有益气补肾之功,可当茶饮,常服。

(5)黄芪粥:生黄芪 30～60g,粳米 60g,陈皮末 10g。先将黄芪煎汤去渣,然后入粳米煮成粥,粥成时加入陈皮末即可。本方能改善肾脏功能,消除尿蛋白,增强体质。

(6)芡实白果粥:芡实 30g,白果 10g,糯米 30g。将白果去壳,与芡实、糯米共入锅中加水熬煮成粥,对肾病属脾虚湿盛而见小便淋浊,尿中大量蛋白排出者,可长期服用。

(7)黑豆炖猪肉:黑豆 50g,瘦肉 100g。先将猪肉于水中煮开,弃汤,再与黑豆共炖至烂,加适当调味品,食肉饮汤。本方有补肾、利尿、健脾等作用。

(8)鲫鱼灯心粥:鲫鱼 200g(去鳞及内脏),灯心草 6g,大米 50g。同熬成粥,去灯心草、食粥吃鱼。本方具有利水和补充蛋白的作用

(9)杞子核桃粥:枸杞子 30g,核桃肉 20g,粳米 50g。同熬成粥,早晚食用。本方具有补肾健脾,消除蛋白作用。

(10)黄芪红茶:黄芪 20g,红茶 1g。黄芪加水 500ml 煎煮 5 分钟,去渣取汁,加入红茶。本方具有益气升阳,利水退肿,适用于慢性肾囊肿。

(11)玉米须茶:玉米须 100g,薏苡仁 30g,芥菜 30g,冰糖适量,加入清水煎汤代茶。本方具有利尿泄热,降压,适用于慢性肾囊肿和早期高血压。

21. 中医治疗肾囊肿的验方有哪些

近年来,中医对一些无症状或早期肾囊肿性疾病的治疗,积累了大量的经验。中医学理论认为,肾囊肿性疾病属积聚病中的水积,其核心病机是肾虚络瘀、水饮内聚。通过中医治疗可以改善症状,使囊肿的发展得到控制甚至缩小。其治疗原则主要是采

取温阳补肾、活血通络利水等方法,可用苓桂术甘汤、二仙汤、当归芍药散加减化裁。例:茯苓 30g,桂枝 15g,白术 15g,仙茅 12g,仙灵脾 12g,大熟地黄 15g,当归 12g,赤芍 12g,川牛膝 9g,水蛭 6g,泽泻 12g,葶苈子 15g。在此方基础上,结合患者的具体病情,可进行加减。如合并泌尿系感染者,可加苦参 15g,蒲公英 30g;合并泌尿系结石者,可加大叶金钱草 30g,冬葵子 15g;伴有血尿者,可加茜草根 15g,大蓟、小蓟各 12g;出现蛋白尿者,可加芡实 15g,白果 9g;有高血压者,可加夏枯草 30g,钩藤 9g;慢性肾功能不全者,可加川大黄 6g,炙麻黄 6g,淡附片 6g;心衰者,可加人参 9g(单煎),山茱萸肉 12g;腰胀痛明显者,可加续断 12g,牵牛子 6g。

每日 1 付,分 2 次早晚空腹温服,2 个月为 1 个疗程。若服药无特殊不适,可继续服 1～2 个疗程。在服药期间最好能定期复查(做 B 超),以了解囊肿的变化情况。

因肾囊肿性疾病的并发症较复杂,治疗亦应有所变通,所以最好是在医生的正确指导下服用药物。

三、多囊肾

1. 病例报告

患者,女,35 岁,主诉腰腹部钝痛 10 余年,高血压一年余,间歇性肉眼血尿 2 月就诊。无尿频、尿急,无发热,无体重下降。体格检查:双肾区叩击痛(＋)。血常规检查:正常,尿常规检查:红细胞 4＋。

2. 超声检查

超声所见:

双肾增大，左肾大小约为 18.3cm×6.9cm，右肾大小约为 17.7cm×6.5cm，形态失常，肾内结构消失，被多个大小不等的无回声区所取代，左肾较大者约为 4.5cm×3.5cm，右肾较大者约为 4.2cm×3.7cm，其内可见多个强回声光团，较大者均为 0.7cm，后伴声影。

超声提示：

双侧多囊肾

双肾多发结石

3. 什么是多囊肾

多囊肾（PAD）是肾脏的皮质和髓质出现无数囊肿的一种遗传性疾病。多囊肾有两种类型，常染色体隐性遗传型多囊肾，又称婴儿型多囊肾（ARPKD）和常染色体显性遗传型多囊肾，又称成年型多囊肾（ADPKD）。成年型多囊肾占终末期肾病的第三位。该病在幼年已存在，并随年龄增长发展，约 50% 患者会因囊肿肿大压迫肾实质造成肾脏逐渐丧失功能，终末期尿毒症患者约 10% 由 ADPKD 引起。

4. 多囊肾都有哪些病因

多囊肾的病因是基因缺失。其中成年型多囊肾常是 16 号染色体的基因缺失，偶然是由 4 号染色体的基因缺失，是外显率为 100% 的显性遗传。因此，单亲的染色体缺失将使其子女有 50% 的可能性遗传该疾病。婴儿型多囊肾是常染色体隐性遗传，父母双方均有该病的基因改变才能使其子女发病，发病概率为 25%。

5. B 超检查对多囊肾有什么意义

超声检查是一项非创伤性检查，费用低，对诊断肾囊性变有高度敏感性,亦适用于多囊肾的检查,在毫无症状的早期即可检出。可与单纯性肾囊肿、肾盂积水相鉴别。可用于本病的筛查。因本病是遗传性疾病,对病人的直系亲属也应做超声检查,可早期发现,早期预防并发症。

6. 多囊肾有什么临床表现

成年型多囊肾一般在成年早期出现症状,常以血尿、高血压或肾功能不全发病,腹部触诊可发现较大的多囊肾。肾功能多呈缓慢进行性减退,高血压、梗阻或肾盂肾炎,是加速肾功能损害的重要原因。

常染色体隐性遗传型(婴儿型)多囊肾发病于婴儿期,临床较罕见,多在婴儿期死亡,极少数轻症者可活到成年。

7. 多囊肾有哪些遗传特点

多囊肾的遗传特点是代代发病。

(1)男女发病概率相同。

(2)父、母有一方患病,子女发病率在 50% 以下,如父母均患病,子女发病率增至 75%。

(3)不患病的子女不携带囊肿基因,与无本病的异性婚配,其子女(孙代)不会发病,即不会隔代遗传。

8. 多囊肾有哪些并发症

(1)肾结石,本病腰痛一般为钝痛,发生绞痛并伴有肉眼或镜下血尿时,常提示并发肾结石。

(2)其他器官多发性囊肿,中年发现的 ADPKD 病人,约半数有多囊肝,60 岁以后上升至 70%。此外,胰腺及卵巢也可并发囊肿,结肠憩室并发率也较高。

（3）脑底动脉环血管瘤，并发此血管瘤者为 10％～40％，常因血管瘤破裂，脑出血进一步检查被发现。此外，胸主动脉瘤及心瓣膜病（如瓣膜关闭不全及脱垂）也较常见。在婴儿型多囊肾，可伴有门脉高压和肺泡发育不良。

（4）高血压或反复尿路感染等并发症。

9. 多囊肾和多发性肾囊肿有什么区别

（1）家族史：多囊肾有典型的家族史，多发性肾囊肿则无家族史。

（2）临床表现：多囊肾患者如无体检，一般在 40 岁以后才发现，腰痛、结石、感染、血尿、高血压等表现常是患者就医的主因，而多发性肾囊肿一般系无意发现或腰胀痛为主诉，无其他并发症。

（3）实验室检查：多囊肾患者尿液分析可见红、白细胞，血肌酐增高，而多发性肾囊肿血尿检查多正常。

（4）影像学检查：多囊肾 CT 表现为双肾满布大小不一、难以计数的囊肿，囊肿多位于肾内；而多发性肾囊肿尽管多发，但一般系单侧，且囊肿数目很少超过 3 个。

10. 多囊肾如何预防

由于尚无有效的治疗方法，防治肾脏并发症和维持肾功能是主要预防目的。对本病患者应避免近身接触性活动，尤其是碰撞、挤压，以防囊肿破裂。本病患者易发生高血压、尿路感染，尤其是女性，如诱发肾盂肾炎或囊肿感染则肾区疼痛加重伴明显发热、血尿及脓尿，严重者可导致尿路败血症。因此，必须积极对症及支持治疗，控制高血压、预防尿路感染、防治肾结石等并发症发生，尽量延长患者正常生存期。

11. 多囊肾常用的治疗方法是什么

本病尚无特异治疗方法,主要是控制血压和感染能有效延缓肾衰竭的进展,对不宜手术的病例给予对症治疗,肾功能不全病人处理与慢性肾衰竭的治疗相同,肾绞痛发作可用各种镇痛药,并发感染时用抗生素治疗。中西医结合治疗本病,有较好疗效,为不宜手术之病例提供了一条治疗途径,常用对症和支持治疗的措施有:

(1)抗高血压治疗,很好地控制高血压,可使病人预后较好。

(2)防治尿路感染及肾结石,选择有效抗生素积极给予抗感染治疗,主要目的是用于治疗并发的急性肾盂肾炎,少数出于预防性用药。本病患者易发生尿路感染,尤其是女性,如诱发肾盂肾炎或囊肿感染则肾区疼痛加重伴发热,血尿及脓尿明显,严重者可导致尿路败血症,因此必须积极治疗。

(3)治疗囊内出血,较大结石或引起梗阻时可引起血尿,应考虑手术治疗,肉眼血尿持续不止或大量出血,必要时考虑肾动脉栓塞术。

(4)手术治疗,本病一旦出现症状,病变多已达晚期,应考虑外科手术。如有囊肿化脓或大量出血者不宜手术治疗,有人采用深层囊肿去顶减压术,治疗成人多囊肾疗效满意,对肾周脓肿,蛛网膜下隙动脉瘤出血或巨大肾脏可考虑。

(5)肾替代疗法,随着现代透析技术在我国的推广和普及,越来越多的多囊肾患者可望长期存活。

(6)囊肿减压术,囊肿较大,且有严重高血压,肾功能不全或伴肾区持续疼痛者,可考虑囊肿减压术,囊肿缩小或闭合则减轻对肾组织的压迫,改善肾缺血,可使部分病人疼痛缓解,高血压或肾功能好转。

12. 多囊肾的饮食原则

(1)限制食盐摄入：根据患者病情和肾功能受损程度控制食盐，但并非所有的慢性肾功能不全患者都要严格限盐。

(2)水的摄入：单纯性多囊肾时，由于肾脏浓缩功能下降，体内代谢产物需要较多的水分才能从肾脏排出，因此单纯性多囊肾患者如无明显的水肿、心衰、高血压时，不应盲目限水。

(3)控制蛋白质：现代医学认为，蛋白质摄入过低或过多，对肾脏都无益处。尤其是大量摄入蛋白质后，可产生过多的代谢产物，如终末期肾功能不全、尿毒症毒素中尿素、肌酐、胍类、多胺和某些中分子物质基本上都是氮质的代谢产物。控制蛋白质对于减轻肾脏负担，减少末期肾功能不全、毒症毒素的产生，缓解病情均起着重要的作用。

四、肾 结 石

1. 病例报告

患者，男，32 岁，主诉左侧腰部间断性胀痛 2 个月入院治疗。无尿频、尿急、尿痛，无腹胀、腹痛、腹泻、发热。查体无明显阳性体征。静脉肾盂造影检查：左肾盂、输尿管结合部狭窄。逆行静脉肾盂造影检查：拔出导管，左肾内造影剂缓慢流入膀胱，肾盂输尿管连接部引流不畅，肾盂输尿管交接部狭窄不能排除。CT 检查：左侧肾盂内结石，左侧肾盂扩张积水。

2. 超声检查

超声所见：

双肾大小形态正常,表面光滑,皮髓对比清晰,于左肾下极集合系统内可见一大小为 2.2cm 强回声,后伴声影。

超声提示:

左肾结石

右肾结构未见异常

3. 什么是肾结石

尿石症是尿液中的草酸盐、尿酸盐、磷酸盐等矿化形成的致密结晶物沉积于泌尿道内引起的临床病症。肾结石是尿石症的类型之一,结石体主要存在于肾盂、肾盏、肾窦内(图 5-1)。

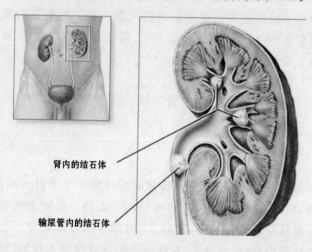

肾内的结石体

输尿管内的结石体

图 5-1　肾　结　石

4. 肾结石有什么临床表现

肾结石的主要症状是腰痛和血尿。疼痛多为绞痛,其次为胀痛和钝痛。典型的肾绞痛为突然发作,疼痛始于背、腰或肋腹部,沿输尿管向下腹部、大腿内侧、外阴部等处放射,呈刀割样剧痛,并伴有恶心、呕吐、排尿困难、大汗淋漓、虚脱等。绞痛是由于肾盂内较小的结石移动和直接刺激引起平滑肌痉挛,或结石嵌顿于肾盂、输尿管交界处而发生急性梗阻所致。胀痛和钝痛是由于较大结石在肾盂或肾盏内压迫、摩擦或引起积水所致;少数单侧肾结石由于对侧肾区反射痛而发生双侧腰痛。疼痛伴发血尿是结石的特征性表现,尤其在绞痛发作期间,血尿一般轻微,表现为镜下血尿或肉眼血尿。

5. 肾结石男女发病率一样吗

肾结石多见于青壮年男性,男女比例为(2~4):1,好发年龄为 30~50 岁,多见于农民、炉前工人、教师。多为单侧肾脏发病,左右两侧概率相当。双侧同时发病较少,只占 10% 左右。

6. 肾结石的病因都有哪些

结石的形成过程涉及机体各种组织细胞的生理和病理生理过程,其发病是多种因素作用的结果。常见原因有以下几类。

(1)代谢紊乱所致代谢性结石,如高尿酸尿症、高草酸尿症等,糖尿病、甲状旁腺功能亢进是常见病因。

(2)饮食原因所致。蔬菜、水果等食物含大量草酸,动物内脏、海产食品含较多嘌呤成分,以及蛋白质过量。大量食用都是结石易发因素。

(3)夏季炎热大量出汗导致体内脱水,排尿减少,加之紫外线照射促进维生素 D 及维生素 A 合成增多促使钙离子吸收和尿液中排泄钙增多,易致结晶核析出从而形成结石。

7. 肾结石有哪些类型

肾结石按结石的化学成分不同,最多见草酸钙和磷酸钙结石(占80%左右)。磷酸钙结石或与磷酸镁混合结石占6‰～9‰,尿酸结石占7‰～8‰,较少见的有氨基酸结石和黄嘌呤结石、磺胺结石、黏蛋白结石,占1‰～3‰。由于肾结石的成分不同,结石的大小、形态及硬度不一。草酸钙结石质硬,表面光滑或呈桑椹状;磷酸钙结石表面粗糙不平,多呈鹿角形;氨基酸结石含钙少,韧性较大。

8. 怀疑为肾结石需要做什么检查

肾结石首选检查方法为超声检查。超声以其方便、无创、经济、无辐射等优越性,成为肾结石诊断的首选方法。传统首选方法为X线静脉肾盂造影术,随着各种影像技术的发展,X线平片、超声、CT和磁共振逐步代替了一些传统的诊疗技术。随着超声检查技术的发展,超声检查已经能够较为准确地诊断肾结石,可以对病变程度予以判断,为治疗处理提供有价值的依据。超声显像的优点还在于:对X线不显影的阴性结石和结石与骨骼重叠,超声诊断不受影响;较小的结石,X线平片常不能显示或显示不清,超声则能弥补不足,可较清晰地显示结石的大小、数目、空间位置;对肾结石合并肾积水压迫肾皮质导致的肾功能损害,以彩色多普勒超声更为优越。

9. 超声如何诊断肾结石

肾结石的典型声像图为肾内强回声光团,后方伴随声影(图5-2)。但是因结石的大小、组成成分、形态、部位不同也有一些变化,小的结石形成强光点,中等结石形成光团,大结石形成光带。

典型肾结石声像图结合腰痛、血尿等临床症状,容易诊断。对于结石的大小、数量、单发或多发、发生的位置及结石的形态均可由超声检查明确诊断。

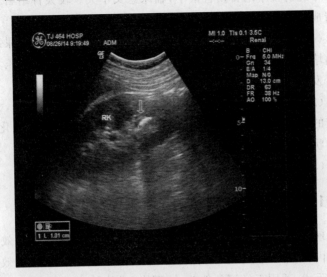

图 5-2 肾结石超声图谱

10. 肾结石与肾钙化灶是一回事吗

肾结石与肾钙化灶是不同的病变类型,需要鉴别诊断。结石多见于肾窦内或肾窦边缘区,肾皮质或肾包膜下钙化灶呈点或片状强回声。肾结核空洞并局部钙化的强回声常位于无回声或低回声区的边缘或在其外围。肾窦灶性纤维化表现为等号样强回声,改变体位和角度强回声可消失。肾钙质沉积症声像图特征为肾锥体内显示强回声,但体积较小,声影不明显。

11. 肾结石有什么危害

单纯的较小结石损害很小,临床意义不大。较大肾结石对人体造成的危害主要有以下三点:

(1)引发尿路梗阻,是最常见的继发损害,肾结石致泌尿系管腔内堵塞可造成梗阻部位以上积水。肾盂积水过久、承受压力过大可发生肾小管变性、坏死,导致肾功能下降。

(2)引发肾组织损伤,小的结石对局部组织的损伤较轻,大而固定的结石可使肾盏、肾盂上皮细胞脱落,出现溃疡及纤维化,以及鳞状上皮化生导致癌变。

(3)引发肾衰竭,以及继发感染,甚至尿毒症。

12. 肾结石如何治疗,是不是必须手术

现阶段的医学手段和技术对肾结石的治疗有显著的效果。西医内科、中医、中西医结合保守治疗可以起到溶石、排石效果,免于手术,适用于经济条件差、结石小,或外科碎石术后残存及多发结石患者。外科以开放性手术及微创或超声引导下微创手术为主,多适用于疑难、结石相对较大、排石困难者,但费用较高。方法有开放微创手术取石、体外冲击波碎石、经皮肾镜碎石、经皮或经输尿管激光碎石术等。肾结石的治疗方法需根据具体情况而定。对于单侧单发结石,若直径大于 0.8cm,单纯药物治疗的排石率不高,而体外冲击波碎石一般都能将结石打碎,然后完全排出体外,如果再配合中、西药物排石,则可大大提高排石率。当结石已经形成鹿角状充满肾盂时,应选择手术取石。对于单侧多发结石,可选择中、西药进行排石。如果伴有全身代谢异常,应同时治疗全身疾病。对于双侧肾结石,一般都伴有全身代谢异常,应找出原始病因,针对性治疗,同时配合排石治疗。在保证一侧

输尿管通畅的前提下,多采用体外冲击波碎石或手术取石术。

13. 碎石治疗能排净结石吗

　　体外冲击波碎石是较小肾结石和大多数输尿管结石的首选治疗手段。对于较大结石粉碎效果不佳,需增加冲击次数,碎石不彻底导致排石困难、出血等并发症增多。经皮肾镜碎石技术有气压弹道碎石、钬激光碎石、超声碎石及联合应用等几种不同技术。不同的碎石技术各有优缺点。气压弹道碎石术损伤极轻微并呈一过性,碎石速度快,操作简单,但不能清除结石,可能需用取石钳取石,结石碎片易进入肾盏,增加结石清除难度。超声碎石震碎结石程度较低,尤其是硬度较高的结石粉碎程度更低。钬激光碎石容易造成周围组织损伤,意外暴露较大能量可导致肾盂损伤和穿孔,对较大结石,能量不足则碎石效果会不佳。所以目前各种碎石技术都不能完全粉碎及排净结石。

14. 去年体检发现肾结石,未曾治疗,为什么今年再查就没有了

　　结石影消失原因可能为:
　　(1)较小结石自行排出体外。
　　(2)结石在肾内移动位置,改变角度导致超声不显示,或与肾窦、肾盂上皮强回声不能区分。
　　(3)较多散碎泥沙样结石聚集一处时可在超声下显影,移动变换位置后又呈散碎泥沙状,此时超声不能明确显示明显结石影像。

15. 肾结石患者如何预防结石再发

　　除了上述介绍的饮食和用药方面的注意事项外,我们还需做

到：

（1）养成多饮水的习惯：每日饮凉白开水 2 000ml，夏季可增加到 4 000～5 000ml，大汗后还需增加。

（2）治疗相关疾病，解除局部因素：如患有甲状旁腺功能亢进者应先行治疗，然后再处理肾结石。患有高尿酸血症应予别嘌醇等降低血尿酸。

（3）合理使用药物预防：采用有针对性药物能降低尿液中有害成分、碱化或酸化尿液，预防结石复发，口服维生素 B_6，可减少尿中草酸盐的排出；口服氧化镁可增加尿中草酸盐的溶解度；磷酸盐结石病人宜低磷低钙饮食；口服氯化铵酸化尿液，有利于磷酸盐的溶解；大量维生素 C 的应用、大量服用阿司匹林会使尿酸增加，易导致结石形成，故补充维生素 C 应适量；大量维生素 D 的应用、大量服用牛奶与碱性药物，以及长期应用糖皮质激素药物都易致肾结石的形成，故应避免维生素 D 与糖皮质激素药物的合用。

（4）防治代谢性疾病：如甲状旁腺功能亢进者进行治疗，必要时手术摘除腺瘤或增生组织。

（5）鼓励长期卧床病人多活动：尽量增加这些病人的活动，有助于减少骨质脱钙，减少尿钙排出，增进尿流通畅，预防结石形成。

16. 肾结石患者在饮食方面需注意什么

结石的形成一般是由于过食偏酸性食物，饮水不足，以致草酸盐、草酸钙等结晶沉淀所致。有针对性地改变某些饮食习惯，对泌尿系统结石的预防具有良好效果。

（1）养成多饮水的习惯：每日饮温开水或磁化水 2 000ml，炎热夏季增加到 4 000～5 000ml，大汗后还需增加，成年人保持每日尿量在 2000ml 以上,尤其是睡前及半夜饮水,效果更好。

(2)根据不同的结石适当调节饮食:含钙结石者宜食用含纤维丰富的食物及含有维生素 A 的食物,如鸡蛋、新鲜白菜与水果,少吃含钙丰富的食物,如海带、黑木耳、豆类、苋菜、牛奶、芹菜、紫菜、海鳗、咸萝卜、南瓜子、干大枣、巧克力、坚果等;草酸盐结石者少吃含草酸丰富的食物,如浓茶、菠菜、番茄、土豆、芦笋、可可、咖啡、甜菜、草莓、橘子、白薯、红茶等,避免大量动物蛋白、精制糖和动物性食物;尿酸结石者不宜食用含嘌呤高的食物,如动物内脏、海产品、豆角、花生等。

17. 为什么肾结石患者在结石排出后还要定期进行超声复查

对于大多数肾结石患者来说,排出结石只是"标治本未治",导致结石形成的因素并未去除,因此结石还有可能复发;其次若非医生明确告知,否则无论采取什么方法碎石,体内都有可能残存一些大小不等的结石碎片,如不排净,这些碎片就有可能成为结石复发的核心。此外,对于明确知道有结石碎片的患者,更应定期复查以便及时发现复发的结石,及时进行治疗。

18. 为什么运动才有利于结石排出

运动在泌尿系结石的治疗和预防中具有重要意义。借助于运动产生的冲击惯性能使结石产生活动,脱离原来的位置,从而为排石奠定基础。另外,长时间不活动,尿中晶体成分会增加并沉淀,从而形成结石或使结石增大。

19. 肾结石患者应选择什么样的运动

肾结石患者可根据自身情况和条件,选择走、跑、跳、上下楼梯、打球、爬山、骑车、坐拖拉机、颠簸椅等,都有利于结石向下移动甚至排出。

20. 肾结石治疗的食疗有哪些

(1)核桃糖蘸:白砂糖、核桃仁各500g。将白砂糖熬至软糊,趁热加入用麻油炸脆的核桃仁,调匀,冷却成块。每日食用50g。功效:补肾排石。

(2)二金消石散:鸡内金150g,海金沙75g。将2味药研极细末。每次5g,每日2次,口服。功效:活血散结消石。

(3)三七炖猪膀胱:猪膀胱2个,三七粉10g。猪膀胱洗净,把三七粉灌入,文火炖煮2小时至熟透。每日1次,饮猪膀胱汤。功效:活血止血止痛。

(4)胡桃肉丝韭菜:胡桃肉50g,韭菜200g,香油、食盐少许。胡桃仁用香油炸黄,加入韭菜翻炒。佐餐食用。功效:补肾排石。

(5)玉米须煲蚌肉:玉米须60g,蚌肉200g。玉米须、蚌肉分别洗净,加水一起煮汤。喝汤,隔日1次。功效:利水消肿。

(6)黄花鱼石:鱼脑石20～30粒。磨水服,或焙干研细末冲服。饮磨汁或冲末服,每次2g,每日2次。功效:化石排石。

(7)鸡内金苡仁粥:鸡内金9g,薏苡仁60g,红糖20g。鸡内金磨粉,薏苡仁煮粥,粥熟入鸡内金、红糖调匀。分次随意服用。功效:消石止痛。

(8)玉米须速溶饮:鲜玉米须1000g,白糖500g。玉米须洗净加水煮1小时,去渣,再以小火煎煮浓缩至200g左右,停火冷却后拌入干燥白糖粉,把煎液吸净,混匀,晒干,压碎,装瓶。每次100g,沸水冲化,顿服,每日3次。功效:清热祛湿通淋。

(9)金钱玉米茶:金钱草60g,玉米须30g,绿茶5g。上述3味放入砂锅内,加水浸过药面,煮沸10～15分钟,去渣取汁。每日1

剂,不拘时频服。功效:清热通淋,利尿排石。

五、肾积水

1. 病例报告

患者,男,56 岁。主诉因腹胀、发热 1 月余就诊。查体:慢性病容,腹部膨隆,腹部触痛阳性,余未见明显阳性体征。询问病史患者年轻时曾患左肾轻度积水,未予诊治。

2. 超声检查

超声所见:

腹腔内可探及一巨大无回声区,壁薄,边缘上至剑突,下至耻骨联合,两侧边界至两侧腹壁,占据整个腹腔,靠近左侧囊壁边缘可见少量纤细分隔,囊内可见细密点状等回声漂浮。彩色多普勒显示:囊壁及囊内分隔未见明显血流信号。未探及明显左肾回声。右肾大小为 12.6cm×5.6cm,形态饱满,内部结构及回声正常。彩色多普勒显示右肾血流信号正常。

超声提示:

腹腔内巨大囊性占位,考虑为左肾巨大肾积水

右肾结构未见异常

术后病理证实左肾巨大积水并感染,肾盂输尿管连接处狭窄

3. 什么是肾积水

肾积水是指各种原因造成尿路梗阻,尿液自肾脏排出受阻而在肾盂、肾盏内滞留,使得肾盂、肾盏扩张,肾脏扩大,肾实质萎缩,甚至肾功能损害。

4. 肾积水什么年龄段常见

从胎儿、幼儿，到成年、中老年各年龄段均可见，没有明显年龄区别。

5. 肾积水是什么原因造成的，最常见的原因是什么

先天性的梗阻：

（1）内在性输尿管狭窄、输尿管扭曲、粘连束带或瓣膜橛样结构：大多发生在肾盂输尿管交界处。

（2）节段性的无功能：由于肾盂输尿管交界处或上段输尿管有节段性的肌肉缺如，发育不全或解剖结构紊乱，影响此段输尿管的正常蠕动，造成动力性的梗阻。

（3）异位血管压迫：约1/3为异位的肾门血管。

（4）先天性输尿管异位、囊肿，双输尿管、输尿管高位开口：可以是先天的，也可因肾盂周围纤维化或膀胱输尿管回流等引起无症状肾盂扩张，导致肾盂输尿管交界部位相对向上迁移。

后天获得性梗阻：

（1）泌尿系统自身原因：①肾盂输尿管等因炎症或缺血性的瘢痕导致局部硬化。②膀胱输尿管回流造成输尿管扭曲，加之输尿管周围纤维化后最终形成肾盂输尿管交界处或输尿管的梗阻。③肾盂与输尿管的肿瘤、息肉等新生物。④下尿路的各种疾病造成的梗阻，如前列腺增生、膀胱颈部挛缩、尿道狭窄、肿瘤、结石甚至于包茎。在后天因素中，泌尿系统结石应为最常见原因。

（2）外来病因造成的梗阻：如女性生殖系统病变，胃肠道病变，腹膜后病变，包括腹膜后纤维化、脓肿、出血、肿瘤等。

6. 肾积水有什么临床表现

(1)患者一般会出现腰部坠胀不适或者是持续性的钝痛等症状。

(2)血尿症状,病情严重者还会出现感染症状。

(3)少尿或无尿症状。

(4)出现肿块物质,早期在患侧肋缘下方发现异常情况,随着病情发展,这种多为规则形肿块会逐渐延伸到患者的腰部及侧腹部,并伴有波动感。通过医学影像学的检查诊断,可以确定是否存在积水、积水的程度、病因、梗阻部位以及是否感染等情况。

7. 患有肾积水需要做什么检查,超声诊断肾积水有什么意义

肾积水可以通过多种医学影像学方法进行检查、诊断,主要有 X 线静脉肾盂造影、超声检查、CT、磁共振水成像、放射性核素肾显像、逆行肾盂造影、动态增强磁共振成像、超声纳米分子影像学成像等。其中超声检查是肾积水检查的首选,通过超声检查可以了解积水的有无、严重程度、并发症等,在筛查积水的原因时,超声检查也是首选,如发现结石、肿瘤等。但是在某些情况下还需要其他影像学进一步检查,如异位开口者需要造影检查,节段性无功能者需要介入取样活检病理检查。

8. 超声诊断肾积水与其他影像诊断方法相比有哪些优点

超声诊断与其他医学影像诊断方法相比较有很多不可替代的优势,具体为:

(1)设备轻便,容易操作,可以从不同的角度、不同的方位对

病变部位进行检查,对于危重的患者检查可以在床边进行,可以反复多次观察,并且可以及时取得诊断结果。

（2）能够对患者及早做出诊断,节省人力、物力,耗时少。

（3）不需要造影剂便可以显示管腔结构,无创伤,无辐射。

（4）取得的信息量丰富,图像层次清楚,接近于解剖的真实结构。

（5）对小病灶有较好的显示效果。

（6）可以检测有无积液,并对其做出初步的评估。

（7）费用低。

（8）对于胎儿检查方面,由于胎儿在母体内胎龄达到 18 周时,在 B 超下便可以看到胎儿排尿的整个过程,通过观察、分析肾积水的程度就可以预测胎儿肾功能强弱。而运用 X 线或 CT 检查,不仅费用昂贵,而且对母体和胎儿都有放射性损害。

（9）根据临床统计分析,在肾积水疾病的检查应用中,超声检查的阳性率、诊断符合率、正确率均高于 X 线静脉肾盂造影检查。

9. 超声诊断肾积水的依据是什么

肾积水超声表现为肾窦回声分离,但须注意区分生理性分离和病理性分离,不能仅凭肾窦分离的测量值来确定是否肾积水。大量饮水、膀胱充盈、妊娠期、解痉药的应用也可导致肾盂轻度积水。肾窦暗区分离程度即前后径测值的大小与病变梗阻的程度呈正比。生理性分离一般不超过 1.5cm,分离达 2.0cm 或以上可确定为肾积水(图 5-3)。

10. 肾积水诊断标准是什么,如何分级

（1）肾积水超声分级:按照肾实质厚度和集合系统分离程度分为三级,轻度:集合系统分离 1.0～2.0cm,肾实质和肾外形正

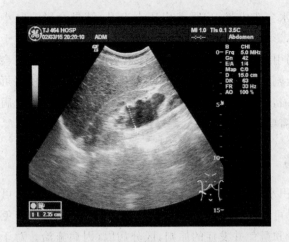

图 5-3　肾积水

常,肾盂轮廓饱满,肾小盏有轻度扩张,肾锥体顶端有变平趋势;中度:集合系统分离 2.1～3.5cm,肾实质轻度变薄,肾窦区显示手套状或者烟斗状无回声区,肾小盏的终末端和肾锥体顶端轮廓变成平坦状,肾外形和肾内没有明显变化;重度:集合系统分离大于 3.6cm,肾实质明显变薄,显示不清晰,肾外形增大变形,肾脏体积明显增大,肾皮质变薄,严重者可能完全萎缩,肾窦区有囊性的扩张。

(2)X 线平片(Grignon 分级法)可分为五个等级:Ⅰ级肾盂扩张不大于 1cm;Ⅱ级肾盂扩张程度在 1～1.5cm 之间;Ⅲ级肾盂扩张程度大于 1.5cm,肾盏同时出现轻度扩张现象;Ⅳ级肾盂扩张程度大于 1.5cm,且肾盏出现中度扩张现象;Ⅴ级肾盂扩张程度大于 1.5cm,肾盏出现重度扩张现象,且肾实质明显变薄。

11. 肾积水有什么危害

生理性肾积水一般不会造成肾实质损害,故不需治疗。病理性肾积水会造成肾盂、肾盏内压力上升,结果会影响肾小球的滤过作用,影响肾脏功能,肾实质也会逐步受压萎缩。由于尿液淤积,容易引起继发性细菌感染。肾积水的诱因当中结石会引起疼痛,甚至剧烈绞痛,尿道狭窄可引起排尿困难,严重梗阻可出现肾实质萎缩,造成慢性肾功能不全,甚至尿毒症。所以说病理性肾积水都需要治疗。

12. 肾积水如何治疗

肾积水的治疗原则应遵循简便有效、经济适用、尽可能减少损伤、尽可能保留肾功能及泌尿系统排尿功能、尽量避免手术治疗、减少和避免并发症的原则,区分病因,因病施治。对于可以去除病因的如泌尿系结石,应以去除病因,解除梗阻为主,以碎石及药物溶石、排石为首选方法;前列腺增生者以治疗前列腺增生为主;肿瘤病人以治疗原发病肿瘤为主。

13. 手术治疗肾积水的方法主要有哪些

非手术方法不能解除梗阻时可考虑手术治疗,多数情况下可不必切除肾脏。手术治疗方法主要有:

(1)超声等引导下肾造瘘术:是解决尿路梗阻合并肾积水简便有效的治疗方法,尤其是对于不能行输尿管逆行插管或插管失败者。

(2)输尿管球囊扩张术:此种手术方法适用于输尿管狭窄合并肾积水的病人。

(3)肾盂输尿管成形术:此种手术方法的适应症是针对肾盂输尿管连接部梗阻的泌尿系先天畸形引起的肾积水。

(4)双J管内引流术:肾盂输尿管成形术后或输尿管结石切开取石术后放置双J管,具有内支架、内引流的双重作用,对比外引流,可有效减少感染,长时间放置可有效解除上尿路梗阻、减少尿漏、预防吻合口狭窄。

(5)输尿管狭窄钬激光切开术。

(6)肾切除术:切肾的条件是:对侧肾功能大致正常,重度肾积水和巨大肾积水呈囊状,肾皮质厚度在 5mm 以下,合并肾脏严重感染者。

14. 如何预防肾结石引起的积水

(1)结石症是肾积水最常见的原因,预防结石形成比治疗更重要:积极的生活态度和良好的饮食习惯有助于预防结石的发生。①养成多饮水的习惯。②根据不同的结石适当调节饮食。③治疗相关疾病,解除局部因素。④合理使用药物预防。采用药物能降低有害成分、碱化或酸化尿液,预防结石复发。⑤防治代谢性疾病,如甲状腺功能亢进者进行合适的治疗,必要时手术摘除腺瘤或增生组织。⑥鼓励长期卧床病人多活动,尽量增加这些病人的活动,有助于减少骨质脱钙,减少尿钙排出,增进尿流通畅。

(2)定期进行尿液检查:了解是否存在血尿、蛋白尿、管型尿、低渗尿等情况,以及检查尿微量白蛋白,更有助于及早发现肾损伤。

(3)有轻微症状要高度重视、及时就诊:眼睑及下肢水肿、青年高血压、泡沫尿、尿色变深、腰酸痛、夜尿频多、贫血等都是慢性肾病的症状之一,如发现要及时就医。

(4)已婚女性要高度重视泌尿系统疾病:已婚女性反复发作尿频、尿急、尿痛,尿中有白细胞,应引起高度重视。这虽是尿路感染症状,但如长期不愈就会造成肾间质的损伤,甚至出现肾衰竭。

15. 肾结石引起的积水能用食疗防治吗

肾积水最常见的后天原因是泌尿系结石阻塞导致尿液排出障碍。去除结石就可以消除和缓解梗阻症状。结石的形成一般是由于过食偏酸性食物,饮水不足,以致草酸盐、草酸钙等结晶沉淀所致。饮食疗法简便易行,对泌尿系统结石的防治具有良好效果(具体食疗方见肾结石部分)。

六、肾发育异常

(一)肾缺如

1. 病例报告

患者,男,42 岁,主诉左腰部酸胀、不适感 10 余年,劳累后加重。体检无异常。常规体检腹部超声检查。

2. 超声检查

超声所见:

左肾区未见肾脏影像。继续扫查腹腔、盆腔均未见肾影,右肾略大,大小为 13.5cm×7.0cm,形态正常,表面光滑,皮质回声正常,皮髓对比清晰。肾内血管血流信号充盈好。

超声提示:

先天性左肾缺如

右肾考虑代偿增大,建议 CT 检查。

CT 平扫+增强扫描:范围自膈顶至盆腔,左肾区、腹腔、盆腔均未见正常肾脏轮廓,左肾窝为周围组织充填,肾上腺清晰可见。

右肾代偿性增大。

3. 什么是肾缺如

肾缺如包括先天性单肾缺如和双侧肾不发育（或先天双肾缺如）。后者也称 Potter 综合征，即先天双侧肾不发育，是胚胎期前肾-中肾-后肾系统的胚胎发育异常或由于胚胎尿道芽发育异常导致的双侧性肾缺如。此症临床罕见，多见于男婴，常为早产儿或低于胎龄儿，主要表现为生后无尿，有耳大低位、眼距宽、鼻梁宽扁、小下颌及两侧肺发育不良等特征性畸形，无特殊治疗方法，且不宜行肾移植。先天性单肾缺如指经临床检查及各种影像学检查只发现单侧肾脏器官，而另侧肾脏未能正常显示。诊断肾缺如须排除异位肾、游走肾和肾脏手术切除史。单侧肾缺如是先天性肾脏及尿路畸形常见的类型。

4. 肾缺如有什么临床表现

胚胎发育学上认为肾缺如畸形是由于输尿管芽和后肾间充质之间的相互诱导缺陷所致。其临床表现差异较大，轻者终生隐匿不被发现，重者特别是伴有下尿路畸形或其他器官系统畸形者可能很快发展为肾功能不全甚至肾衰竭。可表现为高血压、蛋白尿和慢性肾功能不全。

5. 患者通常在什么情况下诊断出肾缺如

肾缺如病情隐匿，通常无明显不适表现，多在体检或其他原因的影像学检查时发现，或因腰痛、尿频尿急、尿量减少、泡沫尿，以及头晕头痛、高血压等症状做影像学检查时发现。

6. 彩色多普勒超声对肾缺如的诊断和鉴别诊断有什么意义

肾缺如患者健侧肾脏往往代偿性增生,体积增大。健侧肾脏肾小球数量增多,肾脏的动静脉毛细血管网增多,健侧肾动脉血流量也明显增加,所以肾缺如患者健侧肾动脉平均血流峰值流速明显增加,阻力指数降低,频谱呈高速低阻现象。通过测量肾动脉血流频谱形态可为鉴别肾缺如提供鉴别参考。正常肾动脉血流频谱曲线呈三角形,波峰高尖,上升曲线陡直,下降曲线稍缓有"M"形切迹,曲线光滑,为空心层流,收缩期频谱峰值为舒张期的2倍,彩色血流信号为纯正、连续的红色血流信号。肾缺如患者健侧肾动脉血流频谱形态为收缩峰高尖,上升曲线陡直,下降曲线稍缓,切迹弱,曲线光滑,空心层流可消失,舒张期充盈曲线相对较高,收缩期与舒张期峰距相差较小,血管阻力指数降低。

7. 彩色多普勒超声对异位肾、游走肾的诊断和鉴别诊断能提供什么诊断依据

彩色多普勒显示异位肾、游走肾与正常相比表现为肾脏所在位置并非通常所在位置,差异较明显。异位肾健侧血流频谱与肾缺如相似,患侧肾动脉频谱舒张期充盈曲线相对较低,收缩期与舒张期峰距相差较大,血管阻力指数增大。游走肾健侧与患侧肾动脉频谱均与正常者相似。

8. 肾缺如时一个肾够用吗

从理论上讲,人有一个健康的肾脏就可以正常地生活,因为正常人体只需要单侧肾脏的 2/3 就完全能维持肾脏排泄和分泌功能。先天性单肾并不一定意味着肾单位的显著减少,在肾脏发

育阶段适应性代偿生长的结果可能使单肾拥有更多的肾单位。单肾人仍然可以健康地生活,单肾人照样可以长寿,且不影响生活和工作。

9. 先天性肾缺如需要治疗吗

肾缺如者如果单肾形态和功能正常,无并发症,可以定期检查为主,不需治疗。但是单肾功能可能随着年龄增长而出现减退,一旦出现高血压、蛋白尿和慢性肾功能不全,则需要进行相应的检查和采取进一步治疗,及时保护残余肾功能,避免正常肾单位过快丢失。另外如并发结石、结核及外伤等,则应在保留肾脏、保护肾功能及维持生命的前提下决定处理方案,避免切除孤立肾。如单肾的功能已严重受损,宜行透析治疗或肾移植。

10. 先天性单肾者需要注意什么

(1)避免外伤,避免从事有损伤肾脏危险的体育运动。

(2)注意饮食,忌暴饮暴食,有肾结石的宜多饮水增加尿液,保护肾功能,防治肾结石。

(3)用药需谨慎。要减少或避免使用有肾毒性的药物,如链霉素、庆大霉素等氨基糖苷类抗菌药物、消炎止痛药,还有做血管造影时用的造影剂等。

(4)注意个人卫生,减少泌尿系统感染性疾病的发生。

(5)出现血尿、泡沫尿、排尿不适、腰酸等泌尿系统症状时,应立即就诊,以免治疗不及时造成肾脏不可逆损害。

(6)即使没有肾脏问题,也应该定期检查尿常规,检查肾功能、B超等,并监测血压,及早发现隐匿的病情变化。

(二)重复肾

1. 病例报告一

患者,女,5岁,一般情况良好,间歇性尿失禁1年。尿常规检查阴性。

2. 超声检查

超声所见:

右肾大小、形态正常,表面光滑,皮质回声正常,皮髓对比清晰。肾内血管血流信号充盈好。

左肾体积较右肾稍大,分为上下两部分,且各见一条输尿管向下延续。上部肾较小,约 2.5cm×1.5cm,轮廓欠清晰,形态不规则,皮质薄,回声增强,与其相延续的输尿管全程扩张,呈腊肠样,最宽处约 1.7cm,下端开口于前列腺段尿道。下部肾约 6.1cm×2.9cm,形态、结构及回声均正常,与其相延续的输尿管全程无扩张,下端开口于膀胱三角区。

超声提示:

左侧完全性重复肾并输尿管异位开口

右肾结构未见异常

3. 病例报告二

患者,女,33岁,以"右肾绞痛3年,加重2天"入院。申请泌尿系超声检查。

4. 超声检查

超声所见:

右肾体积增大,表面可见切迹,内部见两组集合系统,互不相通。两组集合系统均可见分离,分别为 1.6cm 和 1.2cm,各可见一条输尿管与之相连,内径分别为 0.8cm 和 0.7cm。于髂血管交叉上方 4.2cm 处两条输尿管融合为一条输尿管,融合后局部增宽至 1.4cm,后逐渐变细,中下段内径为 0.7cm,并于其膀胱开口处见一大小为 0.5cm 的强回声光团后伴声影。

左肾大小、形态正常,表面光滑,皮质回声正常,皮髓对比清晰。肾内血管血流信号充盈好。

超声提示:

右侧重复肾,右侧不完全性双输尿管

右输尿管膀胱开口处结石并输尿管扩张

右肾积水

左肾结构未见异常

5. 什么是重复肾

重复肾是少见的一种肾脏发育畸形,其形态异常表现为单侧肾内具有两套相对独立的肾盂、肾盏及输尿管系统。其起源是由于胚胎早期中肾管下端发出两个输尿管芽进入一个后肾胚基所造成的。可单侧或双侧发病,以单侧为多,具有遗传性,女性多见,男女比例为 1∶2。重复肾在外表上少有完全分开,多数为一个完整的肾脏,体积较正常为大。重复肾的肾盂、输尿管(上段)及血管明显分开。一般上肾盂小,下肾盂接近正常。输尿管重复畸形分完全和不完全两种,前者两条输尿管分别开口于膀胱或下输尿管异位开口于膀胱三角区下部、膀胱颈、尿道、阴道、外阴前庭等处。异位的输尿管开口多有狭窄甚至闭塞,造成输尿管、肾窦重度积水。后者为两条输尿管走行出肾脏后呈"Y"形汇合共同走行开口于膀胱壁。

6. 重复肾有什么临床表现

重复肾多数患者无临床症状及表现。有症状的患者,其临床表现主要取决于异位输尿管开口的位置。女性患者最常见的症状为反复泌尿系感染和尿失禁。男性患者临床症状可表现为排尿刺激症状,反复发生的附睾炎和前列腺炎。腰部胀痛为重复输尿管远端梗阻或反流致上位肾积液或合并感染所致。

7. 超声如何诊断重复肾

重复肾的超声诊断主要依据是一侧肾内存在两个互相独立的肾窦回声,若 CDFI 能显示两个肾门,即可做出诊断。如同时伴有淋漓性尿失禁、血尿、腰部不适、反复泌尿系感染等临床表现,诊断更为可靠。

8. 超声诊断重复肾如何与其他疾病鉴别

(1)肾囊肿:重复肾合并肾积水时,无回声区边缘不光滑,形态欠规则,与输尿管相连通。肾囊肿为孤立的无回声区,呈圆形或椭圆形,囊壁光滑。

(2)双肾盂畸形:CDFI 显示血管从一个肾门出入。冠状面纵向扫描可能发现两个肾窦并未被肾实质完全分离。而且无肾盂和输尿管积水征象,也无反复尿路感染症状。

(3)同侧肾融合:仅在一侧可探及外形较大的肾脏,其内部可见两个相互独立的肾窦回声。重复肾者在对侧尚有正常肾脏。

(4)肾肿瘤:位于肾上段的肿瘤,内部有出血、坏死或是囊性肾癌,可能与肾窦回声共同构成两个肾窦的假象。多断面观察,肿瘤有明显的占位效应,肾实质破坏,包膜中断,并向外侵蚀生长,CDFI 能显示其血供并且只有一个肾门。重复肾上位肾窦反复感染而积水或积脓时,声像图酷似实性团块而可能误认为肿瘤,但此类病人都有输尿管积水且"团块"与其相通,CDFI显示团块内无血流信号。

(5)伪像:在某些断面肾窦显示为完全分离的两部分,酷似重复肾,可能是声束在不同组织间反射和折射形成的伪像。多体位、多断面扫描,或深吸气改变这些脏器的相对位置,可以鉴别。

9. 为什么超声检查是诊断重复肾畸形的首选方法

以往重复肾的诊断主要依靠静脉肾盂造影检查。但重复肾往往发育小或合并积水,其功能减退甚至消失,使显影浅淡甚至不显影,输尿管亦显影不佳,导致静脉肾盂造影诊断困难,且有创和放射性限制了其应用。CT、膀胱镜、上尿路逆行造影也因诸多不便而开展不多。超声具有动态观察、无创性、无辐射、廉价、安全、方便、准确性高、操作简便等优点,成为诊断重复肾的首选方法,具有科学、实用的临床价值。

10. 重复肾如何治疗

重复肾的临床意义在于其症状表现。无症状者不易发现及获得诊断,也可保守观察,不必干预治疗。对有临床症状或出现继发疾病的患者,外科手术治疗是必要的。外科治疗有多种可选方式:开放手术肾输尿管切除术、输尿管膀胱吻合术、输尿管输尿管吻合术或同侧肾盂输尿管吻合术、腹腔镜和机器人辅助腹腔镜肾输尿管切除手术。开放性肾输尿管切除术仍是经典的标准手术方式。常见并发症是尿漏。对重复输尿管的切除方式有完全切除和不完全切除两种方式。两种治疗方式各有利弊。常见并发症是输尿管反流和残端感染。

(三)肾发育不全

1. 病例一

患者,女,17岁,因下腹部肿物半月来院就诊。查体:血压为134/90mmHg,一般状态良好。肾区无叩击痛,双输尿管投影区无压痛。腹软,下腹部正中偏左侧可扪及一质软肿物,边界欠清晰,活动度差,无压痛。临床诊断:腹部肿物(性质待定)。

2. 超声检查

超声所见:

左肾区探查未见肾脏回声,于左侧上腹部可见似肾脏结构回声,其大小为4.1cm×2.2cm,内部结构不清,且不能将其还纳到肾脏正常位置。于膀胱左后方探及输尿管下端为一增宽的长管状无回声,长约10.1cm,最宽处约为4.5cm,其下端与膀胱不连通(排空膀胱囊性无回声区不回缩),右肾大小为12.4cm×5.1cm,右肾盂未见异常。子宫、双卵巢未见异常声像。

超声提示:

左肾异位肾

左肾发育不全并同侧巨输尿管症

右肾代偿性增大

3. 病例二

患者,男,23岁,右侧腰背部疼痛2月余。体格检查:右肾区叩击痛(+)。实验室检查:尿常规示隐血(+)。CT检查示:右肾体积明显小,肾盂、肾盏结构不清晰,右肾周脂肪间隙未见扩大。右侧输尿管上段扩张,扩张的输尿管内及周围未见异常密度。左肾不大,肾包膜光整,肾盂、肾盏未见异常密度;左侧输尿管未见扩张。

4. 超声检查

超声所见:

左肾大小形态正常,肾实质回声均匀,肾盂未见分离,左输尿管未见明显扩张。右肾区未探及正常肾脏声像图,仅见一似肾脏样回声,大小为 7.5cm×5.0cm×4.6cm,其皮质为中等回声覆盖,分布欠均匀,中间为无回声暗区,其下极与周围界限欠清晰。彩色多普勒血流显像(CDFI)示:(双侧对比探查)右肾内血流信号较健侧减少。右输尿管上段及下段部分显示,中段显示不清。

超声提示:

右肾先天性发育不良,右输尿管局部扩张

左肾结构未见异常

5. 什么是肾发育不全

肾发育不全是由于胚胎期血液供应障碍致肾不能充分发育,形成一个小肾脏。肾表面可有胚胎性分叶(幼稚型肾),肾单位少,肾盏粗短,肾盂窄小,虽有泌尿功能,但排尿量很少,对侧肾大都正常或有代偿性增生。双侧肾发育不全往往导致肾功能不全、尿毒症乃至死亡。

6. 肾发育不全分几种类型

肾发育不全是一种先天性疾病,其体积小于正常肾脏体积50%以上。临床分为3型:

(1)真性肾发育不全。

(2)节段性肾发育不全。

(3)少而大的肾单位肾发育不全。

7. 肾发育不全的超声表现是什么

先天肾发育不全的主要超声图像依据是单侧肾脏体积缩小，外形基本规则，边缘尚整齐，肾脏皮质及髓质结构清晰，肾实质变薄，肾窦与肾实质比例异常，肾动脉血流稀疏，阻力指数较高，健侧肾脏代偿性增大。

8. 肾发育不全需要与哪种疾病鉴别

先天性肾发育不全须与后天性肾萎缩等鉴别。

(1)慢性肾病等导致的肾萎缩：肾外形及结构模糊，实质回声增强，杂乱，与集合系统分界不清。

(2)肾结核和自截肾：有肾结核病史，图像可见残存被破坏的肾的回声，其特点为外形小，边界不清，内部为结构模糊的杂乱高回声团伴钙化灶，并有声影。

(3)异位肾和游走肾：在一侧肾窝部位未见明显正常的肾的图像，全腹仔细扫查后可找到异位的肾脏。

(4)融合肾：一侧肾窝无肾脏回声，而另一侧肾脏体积增大，外形异常，往往见双输尿管两个输尿管开口并见喷尿图像。

(5)肾动脉狭窄：患肾体积缩小，彩色血流减少，可见肾动脉内径狭窄，流速加快，阻力增大，闭塞时则无血流信号和频谱。

9. 肾发育不全如何治疗

先天性肾发育不全可无症状，但合并输尿管开口异位时可致漏尿或泌尿系感染，临床上较少见，肾发育不全且功能差，以后有可能会引起肾性高血压，患者不间断漏尿，而对侧肾功能正常，因此应行肾切除术。如果静脉肾盂造影显示肾功能良好，可行输尿管膀胱再植术。

(四)融合肾

1. 病例报告

患者,男,15岁,因间断性腹部疼痛3天,加重1天入院。体格检查:双肾区无叩击痛,脊柱生理弯曲存在,腰骶部向左侧弯曲畸形,四肢活动自如,肌力、肌张力正常。

2. 超声检查

超声所见:

左肾增大,形态失常,似为两个肾脏融合而成,肾实质呈低回声,一个位置靠内上,呈前后走向,另一个靠外下,呈左右走向,二者于交界处分界不清,肾皮质、髓质回声无改变,可见两组独立的肾窦和肾蒂血管系统,之间有肾实质相连。于盆腔内充盈的膀胱底部见左右各一个输尿管出口。彩色多普勒血流成像:可见两组独立的肾蒂血管系统,走向不一。右侧肾窝区和腹盆腔区域未探及肾脏影像。

超声提示:

融合肾(同侧型)

3. 什么是融合肾

融合肾是肾脏发育异常使两个肾脏相互融合、连成一体,是胚胎早期肾脏发育畸形的一种,因连接形式不同而形态各异。融合肾分同侧融合肾和对侧融合肾。同侧融合肾又称横过型融合肾,是两肾位于同一侧,且融合成一个肾。对侧融合肾最常见的是蹄铁形肾,其次为"S"形肾和团块肾。蹄铁形肾表现为双肾下极在中线相连,相连处为峡部,该处由肾实质或结缔组织所构成,大多位于腹主动脉和下腔静脉之前,腹主动脉分叉之上。常合并轴向旋转不全,使得尿液引流不畅,易并发肾盂积水、感染和结石。

4. 同侧融合肾与重复肾如何鉴别

同侧融合肾与重复肾的相似之处是肾内都具有两套相对独立的肾盂、肾盏及输尿管系统,彩色多普勒血流成像可见两组独立的肾蒂血管系统。同侧融合肾超声检查可于一侧探及较大的肾脏,肾轴拉长,外形不规则,其内部可见两个独立的肾窦回声。区别在于同侧融合肾畸形在对侧肾区探测不到肾脏声像图,无异位输尿管开口。重复肾对侧有肾脏,并有异位输尿管开口、肾积水及输尿管积水等。

(五)肾下垂

1. 病例报告

患者,女,40岁,因右腰部胀痛急诊入院。

2. 超声检查

超声所见:

右肾形态增大,轮廓清晰,活动度大,站立位平髂嵴,实质回声略增强,集合系统分离,肾门处呈囊状扩张,最宽5.0cm,肾小盏轻度扩张,右输尿管上段扩张,最宽处内径为1.2cm,腔内未见明显异常回声。

左肾大小、形态正常,表面光滑,包膜完整,皮质回声均匀,皮髓对比清晰,彩色多普勒检查示血流充盈好。

超声提示：

右肾下垂

右肾积水

右侧输尿管扩张迂曲

左肾结构未见异常

3. 什么是肾下垂

肾下垂是指患者立位时肾脏下移超过 5cm 或 2 个椎体。正常情况下人的右肾肾盂位于第一、二腰椎之间，比左肾低约 2cm。肾脏的位置可随呼吸运动和变换体位上下移动，但范围不超过一个椎体，约 2～4cm。轻度下垂者肾盂降至第三腰椎水平；严重下垂时肾盂可降至第五腰椎水平以下。

4. 肾下垂病因是什么

(1)迅速的消瘦致使肾周脂肪组织减少。

(2)分娩后腹压突然降低。

(3)腰椎过度伸长。

(4)肾囊与腹膜间结缔组织松弛。

(5)肾上极与肾上腺间韧带松弛。

(6)肾蒂过长。

(7)慢性咳嗽、便秘。

5. 肾下垂有什么临床表现

肾下垂多见于女性及体型瘦长者，男女比例约为 1：10。大部分肾下垂发生于右侧。由于肾下垂牵拉血管或使之扭曲，可导致肾脏供血不足，引起肾充血肿胀。还可以引起输尿管扭曲从而导致肾积水，并可继发感染及结石。如肾脏位置突然下移，可

刺激肾及腹膜后自主神经系统,反射性地引起消化道症状。肾下垂的临床症状有:

(1)腰部不适、隐痛或牵拉痛,久坐或久站及运动后加重,平卧后减轻或消失。

(2)继发感染时出现尿频、尿急、血尿等。

(3)继发结石可出现上尿路结石症状如腰痛、血尿等。

(4)腹胀、嗳气、恶心、便秘、厌食等。

(5)少数人可出现失眠、乏力、眩晕、头昏、心悸等神经官能症状。

(6)肾蒂突然受牵拉输尿管急性梗阻,可出现肾绞痛、恶心、呕吐、虚脱、脉速及血尿等表现,即 Dietl 危象。

6. 如何诊断肾下垂

肾下垂较易诊断,可依据如下指征:多见于瘦长体型女性;肾区经常酸痛、隐痛或牵拉痛,久站或久坐后加重,平卧后减轻或消失;查体时在肾区可扪及光滑且随呼吸而活动的肾脏;B超检查可见肾脏位置明显下移;静脉尿路造影可见肾位置明显改变。

7. 如何治疗肾下垂

肾下垂的内科保守治疗包括合理营养、增加体重、适当体育健身,应用补中益气的中药;使用腹带或肾托能缓解部分症状。注射疗法局部注射奎宁明胶、醋酸酚、自体血液等使肾周发生化学性炎症,与周围组织发生粘连。手术治疗,常用的方法是腹腔镜下的肾脏悬吊术,目的是将肾固定在正常位置,以纠正肾下垂引起的各种病理改变。手术方式是将肾筋膜及脂肪与腰肌缝合,以及用网片固定缝合肾脏。该手术痛苦少,恢复快。

8. 中医能治疗肾下垂吗

肾下垂多见于老年、体弱、消瘦或瘦长体形者。从现代医学观点看,肾下垂是由于包绕肾的筋膜脂肪囊及肾纤维膜松弛所致。本病当属中医学"中气下陷""肾气虚"范畴,多因身体虚弱或寒邪犯脾、脾肾阴虚而导致气机下陷、脏腑器官维系无力。治疗以温脾补肾为主。针刺,京门透腹结穴(双侧),阳陵泉穴(双侧)加电针治疗可提高肾周围神经及局部肌肉、血管的兴奋性,调节肌肉的收缩功能,故此方法应用简便易行,收效较快,安全无副作用。中药补中益气汤,可治疗中气虚衰、升举无力、下陷肾脏。方用补中益气汤加味:柴胡 10g,升麻 10g,黄芪 60g,红参 6g,白术15g,当归 12g,甘草 10g,陈皮 10g,山茱萸 10g,巴戟 20g,路路通15g,龟甲 15g,3 剂水煎服,每日服 2 次。

(六)游 走 肾

1. 病例报告

患者,女,25 岁,因月经量减少伴下腹坠胀半年就诊。体格检查:子宫正常,于子宫左前方触及一囊性包块,直径约 8cm,活动好,边界尚清晰,轻压痛。右侧附件区未触及异常。

2. 超声检查

超声所见:

于左附件区探及一大小约 9.4cm×5.0cm×7.5cm 的低无回声区,形态规则,边界清晰,包膜完整,其内见多条分隔光带。彩色多普勒血流频谱显示周边及分隔光带有点状及条状血流信号,动脉频谱阻力指数为 0.58。子宫未见异常。双侧卵巢显示不清。

超声提示：
左侧附件区囊性包块
手术诊断：左侧游走肾。
病理诊断：左侧游走肾，部分肾实质萎缩，肾盂、肾盏扩张。

3. 什么是游走肾

正常人双肾位于肾窝内，吸气时肾脏可下移 2～5cm。如肾蒂松弛，肾脏被腹膜包裹，成为腹腔内脏器，能在腹腔内自由活动，且超过中线到达对侧腹部者，称为游走肾。它与肾下垂的区别在于后者虽然位置下移，但仍然在同侧腹部移动而不越过中线。

4. 超声如何诊断游走肾

游走肾的超声诊断根据以下 4 点做出：
(1)所谓"腹部肿块"处出现肾脏声像图。
(2)患侧肾脏能游走到对侧腹部。
(3)腹部出现肿块时，在患侧肾窝探查不到肾脏图形。
(4)在把"腹部肿块"还纳到肾窝后，在肾窝可出现正常肾脏的图像。

5. 游走肾如何治疗

保守治疗包括锻炼身体，特别是腰腹部肌肉的锻炼，加强营养，腰部用弹力带托起游走肾脏等。手术治疗有游走肾固定术和游走肾切除术。手术指征是肾功能异常、肾蒂扭转或输尿管梗阻引起肾绞痛等。

七、肾错构瘤

1. 病例报告

患者,女,35 岁,主诉右侧腰腹部持续性隐痛 2 年余,间歇性肉眼血尿半年。曾在某医院诊断为"慢性肾盂肾炎",未见好转来我院就诊。查体:一般状态良好,心肺无异常,腹软。实验室检查均正常。

2. 超声检查

超声所见:

左肾大小为 10.9cm×4.6cm,形态正常,皮髓对比清晰,集合系统光点未见分离,彩色血流丰富。

右肾大小为 10.1cm×4.2cm,形态正常,皮髓对比清晰,集合系统光点未见分离,彩色血流丰富。于右肾上极实质内可见一大小为 2.4cm×2.1cm 的强回声光团,边界清,形态规则,内未探及明确血流信号。

超声提示:

右肾实性占位性病变,考虑肾错构瘤

左肾结构未见异常

3. 什么是肾错构瘤

肾错构瘤亦名肾血管平滑肌脂肪瘤,属于良性肿瘤。随着医学影像技术的发展,肾错构瘤的诊断率也逐年上升,但一般不超过所有肾肿瘤的 10%。

4. 肾错构瘤临床上分几型

肾错构瘤在临床上分 2 型：Ⅰ型伴有结节硬化症，是一种遗传性疾病，较多见于青少年，瘤体比较小，大多为双侧多发肿瘤。局部症状并不明显，常伴有智力低下、癫痫、皮脂腺瘤等症状；Ⅱ型不伴有结节性硬化，瘤体通常较大，大多为单侧，腰腹部及尿路症状比较明显，以中年女性患者居多。

5. 肾错构瘤的临床表现有哪些

肾错构瘤典型临床表现多为腰腹疼痛、血尿和腹部包块，也可有高血压表现。

6. 患肾错构瘤有什么危险

肾错构瘤为良性肿瘤，但是肾脏错构瘤的瘤体内血管壁发育畸形，血管壁因病变而脆化，是造成肿瘤内出血甚至肿瘤自发破裂的隐患因素。故其主要危险并非是肿瘤的恶变，而是肿瘤的破裂出血引起的出血性休克或死亡。患者平时应注意以下几点，要保持心情舒畅，切忌大悲大喜，进食不宜过饱，多吃蔬菜水果等，并保持大便通畅。在工作中及做家务活动时要防止过度用力，不要长时间持重物，不宜做剧烈运动，以避免腹腔内压力增高而引起瘤体破裂出血。可经常做慢跑等健身运动，每半年复查肾脏 B 超，观察瘤体大小，及时就医。

7. 肾错构瘤需要手术治疗吗

肾脏错构瘤的全名叫作肾脏血管平滑肌脂肪瘤，这是一种良性肿瘤。目前认为肿瘤直径小于 4cm 者，不需要治疗，应每半年复查 1 次，如果肿瘤再继续增大，超过 4cm 者应该考虑实施手术局部切除或者进行介入性动脉栓塞；如果肿瘤合并出血、破裂，应马上进行介入性动脉栓塞，必要时进行手术。所以并非所有的肾错构瘤都需要手术治疗。

八、肾癌、肾盂癌

1. 病例报告

患者，男，58 岁，主诉间歇性、无痛性肉眼血尿半年有余，近月又觉腰部持续性钝痛，经某医院诊断为"尿路结石"，而给予排石治疗，未见好转而入院。

2. 超声检查

超声所见：

右肾大小为 10.9cm×5.2cm，形态失常，皮髓对比清晰，集合系统光点未见分离，于右肾上极可见一大小为 4.5cm×4.0cm 的不均质低回声光团凸向肾外，边界欠清，形态不规则，其内可探及丰富的血流信号。

采用 sonoVue 超声造影剂，经患者肘部浅静脉注入，超声造影显示肿块迅速增强，时间短于肾皮质回声增强时间。肿块回声增强时间短暂，中央部随即开始减退，逐渐延伸至周边，减退的时间早于肾皮质，持续时间约 30 秒。

左肾大小为 9.7cm×4.3cm，形态正常，皮髓对比清晰，集合系统光点未见分离，彩色血流丰富。

超声提示：

右肾实性占位性病变——肾癌？

左肾结构未见异常

3. 常见的肾脏肿瘤有哪些

肾脏肿瘤范围非常广,分类方法也多种多样。通常可以分为良性肿瘤和恶性肿瘤,其中恶性肿瘤占绝大多数。

肾脏的良性肿瘤包括肾皮质腺瘤、肾血管平滑肌脂肪瘤(又名肾错构瘤)、肾嗜酸细胞瘤、肾血管瘤、肾脂肪瘤、肾纤维瘤、肾球旁细胞瘤等。

肾脏的恶性肿瘤包括肾癌(又名肾细胞癌、肾腺癌等)、肾盂癌、肾母细胞瘤、肉瘤,以及继发于其他脏器癌症(如肺癌)的转移癌。值得一提的是,在缺乏病理学证据的情况下,仅靠临床表现和影像学检查并不能明确肾脏肿瘤的良恶性,任何肾实质肿瘤在病理组织学检查以前都应该被看作是恶性肿瘤。

肾脏肿瘤除了良性、恶性之分外,还可以根据肿瘤的来源等进行分类。也有学者把炎性肿瘤包括在内。总之,各种分类方法都是为了方便选择更合适、更恰当的治疗措施。

4. 肾盂癌和肾癌是一种疾病吗

肾盂癌和肾癌虽同属肾恶性肿瘤,但并不是一种疾病。在肾恶性肿瘤中,肾癌(又名肾细胞癌、肾腺癌、肾上腺样瘤等)占约85%,而肾盂癌只占约7%。

肾癌主要起源于肾近曲小管,大多发生于单侧肾脏,通常为单个肿瘤,边界清楚。病理上以透明细胞癌、乳头状癌和嫌色细胞腺癌居绝大多数,癌细胞通过血行转移为多。经治疗的肾癌患者 5 年生存率为 40%～70%。

肾盂癌起源于肾盂被覆的尿路移行上皮,通常为突向肾盂内生长的菜花状肿块,病理上以移行细胞癌居绝大多数,癌细胞通过淋巴转移的为多。经治疗的肾盂癌患者 5 年生存率为 50％左右。

5. 肾盂癌的彩色多普勒超声表现有什么特点

肾盂肿瘤多是少血供的肿瘤,因此在 CDFI 显示肿瘤本身很少有血流信号,在肿瘤的周围可以见到较多的血流信号及肾脏血管的分支绕行。肾脏正常的血流分布及能量图上的血流灌注,在疾病处均出现不同改变。

6. 小的肾盂肿瘤或平铺状生长的肾盂肿瘤,超声难以发现,应如何提高发现率

肾盂积水的衬托是发现肾盂肿瘤的良好条件。因此,在没有肾盂积水时,采用人工充盈的方法,可以提高检出率。最简单的方法就是在超声检查前 1 小时,让病人大量饮水憋尿,若肾盂充盈仍不满意,可服用"呋塞米(速尿)"并于腹部加压,迫使肾盂充盈扩张,以清晰显示肾盂肿瘤。

7. 肾癌的高危人群都有哪些

(1)有肾癌家族史的家庭成员,尤其 40 岁以上者。

(2)患有先天性肾发育异常的人群,如先天性多囊肾、先天性马蹄肾、先天性肾囊肿等。

(3)患有肾脏疾病者,如肾积水、急性肾炎、慢性肾炎、肾脓肿、肾结核等患者。

(4)长期吸烟者或二手烟受害者。

(5)长期酗酒者,尤其吸烟与饮酒同时嗜好者。

(6)长期大量滥用解热镇痛药成瘾者,如含有阿司匹林、非那西丁及对乙酰氨基酚(扑热息痛)等制剂。

（7）高体质人群，尤其从中青年时期即肥胖者。

（8）经常大量食用红肉（猪肉、牛肉、羊肉）和奶制品人群。

（9）长期暴露镉工业污染的人群。

（10）长期生活在严重大气污染环境里的人群。

8. 肾癌的发病率高吗

肾癌好发于 55～75 岁的人群，在年轻或高龄的人群中也有发生。约有 60% 为男性，40% 为女性。值得关注的是，目前我国男性肾癌发病率为 4.7/10 万，高于女性，是泌尿系统第二大肿瘤，且发病率还在以每年 2.5% 的速度递增。

9. 哪些因素有可能导致肾癌的发生

肾癌的病因目前还不完全清楚。目前认为，肾癌的发生可能与以下几个因素相关。

（1）吸烟：目前对于肾癌的发生，被广泛认可的环境危险因素是吸烟。烟草中对人体有害的化学物质可以通过吸烟被肺部血管吸入血液，再从血液过滤入尿中，而尿液是在肾脏中形成的。因此，有害的化学物质可引起肾脏细胞损害发生癌变。并且，抽烟时间越长，发生肾癌的危险度越高。

（2）肥胖及饮食：目前认为肾癌在长时间处于肥胖状态的人中更多见，由于肥胖可以引起体内雌激素水平发生变化，而激素则控制着身体各器官的正常生长、发育及其活动，一旦激素水平发生变化，就有可能导致肾癌的发生。典型的西方饮食（高蛋白、高脂肪，而水果和蔬菜的比例较少），经常食用奶制品以及茶和咖啡与肾癌的发生可能也存在一定的相关性。

（3）职业因素：有研究报道，金属工业、化工产业、橡胶工业、印刷工业及暴露在石棉、镉工业的工人肾癌发生的危险度有轻微的增加。

(4)医源性因素：一些医源性的因素，包括二氧化钍(曾被用作造影剂)、非那西丁(曾被用作止痛药)、放射治疗及抗高血压药物(特别是噻嗪类利尿药)也与肾癌的发生有潜在的关系，但是这些潜在的关系是很轻微的。肾病晚期需要进行血液透析，也是引起肾细胞癌发生的一个危险因素。

(5)遗传因素：肾癌家族史对于肾癌的发生也是一个危险因素。

10. 肾癌有什么临床表现

肾癌的临床表现多样，从典型的三联征，血尿、疼痛和可能触及的肾脏肿块，到较隐匿的肿瘤周围综合征。三联征常出现于晚期，通常只有10％的患者出现典型症状，大多数是偶然发现。肾脏的位置隐蔽，出现病变时，多数是通过尿液的变化，作为提醒患者就医的信号，故血尿是肾癌常见的症状，但在血尿出现以前，肾癌的临床表现变化多样，有时肿瘤体积很大，甚至出现肺、骨等转移征象，也可以无任何症状。除血尿、腰痛和肿块三大典型症状外，肾癌还存在不少非泌尿系统的肾外表现，如发热、肝功能异常、贫血、高血压、红细胞增多症和高钙血症等。

11. 肾癌典型的三联征都有哪些特点

(1)血尿：通常为肉眼血尿，大多数因肿瘤侵入肾盂、肾盏而引起，为间歇性发作，常不伴有疼痛。临床上常呈间歇性、无痛性肉眼血尿，为泌尿系肿瘤特有的症状。但当血块通过输尿管时可出现绞痛。

(2)腰痛：腰痛多数为钝痛、不适感，局限在腰部或背部。因为肿瘤长大后，肾包膜张力增加所致。若肿瘤侵及肾周围组织也可引起疼痛；出现持续性疼痛，提示肿瘤已侵犯神经和腰椎；血尿在输尿管内凝固成条索状血块，经尿排出，可以引起肾绞痛。

（3）肿块：患者腰部和上腹部可触及肿块，发现肿块者约占10%，有时可为唯一的体征。肿块质硬，表面高低不平或结节状。在消瘦患者和肿瘤位于下极时，体格检查可扪到肿块。若肿块固定，表示肾周围有浸润，预后不佳。血尿、腰痛和肿块三联征同时出现的病例不多，若同时出现。往往是晚期肿瘤的标志。胁腹痛（腹部）、肿块常见于小儿，较成人多见；位于肾脏下极的肿瘤易触及。肿块呈实质性，无压痛，随呼吸而移动。

12. 肾癌为什么会引起发热

肾癌常见的肾外表现之一为发热，有低热或高热，在38℃以下约占45%，38℃以上约占7%，少数可高达39℃以上。体温升高很可能与肾癌组织能够合成和释放内源性致热源有关，它作用于体温调节中枢，即下丘脑，引起发热，与肿瘤的坏死和出血无直接关系，肾癌切除后体温恢复正常。2%～3%的肾癌患者在临床上仅表现为发热，因此中老年人原因不明发热，应想到肾癌可能，应及时进行有关的检查。

13. 肾癌为什么会引起红细胞增多症

肾癌合并红细胞增多症的病例约占2%，研究证明肾肿瘤的渗出液具有使红细胞生成素活性增加的作用，而正常肾组织则无此作用，从而说明红细胞增多症的发生与红细胞生成素活性升高有关。当肾癌切除后，红细胞增多即可消失。肿瘤复发或转移时又重新出现。

14. 肾癌为什么会引起高血压

肾癌出现高血压的发生率约占 10%，可能为以下原因：

(1)肿瘤直接侵及肾动脉。

(2)肿瘤压迫肾动脉，引起肾缺血。

(3)肿瘤内动、静脉瘘形成，致心输出量增加。

(4)肿瘤本身产生肾素等因素，引起高血压。有报道，认为肾素水平与肿瘤的进展、恶性程度有关，晚期及恶性程度高的肾癌，肾素可能随之升高，预后不良。

15. 肾癌为什么会引起高钙血症

肾癌伴有高钙者为 3%～16.8%，且大多为晚期病变。以往认为，骨转移为肾癌并发高钙血症的主要原因，但临床上无骨转移的肾癌患者也有高钙血症，肿瘤切除后血钙恢复正常。一些学者提出肾癌组织既分泌甲状旁腺素也分泌促红细胞生长素。Fahn(1991)报道 218 例肾癌，临床分期与高血钙的关系分别为：Ⅰ期 3%、Ⅱ期 5.9%、Ⅲ期 14.1%、无骨转移的Ⅳ期为 18.9%。目前认为甲状旁腺素为恶性高血钙的因素。

16. 超声对诊断肾脏肿瘤的意义

由于超声波检查方法简便，无创伤性，可反复进行，因而在肾脏肿瘤的普查诊断以及随访观察中被广泛应用，并作为临床上肾癌首选检查方法。超声可以发现肿瘤的个数、大小、位置及分期。彩色及造影可以大致推断肿瘤良恶性。另外，对于术后的病人，超声可以观察肿瘤是否复发。

17. 超声造影在肾脏肿瘤诊断中有什么作用

超声造影作为一种操作便捷、无放射性伤害、安全无毒、可重复检查的超声检查新技术,对肾癌的诊断准确率高。有研究报道表明,超声造影对肾癌的诊断准确率为 90% 以上,而普通超声对肾癌的诊断准确率为 60% 左右。超声造影是实时显示肾癌肿瘤血管和血流灌注的有效方法,对肾癌的定性诊断具有较高的临床实用价值。

18. 肾癌病理分级

Fuhrman 等(1982)提出的肾癌形态分级系统,已为世界上多数学者接受并采用。

依据细胞核的形态和大小进行分级具有标准明确,易于掌握的优点。当同一个肿瘤中不同分级的区域或同一区域中有不同级的细胞时,以癌细胞的最高级为病理诊断的最终分级。如多数细胞为 G2,少数细胞为 G3 的肿瘤应定为 G3。

19. 肾癌如何分期,分期的意义是什么

肾癌分期尚不统一,目前临床上以 Robson 的分期和 TNM 分期应用最广泛。

(1)Robson 分期:

Ⅰ期:肿瘤局限于肾包膜内。

Ⅱ期:肿瘤穿破肾包膜,侵犯肾周围脂肪,但局限于肾筋膜内,肾静脉和局部淋巴结无浸润。

Ⅲ期:肿瘤侵犯肾静脉或局部淋巴结,有或无下腔静脉、肾周围脂肪受累。

Ⅳ期:远处转移或侵犯邻近脏器。

以上是简化的 Robson 分期,便于应用,其缺点是Ⅱ、Ⅲ期的预后一样。

(2)TNM 分期:

1987 年国际抗癌协会提出的 TNM 分期如下:

T_0:无原发肿瘤。

T_1:肿瘤最大径≤2.5cm,局限在肾包膜内。

T_2:肿瘤最大径>2.5cm,局限在肾包膜内。

T_3:肿瘤侵犯大血管、肾上腺和肾周围组织,局限在肾筋膜内。

T_{3a}:侵犯肾周围脂肪组织或肾上腺。

T_{3b}:侵犯肾静脉或下腔静脉。

T_4:侵犯肾筋膜以外。

N_0:无淋巴结转移。

N_1:单个、单侧淋巴结转移,最大径≤2.5cm。

N_2:多个局部淋巴结转移,或单个淋巴结最大径 2~5cm。

N_3:局部转移淋巴结最大径超过 5cm。

M_1:远处转移。

20. 肾癌的手术治疗

肾癌手术分为单纯性肾癌切除术和根治性肾癌切除术,目前公认的是根治性肾癌切除术可以提高生存率。根治性肾癌切除术包括肾周围筋膜及其内容:肾周围脂肪、肾和肾上腺。关于根治性肾癌切除术是否进行局部淋巴结清扫尚有争议,有的认为淋巴结转移时往往有血行转移,有淋巴转移的病例最终都出现血行转移,淋巴结分布广,不易清除干净;但亦有人认为,淋巴结转移主要在肾门附近、下腔静脉和主动脉区,可以根治性切除,但根治性淋巴结清扫手术发现有转移灶者,很少有生存超过 5 年者。肾癌手术时应争取先结扎肾动脉和肾静脉,可以减少手术中出血和可能引起的肿瘤扩散。

肾癌是多血管肿瘤,常有大的侧支静脉,手术容易出血,且不易控制。因此,在较大肿瘤手术时,可以在术前进行选择性肾动脉栓塞,但因可引起剧烈疼痛、发热、肠麻痹、感染等,不应常规应用。

21. 什么是保留肾组织的肾癌手术

此类手术的目的是切除肿瘤的同时尽可能地保留正常肾组织,避免患者术后由于肾脏组织的减少,出现不得不依赖透析治疗维持生命或采取同种异体肾移植的情况。尤其是对于双侧肾癌或孤立肾肾癌的患者,以及对侧肾功能不好的患者。临床上保留肾组织的手术主要是指肾部分切除术和肾肿瘤剜除术。

22. 哪些病人不适合接受保留肾组织的手术

(1)肿瘤已出现局部淋巴结转移或者远处器官转移。
(2)手术后存留肾组织极少。
(3)严重贫血,身体营养状况极差者。
(4)患有严重出血倾向性疾病者。

23. 什么情况下可以做保留肾组织手术

医学影像学的发展使得我们发现越来越多的早期、无症状的肾癌,小于4cm的肾脏肿瘤如果位于表浅或一极的位置,可以考虑实施保留肾组织的手术。双肾癌、孤立肾癌或对侧肾功能低下者,也可以考虑尽量采取保留肾组织的手术。但手术前必须明确肿瘤是局限的,无转移灶存在。

24. 肾癌腹腔镜手术和开腹手术效果一样吗

肾癌的腹腔镜手术相对于开腹手术而言,无论是肾癌根治术还是保留肾组织的手术,其操作步骤基本相同。大量临床病例积累后的研究也已表明,手术后肿瘤复发、转移的情况,两种手术方式之间比较无明显差异。同时,由于腹腔镜手术具有创伤小、恢复快等优点,值得临床进一步推广。

25. 下腔静脉、肾静脉有癌栓的患者可以进行手术吗

肾癌容易发生肾静脉和下腔静脉内癌栓,如果发现有下腔静脉、肾静脉癌栓,表明已经是肿瘤晚期。但只要全身检查没有发现有肺转移、骨转移等转移病灶,而且全身一般情况良好,能耐受手术者,还是应该考虑手术治疗。近年来认为,如未发现局部或远处扩散,肾癌根治切除术时可同时切除静脉内癌栓或取出下腔静脉内癌栓,预后仍然良好。手术时阻断下腔静脉应在血栓水平以上,可避免致命的肺栓塞。如血栓延伸到心脏,可在心包内把下腔静脉阻断,再切开下腔静脉,取出栓子。

26. 为什么肾盂癌手术后要复查膀胱镜

肾盂及输尿管的上皮与膀胱上皮一样,均为移行性上皮细胞,来源于同一胚胎结构,均是尿液流经的腔道,同受尿液中致癌物质的刺激。肾盂癌以移行细胞癌为最常见。癌未扩散时,预后好,可经手术完全切除。因为肾盂癌病人的癌细胞有可能脱落种植到膀胱上皮,而它们的上皮都是移行性上皮细胞,从而有引发膀胱癌的危险。定期膀胱镜检查可以早期发现膀胱癌,从而达到早期治疗的目的。所以肾盂癌术后需要定期膀胱镜检查。一般

每3个月1次。

27. 肾癌术后要进行哪些随访观察

手术是肾癌治疗的关键。术后的定期随访观察也是十分重要的,可以早期发现是否存在肿瘤复发、转移等。先是每3个月检查1次,1年后可每半年检查1次,5年后可每年检查1次。检查的内容包括:胸片、超声、CT、血常规、生化常规,必要时还可以检查一些免疫指标。

28. 如何有效预防肾癌的发生

(1)食物多样化:注意食物多样化,以植物性食物为主,包括新鲜的蔬菜、水果、豆类和粗粮等。

(2)控制体重:避免体重过重或过轻,超重或过度肥胖容易导致肾癌的危险性增高。

(3)不吃烧焦的食物:烤鱼、烤肉时应避免肉汁烧焦。直接在火上烧烤的鱼、肉及熏肉只能偶尔食用。最好食用煮、蒸、炒食物。

(4)多吃蔬菜、水果:坚持每天吃400~800g各种蔬菜、水果,可使患癌症的危险性下降20%。

(5)不吃或少吃腌制食品。

(6)不食霉变的食品。

29. 肾癌根治术后可以与正常人一样生活吗

肾癌根治性切除术后,很多患者都担心,剩下的一个肾脏能否维持身体的基本需要,能否和正常人一样生活。众所周知,一个人有2个肾脏,它是人体的重要器官之一,体内的有害物质大部分通过肾脏排泄出体外。据研究表明,其中一个肾脏的1/3的功能就可以满足一个人的日常生理需求。所以切除一个肾脏对人体的正常生活、工作是没有影响的,它可以和正常人从事一样的工作,可以参加体力劳动,可以做家务,外出旅游,当然也可以过夫妻生活。

30. 肾癌术后能活多少年

肿瘤存活率是所有肿瘤患者永远最关心的问题。这主要取决于以下2点:

(1)肿瘤的临床分期。

(2)肿瘤的病理类型。

通俗地讲,也就是发现肿瘤时是早期还是中晚期,是否有转移等,手术后病理类型是高度恶性还是低度恶性。一般来讲,大多数肾癌患者都是体检发现的无症状肿瘤,多数为早期发现,并得到早期治疗,所以术后生存率高,5年内不复发、转移的话,可以一直生存。而如果一开始就出现肾癌三联征的话,说明肿瘤已侵犯肾盂和肾包膜,或者发现肾癌的同时已发现有肺转移、癌栓等,这样的患者术后存活率可能不会太高。

31. 肾癌患者化疗期间的食疗有哪些

(1)枸杞甲鱼瘦肉汤:枸杞子30g,甲鱼1只(约500g),猪瘦肉150g。先放甲鱼在热水中游动,使其排尿后,杀死切开,去内脏,洗净切块,加清水适量,与枸杞子、猪瘦肉共炖烂熟,分2～3次服完。

(2)枸杞海参瘦肉煎:枸杞子15g,海参250g,猪瘦肉100g。先将海参浸透,剖洗干净,然后与猪瘦肉均切成片状,加水适量共煮至烂熟,调味食用,分次服完。

(3)香菇虫草炖鸡:香菇20g,冬虫夏草15g,未下蛋母鸡1只。香菇去蒂,并去鸡毛及头脚和内脏,纳香菇、冬虫夏草入鸡腹,竹签缝口,加水适量文火炖 2 小时,调味服食,可分 2～3 次服完。

(4)牛奶蛋清莲子糊:鲜牛奶 250ml,鲜鸡蛋 2 个,石莲子 50g。将石莲子磨粉,加水适量煮莲子粉成糊状,放入冰糖或白砂糖调味,再放入牛奶和鸡蛋清拌匀,煮沸即可服食。每日或隔日 1 次。

(5)内金谷姜兔肉汤:鸡内金 12g,谷芽 30g,生姜 3 片,兔肉 100g。加水适量共煲汤,少量盐调味,喝汤吃肉。每日或隔日 1 次。

(6)砂仁淮山炖猪肚:砂仁 15g,淮山药 50g,猪肚 1 只。砂仁打破,猪肚洗净并去除脂肪。将砂仁、淮山药纳入猪肚内,加水适量,文火炖至猪肚烂熟,少量盐调味,喝汤或佐膳。

32. 肾癌患者放疗期间的食疗有哪些

(1)燕窝炖洋参:燕窝 6g,西洋参 9g。燕窝用温水泡后去燕毛,西洋参切片,加清水适量,隔水炖 12 小时后服用。

(2)梨汁蔗浆荸荠露:雪梨汁 1 份,甘蔗汁 2 份,荸荠 1 份。三者合匀冷服,或加热后温服。

(3)黄芪枸杞煲水鱼:黄芪 30g,枸杞子 20g,水鱼 1 只(约 500g)。用纱布包黄芪,去鱼鳞及内脏,洗净切块,加水适量炖熟烂,去黄芪渣,油、盐少许调味,分次服用。

(4)乌龟猪蹄人参汤:乌龟 1 只(约 150～250g),猪蹄 250g,人参 10g。先用沸水烫乌龟使其排尽尿液,截去头爪,去除内脏,洗净后与猪蹄均切块,加水适量,文火炖熟烂,分次服用。

33. 肾癌患者手术后的食疗有哪些

(1)黄芪虫草炖老鸭:黄芪 30g,冬虫夏草 15g,老鸭 1 只。用布包黄芪,去鸭毛和内脏。将黄芪、冬虫夏草纳入鸭腹,竹签缝合,加适量水炖至烂熟,少量盐调味,喝汤吃肉,分次服用。

(2)牛奶冰糖煮鸡蛋:牛奶 250ml,冰糖 30g,鸡蛋 2 个。先用清水少许煮溶冰糖,倒入牛奶煮沸,即放鸡蛋,拌匀,煮沸即可。每天 1 次。

(3)龙眼猪骨炖乌龟:龙眼肉 30g,猪脊骨 300g,乌龟 1 只(约105～250g)。将猪脊骨斩细;用沸水烫乌龟,使其排尽尿液,截去头爪,去除内脏,洗净切块;加适量水久熬,少量盐调味分次服用。

九、肾母细胞瘤

1. 病例报告

患者,男,1 岁,主因发现腹部包块 1 小时入院,近日患儿活动后稍气促,阵发性哭闹,食欲减退,但无明显体重下降,尿便正常,无发热、盗汗,无呕吐及腹泻,无肉眼可见血尿,无特殊家族史。就诊当日母亲给患儿洗澡时发现腹部包块就诊。查体:生命体征平稳,营养中等,皮肤黏膜及心肺检查未见异常,腹部膨隆,左上腹季肋部可触及一大小约为 6.0cm×5.0cm 的肿物,表面光滑,边界清楚,中等硬度,无压痛,超越中线,双下肢无水肿。胸部 X线检查心肺膈未见异常。实验室检查及肝、肾功能正常。

2. 超声检查

超声所见:

右肾大小、形态正常,皮髓对比清晰,集合系统光点未见分离,彩色血流丰富。

左肾增大,形态失常,皮髓对比清晰,集合系统光点未见分离,于中上极可探及一大小为 7.2cm×6.4cm×4.9cm 的低回声光团,边界尚清,内部回声不均匀,其内可见无回声区,周边及内部均可探及血流信号。

超声提示:

左肾实性占位性病变

右肾结构未见异常

3. 什么是肾母细胞瘤

肾母细胞瘤亦名威尔姆斯瘤,占所有肾恶性肿瘤的 5% 左右,是婴幼儿中最常见的恶性肿瘤之一。因肿瘤细胞极其类似肾母细胞而得名。该肿瘤左右侧发病数相近,少数为双侧性,或同时或相继发生。该病主要表现为腹部肿块、腹痛、镜下血尿等。B 超和 CT 是诊断该病的主要影像学检查方法,主要应与肾细胞癌相鉴别,确诊需病理学检查。当肾母细胞瘤确诊后,目前通常使用手术、化疗、放疗相结合的综合治疗方法,疗效较好,5 年生存率已达 90% 以上。

4. 肾母细胞瘤好发于哪些人群

肾母细胞瘤主要发生在出生后最初 5 年内,特别多见于 2~4 岁,其发病高峰为 3 岁,男性略多于女性。也有个别病例发生于成人,称为成年肾母细胞瘤,其患病年龄平均为 30 岁,绝大多数患者年龄低于 35 岁。对于发病人群的地域、职业、遗传等因素尚缺乏相关研究报道。

5. 肾母细胞瘤的临床表现是什么

小儿肾母细胞瘤的临床表现主要为腹胀、腰腹部无痛性包块,大多数患儿常由父母给洗澡或穿衣时触及腹部包块而被发现,少数患儿可有血尿、低热、疲倦、体重稍减轻等症状。而成人肾母细胞瘤最常见的症状是腰腹疼痛、血尿、季肋部包块。

6. 肾母细胞瘤的超声表现是什么

超声是目前用于诊断肾母细胞瘤的主要手段之一，具有方便、快捷、无辐射的特点，其超声表现有：

(1)中低回声的实性区与数量大小不等的囊腔相混，此型为典型的肾母细胞瘤。

(2)完全实性无明显囊区，实性区可呈高中低不均混合回声。

(3)囊性为主，呈多房分隔的囊腔，分隔薄厚不均，仅见少许或无明显实性成分。

7. 肾母细胞瘤的 CT 典型表现是什么

(1)瘤体呈膨胀性生长，包膜完整与周围分界清楚。

(2)瘤体呈较大的圆形或椭圆形，直径＞4cm，肿瘤巨大是其特征性表现之一。

(3)当假包膜破坏后肿瘤可进入肾窦、肾内淋巴结和血管，侵犯肾盂、输尿管和远端尿路，较少侵犯腹膜后结构。

(4)肿瘤易发生坏死、出血、囊性变，少部分有钙化。

(5)增强扫描，肿瘤呈不均匀强化，肿瘤实质部、囊肿壁及其纤维间隔有强化，低密度坏死、囊变区无强化。

(6)残余的肾实质见于瘤体周围或上下极，与肿瘤分界较清楚，肿瘤侵蚀、压迫残余肾实质，使残余肾实质呈"新月形、半环形、多环形"等边缘强化征。

8. 肾母细胞瘤的治疗有哪些

肾母细胞瘤治疗效果良好，手术是最主要的治疗手段。当发现肿块后，应该在48小时内积极完成各项必要的检查，做出明确诊断后及时手术。对于巨大的肿瘤需在术前做化疗和放疗,使肿瘤缩小,并可减少在手术时挤压而产生癌细胞的扩散。肾母细胞瘤对放疗敏感,术前放疗可使肿瘤缩小,从而使手术较为方便和安全。必要时应做术后放疗。

十、异 位 肾

1. 病例报告

患者,女,28 岁,主诉因左下腹部持续疼痛伴尿急、尿痛及尿频 3 天。经某社区医院诊断为"尿路感染",而给予输液消炎治疗,未见效果而转院。尿常规检查:红细胞 3＋,脓细胞 4＋。体格检查:左下腹可扪及一边缘清楚的实性包块,呈椭圆形,压痛(＋),反跳痛(－),双肾区叩击痛(－)。

2. 超声检查

超声所见:

右肾大小约为 12.1cm×5.3cm,形态正常,皮髓对比清晰,集合系统光点未见分离,彩色血流丰富。

左肾区未探及肾脏影像,左侧髂窝处可见一大小约为 7.8cm×3.6cm 的肾脏样结构,呈椭圆形,结构欠清晰,皮髓对比清晰,集合系统光点分离约为 1.2cm,其内可见多个强回声光团,较大的约为 0.5cm,后伴声影。彩色多普勒显示肾实质可见血流信号。左侧输尿管内径约为 0.7cm,距肾盂约为 2.7cm 处管腔内可见一大小约为 0.6cm 的强回声光团,后伴声影。

超声提示:

左侧髂窝所见,考虑异位肾轻度积水伴多发结石

左侧输尿管结石伴扩张

右侧肾结构未见异常

3. 什么是异位肾

肾脏移位并固定于正常位置以外,称为异位肾。其分为先天性和后天性(如游走肾)两种。先天性异位肾很少见,常合并生殖系统畸形,易发生积水、感染、结石等并发症。因其多无特殊临床表现,易误诊误治,故应引起临床重视。譬如,盆腔内异位肾压迫邻近的直肠、子宫而引起相应症状。因腹部触及包块,而易误诊阑尾炎、肿瘤、结核、卵巢囊肿等疾病。

4. 先天性异位肾的分类有哪些

先天性异位肾分单纯性和横过性两类。单纯异位肾,指异位肾在患侧某一部位,若低于正常肾位置称为低异位肾,反之称高异位肾(胸内肾)。若肾脏越过脊柱至对侧,则称为横过异过肾(交叉异位肾),此又分融合型和非融合型。双肾异位于盆腔且合并为一圆状,称为饼状肾。

5. 先天性异位肾的发病情况

先天性异位肾多发于单侧及孤立肾,男性多见。横过异位肾多发生于右侧,单侧低异位肾及胸内肾多发于左侧。本病多见于青壮年,以 18～37 岁多见。

6. 先天性异位肾发病原因有哪些

本病发病机制不清。可能与以下因素有关:

(1)系胚肾在上升过程中发生障碍或引向错误的方位所致。

（2）系胚胎期血管遗留，阻碍肾脏上升或异位血管把持使肾未上升不够而形成低异位肾。

（3）横过异位肾可能与肾及输尿管发育过程中的紊乱（如输尿管芽位置异常、生长速度不等及方向变异）、血管障碍和周围环境变化等有关。

（4）横过异位肾也可能由于早期与正常侧肾融合所致。

（5）胸内肾可能因输尿管芽长入后肾组织时间晚，肾组织分化随之延迟，肾上升过程延长致其过度上升所致。若胚胎 6 周后肾继续上升，则影响膈肌发育和 Bochdalek 孔闭合。

7. 先天性异位肾的畸形与并发症有哪些

（1）异位肾本身畸形：如肾发育不良、体积小、形态失常、旋转不良，肾盂输尿管连接处梗阻，病侧膀胱三角发育不良，输尿管异位开口等。异位肾的血管多而无序，多起源于附近大血管，如髂总动脉、髂内动脉、骶中动脉及腹主动脉下段等。

（2）合并生殖系统等其他畸形：文献报告其合并率为 40%～60%。常见的有阴道闭锁、双子宫阴道及无子宫阴道、肛门闭锁、内脏转位、尿道下裂、重复膀胱尿道、脊椎裂、孤立肾等。胸内肾常并有膈疝及肺隔离征。

8. 先天性异位肾的临床表现有哪些

先天性异位肾的临床表现包括三方面：

（1）异位肾本身表现：主要为腹部肿块。依异位肾部位表现为腹部、下腹部或盆内实性质韧肿块，位置深在、固定，大小不等，形状不规则；若并发积水或感染则表现为囊性或有压痛。

（2）并发症表现：由于异位肾发育异常，旋转不良，输尿管横跨或受压，尿液引流不畅，易发生积水、感染、结石等，故可有疼痛、发热、尿混浊、血尿、膀胱刺激征;异位肾压迫神经、血管、周围脏器等,可有腹胀、呕吐、食欲减退、腹泻及便秘等;肾血管发育异常及供血障碍可致肾性高血压;肾功能损害(尤其是孤肾异位功能受损),则表现为慢性肾功能不全。胸内肾组织结构及功能多正常,输尿管伸长变直引流尿液良好,症状较少,部分病人可有胸痛、胸闷、咳嗽、咯血。

(3)其他畸形表现:主要有内脏转位、双子宫、阴道闭锁或无阴道、肛门闭锁、直肠阴道瘘、重复膀胱或尿道、隐睾、输尿管异位开口、腹股沟疝、多指畸形等。

9. 先天性异位肾的检查有哪些

随着影像医学的发展、普及,以及临床医师对本病的认识,先天性异位肾经过下列检查是可以诊断的:

(1)B超:可在腹部、盆腔或下后胸部探及实性肾形图像,若肾窦回声分离或其间有强回声光团后方伴声影,正常肾区一侧或两侧无肾回声,有助于诊断。

(2)放射性核素肾图:正常肾区无肾图像,在异常部位可出现肾核素图像。

(3)X线平片:正常肾区无肾形软组织影,而其他部位出现此影。胸部X线片可见下后胸肾形软组织影,且与脊柱重叠。

(4)静脉尿路造影:为最重要的诊断方法。其可清楚地显示异性肾的位置、类型、功能及泌尿系统其他畸形。

(5)逆行肾盂造影:异位肾功能不良、IVU显影不良或不显影时可确定诊断。

(6)腹主动脉造影:可明确异位肾血供来源及动脉情况,常用于手术前检查。

(7)CT及MR检查:亦有助于本病的诊断。

10. 先天性异位肾的治疗有哪些

本病无症状、并发症及并发症者无须治疗。对异位肾压迫神经、血管及邻近器官所致的消化道等症状,可采用对症治疗。单纯感染者给予抗生素治疗。对并发结石伴梗阻者应行取石术,肾积水伴结石时,应于取石后行肾盂输尿管成形术。巨大肾积水或严重感染、肾功能严重损害者,如对侧肾功能良好,可行异位肾切除术;孤立肾或对侧肾功能不良时,应行引流术。对肾性高血压用药不能控制者,可根据对侧肾功能、肾血管情况施行肾切除或肾移位术。胸内肾伴膈疝时,可将肾还纳腹腔,修补膈疝;伴肺隔离征者应将其肾切除。

11. 哪些病人有患先天性异位肾的可能

由于先天性异位肾多无特殊表现,临床遇有下列情况时,应想到本病的可能性:

(1)不明原因的腹部实性肿块,表面光滑,边缘清楚,尤其是肿块发现时间长、对身体影响不大的青壮年。

(2)生殖及泌尿系畸形、结石、感染。

(3)不明原因的高血压、肾功能损害。

(4)后下胸部实性肿块阴影。

对上述病人应全面进行泌尿系统检查,首选 B 超检查,若正常肾区无肾脏回声,则行 IVU 检查确诊;若显影不良或不显影应行逆行肾盂造影,避免不必要的手术探查。

十一、移 植 肾

1. 病例报告 1

患者,男,48 岁,于 2011 年 1 月行肾移植。移植后出现尿量减少,血清肌酐升高,考虑为急性排斥反应,给予甲泼尼龙冲击治疗 3 天,总量 1 100mg,尿量稍增加,但随后尿量再次减少,每天不足 1 000ml,血清肌酐升至 312μmol/L。给予抗胸腺细胞球蛋白及他克莫司、吗替麦考酚酯、泼尼松抑制免疫。移植 20 余天,彩色超声检查显示移植肾肾盂分离 6mm,肾周围少量积液,血流信号丰富,阻力指数正常。肾移植后 59 天,血清肌酐突然升高至 638μmol/L。复查移植肾超声。

2. 超声检查

超声所见:

移植肾大小为 10.3cm×4.5cm×4.8cm,皮质、髓质厚度及回声正常,肾盂分离(一),肾周围未见明显无回声区,彩色多普勒血流显像示血流分布尚正常,肾门动静脉吻合口处血流速超过 200cm/秒,肾段间动脉阻力指数 0.35。

超声提示:

肾移植术后移植肾动脉狭窄

3. 病例报告 2

患者,女,30 岁。主因慢性肾小球肾炎致尿毒症而行同种异体肾移植术,术前血液透析时间 20 个月。动脉基础血压 160/95mmHg;供受者 ABO 血型相同,术前 PRA 检测阴性。未行

HLA 组织配型;热缺血时间 11 分钟,冷缺血时间 28 分钟。供肾为单支动脉,修肾时未损伤肾血管分支并保留输尿管系膜及肾门脂肪组织,供肾静脉与髂外静脉吻合,吻合时间 8.5 分钟;供肾动脉与髂内动脉吻合,吻合时间 10.5 分钟。手术过程顺利,开放血流后见移植肾呈饱满状态并有明显血管搏动感,但移植肾及输尿管颜色略显苍白,输尿管喷尿不佳。术后出现移植肾功能延迟恢复,表现为术后 7 天内尿量≤400～600ml,血清肌酐下降缓慢,术后 3 日肌酐降低比率≤20%;术后第一周接受血液透析 1 次。术后 11～14 日尿量开始增多且血肌酐逐渐下降,至术后 18 日肾功能恢复正常。

4. 超声检查

超声所见:

肾移植术后第 5 天检查彩超见肾实质血流信号稀少,主肾动脉和段动脉彩色多普勒血流信号呈连续性,叶间动脉呈断续闪烁状,弓形动脉无明显血流信号,血流分级集中在 0～2 级。肾移植术后第 10 天复查彩色多普勒超声示:肾实质血流信号增多,主肾动脉、段动脉和叶间动脉彩色多普勒血流信号呈连续性,弓形动脉可见断续闪烁状血流信号。肾功能恢复正常后复查彩色多普勒超声示:肾实质血流信号连续性好,血流信号接近肾包膜下。

超声提示:

结合临床考虑移植肾功能延迟恢复

5. 什么是移植肾,为什么要做肾移植手术

移植肾是用手术方法移植到人体内的同种或异种肾脏器官,用于替代已失去功能的原有肾脏泌尿器官。肾脏移植是目前治疗晚期肾衰竭最有效的办法之一。与透析治疗相比较,肾移植效

果更优,存活率更高,存活时间更长,康复率更为理想,治疗费用更为节省。糖尿病尿毒症患者及儿童尿毒症患者应尽可能早行肾移植治疗,可显著减少相关并发症及降低病死率,并有获长期存活的希望。

6. 器官捐献者有年龄限制吗

年龄不是器官捐赠的绝对禁忌症,但60岁以上的捐赠者需进行严格的医疗鉴定。有老年高血压、糖尿病等并发症者需排除捐赠。年龄越大的器官供者移植后远期移植肾结果越差。故肾移植器官捐赠者年龄原则上应限于60岁以下。器官供给者年龄一般在18~60岁为好。

7. 做肾移植有年龄限制吗

年龄超过60岁对肾移植接受者来说,目前认为不是绝对禁忌症,仅仅是临床肾移植的不利条件,只要符合外科手术适应症条件而无绝对禁忌症者就可以接受肾移植手术。老年适应症患者主要死于心血管疾病和感染,而非移植肾失功能,其肾移植效果并不比年轻患者差。对于儿童肾移植手术接受者年龄,供者为活体的通常认为无年龄限制,尸体肾移植者则一般先予腹膜透析,待其智力发育基本完善至2~6岁后再行肾移植手术。6岁以上儿童移植效果更佳。尿毒症患儿应尽早进行移植,以争取尽快恢复正常的生长发育。

8. 肾移植有哪些类型

(1)尸体肾移植:也称同种异体尸体肾移植。

(2)亲属肾移植:指有血缘关系者之间的肾移植,多为活体供肾。

（3）自身肾移植：如肾动脉狭窄引起的高血压或大动脉炎引起的肾性高血压，内科治疗无效者。

（4）夫妻间肾移植：结婚 3 年以上者。

9. 肾移植有哪些优缺点

优点：减少血液透析、放宽饮食限制、增强体力和体质、增加生活方式的选择、增加重新开始工作的可能、提高妇女生育能力、增强生活信心。

缺点：移植效果可能比预期差、可能出现多种并发症、需终身服药。

10. 移植肾一般置于人体何部位

移植肾大部分位于右髂窝，少部分位于左髂窝。位置表浅，不受呼吸影响，超声图像质量好，能提供良好的形态学测值，为移植肾的超声随访提供良好条件。

11. 肾移植术后如何做观察和监测？

（1）自我观察记录：包括每日测血压并记录，记每日尿量，测体重，测体温，自我触诊（检查移植肾大小、软硬度及有无压痛）。

（2）肾移植术后外科并发症监测：包括肾移植术后出血、移植肾静脉或动脉破裂、移植肾动脉血栓形成、移植肾静脉血栓形成、移植肾动脉狭窄、移植肾破裂、移植肾术后尿瘘、尿路梗阻、肾移植术后尿路感染、膀胱输尿管反流、泌尿系出血、移植肾结石、切口周围及肾周感染、移植术后淋巴漏等。

（3）肾移植术后内科并发症监测：包括肾功能延迟恢复、肾移植术后高血压、缺血性心脏病、移植后高血脂、移植后高尿酸血症、移植后糖尿病、肾移植后尿潜血、移植后发热、移植术后电解质紊乱、肾移植术后中枢神经系统并发症、骨骼系统并发症如骨软化、骨质疏松及骨坏死、胃肠道并发症、胰腺并发症、肾移植术后白细胞减少和血小板减少、肾移植术后贫血、移植肾肾病等。

（4）肾移植术后排斥反应的监测：包括超急性排斥反应、加速性排斥反应、急性排斥反应、慢性排斥反应。

12. 为什么说超声检查是肾移植术后监测的首选影像学方法

肾移植术后监测能及时准确地观察移植肾的血供情况、早期发现移植肾排斥反应及掌握患者的全身情况，对于提高肾移植的成功率和患者的生存率有重要临床价值。超声检查具有快速、准确、无创、低耗等优点，使其成为肾移植术后监测的首选影像学方法。二维超声可以观察移植肾的位置、大小、形态、肾包膜是否完整、肾内结构是否清晰、实质回声是否均匀、皮质厚度的测量、集合系统是否分离，肾盂、输尿管是否扩张及肾周有无积液等。彩色多普勒可清晰显示肾动脉各级分支的血液充盈情况，并可显示移植肾周围及髂血管情况。通过频谱多普勒可以测得肾动脉阻力指数、搏动指数、收缩期及舒张期峰值速度等血流动力学参数。这些参数对移植肾血流的评价具有独特的优越性。彩色多普勒能量成像可以明显提高检测组织血流的敏感性，尤其有利于显示低流量、低流速的血流，能显示完整的血管床或血管树。三维超声对移植肾体积测量具有很好的一致性，三维体积测量较二维测量有更好的稳定性和重复性，能够较敏感地反映移植肾体积的变化。超声造影能提高超声检查对低流量、低速血流的显示能力，明显提高超声诊断的分辨力、敏感性和特异性。应用超声造影可显著提高移植肾内血管结构的显示，可更好地显示移植肾血肿、灌注缺失及肿瘤等。

13. 超声影像学如何评价移植肾血流灌注

(1)彩色多普勒(CDFI):主要测量阻力指数(RI)。RI≥0.85诊断急性移植肾排斥反应的敏感度为73.3%,特异度为90.9%;RI≥0.75诊断急性移植肾排斥反应的敏感度为85.7%,特异度为80.9%。

(2)彩色多普勒能量成像(CDEI):是利用血液中红细胞的能量来显示血流信号,与血流中的红细胞数量有关,不受血流方向及血流与声束夹角影响。CDEI检测血流的敏感度高于CDFI,有利于低流量、低速血流的检出,为评价肾实质血流灌注提供更多的信息。

(3)三维超声:三维血管能量成像能够从形态学角度更加直观地反映肾内血管血流的灌注状况,间接反映移植肾急性排异反应时病理改变的轻重程度,特别是肾皮质微血管的细微变化,从而反映肾实质的早期病变,为评价移植肾血流形态提供了新的形态学半定量指标。

(4)三维超声容积自动测量:主要测量指标是血管指数(VI)和血管血流指数(VFI)。VI的测定可以定量分析移植肾的血流灌注情况,其特异性、敏感性高于RI(阻力指数)和PI(搏动指数)。VFI最佳临界点≤18.78%可以作为一项新的急性排斥诊断参考指标;最佳临界点VI≤23.18%,VFI≤11.05%可作为诊断慢性排斥的参考指标。

(5)超声造影(CEUS):CEUS成像参数中的局部血流容量(RBV)比例、平均通过时间(MTT)比例、达峰时间(TTP)比例可以区分急性肾小管坏死和急性排斥反应,并且阳性预测值和阴性预测值均较高,而RI无法辨别这两种类型。

14. 移植肾有哪些常见并发症

肾移植术后常见并发症有急性排斥反应、急性肾小管坏死、慢性排斥反应、免疫抑制药中毒、移植肾感染、输尿管梗阻、移植肾动脉狭窄、尿漏、急性肾衰竭等。

15. 如何监测肾移植术后肾动脉狭窄

移植肾动脉狭窄是肾移植术后临床常见的血管并发症。移植肾动脉狭窄定义为移植肾动脉狭窄程度大于50%。移植肾动脉狭窄诊断流程为：第一步，定期复查移植肾彩超，在正常的随访中如发现血清肌酐升高或不明原因的血压升高则立即进行移植肾彩超检查；第二步，如患者血清肌酐升高或血压升高，同时彩超提示移植肾主干或主干分支动脉流速＞200cm/秒，阻力指数（RI）较前下降，且基本排除移植肾排斥反应，则行移植肾CTA检查；第三步，CTA提示移植肾动脉狭窄则行DSA，同时进行球囊扩张成形治疗。

16. 移植肾肾动脉狭窄有什么治疗方法

（1）保守治疗，对于轻度狭窄、血压控制良好、血清肌酐水平正常且稳定的患者，可考虑保守治疗。但经保守治疗效果不佳者应及时改用其他治疗方法。

（2）对于严重的移植肾肾动脉狭窄可考虑开放外科手术，包括切除狭窄段、搭桥手术、血管片移植等。

（3）经皮腔内血管成形术（PTA）及支架植入术（IAST）。经皮腔内血管成形术适用于狭窄部位较短、狭窄段弯曲较少或狭窄位于吻合口远端的肾动脉狭窄患者，采用经皮腔内血管成形术可单用也可同期植入支架。

17. 什么是移植肾功能延迟恢复

移植肾功能延迟恢复(DGF)是肾移植后一种常见的并发症,在尸体肾移植受者中发生率为 20%~50%;活体肾移植受者中为 4%~10%,临床主要表现为少尿、无尿、血清肌酐持续不降或下降缓慢。DGF 会增加肾移植后发生排斥反应的危险,是影响移植肾长期存活的重要因素,常需要透析治疗过渡。DGF 的发生不是移植肾冷缺血时间过长或其他任何单一因素导致的,而是由供肾质量、免疫学因素和受者状况等多种因素决定的。

18. 如何防治移植肾功能延迟恢复

移植肾功能延迟恢复(DGF)的预防比治疗更为重要。预防的重点针对可能存在的危险因素,主要有以下几点:

(1)尽量避免应用高龄供体,尤其是亲属活体供肾的情况下更加突出。

(2)切取器官时应注意保证适当的灌注压和灌注时间。

(3)尽量缩短热缺血和冷缺血时间,在冷缺血过程中温度应保持在 0℃~4℃。

(4)术前尽量使受者的身体状况得到充分改善。

(5)由于尿毒症患者几乎都存在高血压,故一般在术中移植肾血流开放之前将血压保持在比正常高 10~20mmHg 的水平,以保证移植肾的灌注量,不可一味要求将血压控制在完全正常的范围。

(6)合理的免疫抑制方案有助于防止急性排斥反应的发生。

19. 发生移植肾功能延迟恢复后的处理方法有哪些

对于术后明确为 DGF 的患者,根据血肌酐水平及体内液体负荷情况决定是否需要血透,动态监测血肌酐及尿量变化,针对发生原因采用不同的处理方法:

(1)对于急性肾小管坏死,给予利尿、活血、改善微循环等治疗。

(2)急性排斥反应诊断明确后立即给予甲基泼尼松龙或地塞米松冲击治疗。

(3)免疫抑制剂肾中毒者,根据所测的药物浓度调整用量。

(4)输尿管梗阻和尿漏者需针对其原因、部位采取相应的处理方法。

20. 什么是移植肾急性排斥反应

移植肾急性排斥反应,是指移植肾开放血循环后,受者体内原有的针对供肾抗原的抗体与移植肾组织的抗原发生作用,激活补体系统,损害血管内皮细胞,纤维蛋白迅速沉着,使血小板和中性粒细胞聚集,导致血管内凝血及血栓形成,使肾皮质缺血和形成梗死,移植肾失去功能,从而导致移植不成功。移植肾排斥反应在术中主要表现为:移植肾在开放循环后 10～30 分钟色泽由鲜红转为花斑样,进而呈暗红乃至紫褐色,并失去光泽,移植肾由充实饱胀感变为柔软,随之移植肾血管搏动感减弱或消失,输尿管无排尿或先有少量尿液排出,很快即停止。术后排斥反应表现为术后 36～48 小时移植肾明显胀大,突然出现高热、血压升高,随即无尿。

21. 超声如何监测移植肾急性排斥反应

(1)常规二维超声通过对移植肾形态的观察,对发现排斥反应有一定的价值,可观察移植肾的形态、大小(体积、集合系统大小及皮质厚度)、内部结构及肾周情况。移植肾发生急性排斥反应时,肾脏轮廓欠清晰,外形饱满,体积增大,肾实质增厚,回声减低。严重时,实质回声分布欠均匀,肾锥体水肿增大,呈类圆形。在移植术后早期,常规二维超声能通过肾实质肿胀,发现临界病变及亚临床急性排斥反应。

(2)彩色多普勒超声能够观察肾内血流灌注情况,急性排斥反应发生时,肾内血流分布不对称,弓形动脉几乎无血流信号,叶间动脉呈断续闪烁状。在脉冲多普勒方面,在静脉血流灌注上,肾移植术后急性排斥期肾内静脉血流速度显著加快,舒张期出现较高峰值流速,并呈现"动脉样"搏动现象,其速度、时相等与动脉相反,与移植肾急性排斥时肿胀及皮质回声增强等表现相符合,提示移植肾内静脉出现"动脉样"搏动,对移植肾急性排斥反应有较好的判断价值。在动脉血流灌注方面,急性排斥时血流频谱形态失常:收缩期频谱上升陡直,呈高尖波形;舒张期下降迅速,频谱低平,呈锯齿状,部分病例可见舒张期血流中断或消失。以上这些表现,对移植肾急性排斥反应的诊断有一定的意义。

(3)彩色多普勒能量图有利于低流速血流的检测,可显示达包膜下的肾皮质血流,能为评价肾实质血流灌注提供更多的信息。通过能量多普勒观察肾包膜下血流灌注,可提示急性排斥反应的发生。

(4)声学造影成像技术,可以进行组织器官微循环灌注的血流检测,可以提高超声诊断的有效性,并可能是移植肾术后早期肾功能的一个有效的预测指标。急性排斥发生时,造影剂经髂动脉入肾后,呈现与心脏搏动一致的"搏动性"灌注,造影剂分布不均,呈现造影剂停滞区;造影剂填充较稀疏,肾脏轮廓略呈"毛刺样改变";声学造影时间-强度曲线包络线毛糙,出现较明显的上下波动,曲线上升、下降缓慢,波峰变钝,第二峰变低,跨度增大,甚至低平、消失,呈"单峰样"改变。

(5)发生急性排斥反应的移植肾在治疗成功逆转后彩色多普勒检查的声像图表现为:移植肾内各级动脉血流灌注信号增加,肾门处动脉血流、移植肾主动脉阻力指数、叶间动脉阻力指数依次降低至正常水平。

22. 移植肾慢性排斥反应的诊断标准是什么

明确可执行的肾移植慢性排异反应的诊断标准应包括以下四个方面:

(1)移植肾的组织学变化应与慢性排异反应相一致,其肾血管、肾小球和肾小管-间质变化的性质和程度的诊断应参照 Banff 标准。

(2)肾移植患者肾功能的进行性减退,应当至少连续检测 10 次血肌酐水平或以 3 个月为间隙观察血肌酐的变化,并以肌酐的倒数评价移植肾功能的减退。

(3)肾移植患者的慢性排异反应的诊断应在肾移植术后 3 个月。

(4)必须排除其他原因造成的移植肾功能的异常。

23. 移植肾慢性排斥反应的超声表现是什么

慢性排异者移植肾体积开始时增大,以后逐渐缩小,肾轮廓模糊,形态不规则,肾皮质变薄,回声增强,皮质、髓质界限不清,晚期完全不能分辨肾脏结构。CDFI可见管腔狭窄,肾内血流变细,脉冲多普勒显示主肾动脉、段动脉血流速度减低,叶间动脉呈断续状频谱,舒张期无血流信号,阻力指数及搏动指数增高。有时出现动静脉瘘或局部血流不显示。

24. 超声造影如何监测移植肾的慢性排斥反应

超声造影作为一项新的超声成像技术,可对组织器官进行微循环血流检测,大大提高了成像的信噪比,能清晰显示移植肾微循环血流灌注的动态变化,并可对移植肾时间-强度曲线进行量化分析。利用造影剂 SonoVue 对移植肾患者进行超声造影,可检出慢性排斥反应时的微循环灌注变化情况,超声造影可显示慢性排异反应者肾皮质从开始增强到达到峰值所需时间延长,而皮质上升时间缩短。慢性排异者皮质达峰时间延长,敏感度及特异性均较高。

25. 移植肾超声检查的主要不足是什么

移植肾超声检查的主要不足是如果排异反应较轻,超声表现可能正常,即使检查各项血流参数也无法明确是否异常;另一不足是移植肾的超声表现不是特异性的,在多种情况下会出现相同的超声表现,给排异的诊断造成一定困难。

26. 超声弹性成像如何监测移植肾排斥反应

发生急性排斥反应的移植肾二维灰阶超声可显示移植肾体积增大,肾锥体增大、回声减低,皮髓质分界欠清,肾窦回声减低、模糊,部分移植肾集合系统壁增厚。彩色多普勒超声显示排斥反应的移植肾血流较丰富,但并不能达到皮质边缘,叶间动脉收缩期最大流速减低,阻力指数增高。超声弹性成像显示发生急性排斥反应的移植肾椎体呈绿色,皮质大部为蓝色或蓝绿相间,肾皮质应变均值较小,蓝色区域的百分比较大。

27. 肾移植患者术后应如何注意营养管理

肾移植成功后,患者的营养管理十分重要,对患者的长期存活至关重要,特别是肾移植后稳定期的营养管理。这类患者必须注意经常锻炼,保持好的生活习惯。肾移植后长期饮食的原则是:

(1)适量的优质蛋白,主要是指动物性蛋白,如鱼、禽、蛋、瘦肉等动物性食物。

(2)充足的饮水,以保证每日尿量在2 000ml左右及每天体重平衡为宜。

(3)需低盐饮食,每天不超过3g。

(4)一般成年人每天摄入蛋白质1.0～2.0g/kg体重,以动物蛋白为主。

(5)糖及脂肪的摄入须控制,防止诱发糖尿病及心脑血管意外。

28. 肾移植术后能生育吗

1958年首次报道世界上肾移植受者妊娠成功,表明肾移植患者的生育能力可以恢复。但是肾移植患者术后妊娠具有高度的危险性,妊娠的时机须谨慎把握。肾移植术后的妊娠需要严格的标准:

(1)成功肾移植术18个月至2年后。

(2)血清肌酐值应小于$180\mu mol/L$,最好小于$125\mu mol/L$,肾功能稳定。

(3)无移植肾排斥反应的迹象。

(4)全身情况良好,无内科其他并发症。

(5)免疫抑制剂已减少到维持量泼尼松≤15mg/kg/d,硫唑嘌呤≤2mg/kg/d 或环孢素 A≤4mg/kg/d。

(6)妊娠前无高血压、蛋白尿(或极轻微)。

(7)B 超或静脉肾盂造影显示移植肾正常,无肾盂肾盏扩张。

29. 肾移植后如何选择最佳生育时机

在评价接受肾移植的女性理想的妊娠时机时,应进行个体化分析,既要关注移植的肾脏功能的情况、患者的一般状况、免疫抑制剂的应用情况,也要兼顾产妇生育能力的情况,以选择合适的妊娠时机。肾移植术后妇女的妊娠时机很重要,满足下列条件的肾移植术后患者,可于成功进行肾移植后 2 年开始妊娠而不会影响母婴的预后情况:

(1)过去的 2 年中没有发生排异反应。

(2)移植的肾脏功能良好。

(3)排除可能影响胎儿预后的感染性疾病,如巨细胞病毒感染。

(4)血压正常或使用小剂量单药血压控制良好。

(5)已停用吗替麦考酚酯和西罗莫司,其他免疫抑制药物处于稳定的维持剂量状态。

30. 生育会对移植肾产生影响吗

生育对移植肾会产生一定影响:

(1)妊娠对移植肾功能的影响:如果孕前肾脏功能处于稳定状态,妊娠不会导致移植肾的功能恶化。但是如果孕前肾功能已经异常,则妊娠可能会使肾功能恶化。

(2)妊娠期急性排斥反应的发生:即使在肾功能正常的情况下妊娠,仍可能发生排斥反应。严重的排斥反应可以表现为发热、尿量减少和血尿,而妊娠期间发生的排斥反应通常为无症状性的亚临床经过,仅表现为血肌酐水平的轻度升高。妊娠期间急性排斥反应的发生率介于2%～4%之间。

(3)妊娠后移植肾功能丧失:使用环孢素、环孢素乳剂和他克莫司的患者产后2年内移植肾功能的丢失率分别为8%、1.8%和10%。

31. 肾移植术后使用的免疫抑制剂会对生育有影响吗

部分免疫抑制药物存在明确的致畸性,妊娠期尤其是在孕早期,应该禁止应用。免疫抑制药物可能出现的不良影响包括先天畸形、早产、早熟、低出生体重儿及死产等。多数移植专家认为孕期应用环孢霉素、他克莫司、类固醇是安全的。至于孕期免疫抑制剂使用的具体方法,应由器官移植科专科医生决定,使用时变更剂量和药物种类时要做到充分知情。在妊娠32周前每4周监测免疫抑制药物浓度1次,妊娠33～36周每2周1次,妊娠36周后每1周1次。

十二、胡桃夹综合征

1. 病例报告1

患者,男,15岁,因"反复活动后肉眼血尿6个月"就诊。半年来血尿反复出现,偶有轻度腰痛。尿常规检查:尿潜血(＋＋＋),CT增强及三维重建显示左肾静脉远端明显扩张,近端局限性狭窄。

2. 超声检查

超声所见:

彩超检查提示左肾静脉受压，流速减慢。符合"胡桃夹综合征"改变。

超声提示：

胡桃夹综合征（左肾静脉压迫综合征）

3. 病例报告 2

患者，男，37 岁，主诉：间断上腹痛伴消瘦 4 个月。既往曾反复出现无痛性肉眼血尿，左侧精索静脉轻度曲张。CT 血管成像检查示肠系膜上动脉与腹主动脉夹角 20°，其间的左肾静脉明显受压变扁、狭窄。

4. 超声检查

超声所见：

左肾静脉粗细不一，最宽处 9.6mm，最窄处 5.0mm，最窄交界处位于腹主动脉与肠系膜动脉之间，管壁光滑，管腔清晰，未见异常回声。提示：左肾动脉内径正常，血流速度快。左肾静脉内径增宽。符合胡桃夹。

超声提示：

胡桃夹综合征

5. 什么是胡桃夹综合征

又称左肾静脉压迫综合征。左肾静脉在腹主动脉和肠系膜上动脉所形成的夹角或腹主动脉与脊柱之间的间隙处走行，因该夹角变窄，左肾静脉受机械挤压后导致左肾静脉回流受阻，从而引起左肾、输尿管及生殖腺静脉内压增高所产生一系列临床症候群，称为胡桃夹综合征。主要表现有血尿、蛋白尿、疼痛及精索静脉曲张等。

6. 胡桃夹综合征是什么原因造成的，最常见类型有几种

导致左肾静脉受压的原因常见的有以下几种：

（1）肠系膜上动脉与腹主动脉夹角或间距太小：正常间距为 10～20mm，正常夹角 25°～60°，平均为 45°。某些患者该夹角可以减小到 6°～25°，间距缩短为 2～8mm。

（2）肠系膜上动脉起源位置过低：肠系膜上动脉正常在相当于第一腰椎平面自腹主动脉发出。如该动脉发出位置低于第一腰椎水平，就可能使该夹角变小。

（3）十二指肠悬韧带（Treitz 韧带）过短，悬吊位置过高：由于 Treitz 韧带过短，悬吊位置过高，使通过该夹角内的器官压力增大，可引起左肾静脉受压迫。

（4）获得性肾静脉压迫综合征：腹部、盆腔手术摘除某些脏器后，造成后腹膜及肠系膜脂肪组织减少，内脏下垂，以及腰椎过度前凸，都可能造成夹角变窄。

（5）青春期肾静脉压迫综合征：青春期身高迅速增长，椎体过度伸展、体型急剧变化，可使夹角变窄，经过的肾静脉受压，淤积的静脉血在静脉窦与肾盏之间形成异常交通，或因肾盏穹窿部静脉窦壁变薄破裂而引起相应的临床表现而成为出血的原因。

根据左肾静脉解剖位置的特点分为两种类型：前胡桃夹综合征和后胡桃夹综合征。前胡桃夹综合征是指左肾静脉从腹主动脉与肠系膜上动脉之间穿过，并受到压迫。后胡桃夹综合征是指左肾静脉从腹主动脉与脊柱间穿过，并受压于腹主动脉与椎体。后胡桃夹综合征是较为常见的左肾静脉解剖位置异常，发病率为 1.0%～3.2%，故相对最为常见。

7. 胡桃夹综合征有什么临床表现

(1)血尿:是胡桃夹综合征最常见的临床症状。超声多普勒检查测量左肾静脉受压时肾静脉与下腔静脉的压力差会增大。左肾静脉与下腔静脉压力差增高是产生血尿的主要原因,正常人的压力差<1mmHg。当压力差≥3mmHg时会出现血尿。

(2)疼痛:是胡桃夹综合征第二常见的临床症状。主要表现为腹痛或腰部疼痛,同时可以放射到大腿中后部。疼痛是生殖腺静脉系统疼痛综合征的一种表现。

(3)蛋白尿:静脉压升高可导致肾小球滤过蛋白增加,当超过肾小管重吸收能力时导致蛋白尿。

(4)慢性疲劳综合征:其机制可能是由于肾静脉与下腔静脉之间的压力梯度升高,导致肾内血管床充血,从而影响肾素-血管紧张素-醛固酮系统而致。

(5)左肾静脉受压影响生殖静脉出现的症状:男性主要为不同程度的左侧精索静脉曲张。影响女性生殖系统静脉出现不同程度的腰痛、盆腔不适和月经增多等症状。

(6)妊娠期血尿:妊娠可加重左肾静脉的压迫,出现血尿或血尿加重。

(7)儿童蛋白尿:儿童胡桃夹征可为青春期的暂时现象,预后良好。因患儿随年龄增长,有效的侧支循环建立可使淤血得到改善,同时肠系膜上动脉起始部周围脂肪组织增加,使得肾静脉局部受压程度缓解,血尿随之缓解而无须特殊治疗。

8. 诊断胡桃夹综合征需要做什么检查

(1)实验室检查:尿常规和尿红细胞形态分析:尿中正常形态红细胞比例>80%,提示非肾小球出血。24小时尿钙测定:正常钙排泄量为 Ca/Cr<0.20,若>4.0,则为高钙尿性血尿,需要和胡桃夹综合征鉴别。

(2)影像学检查:①彩超多普勒检查。可以观察到肠系膜上动脉和腹主动脉夹角;测量左肾静脉受压处和扩张段的静脉内径及其血流速度并计算其比值,初步排除先天性肾畸形、肿瘤及血管异常等。立位时彩超检查敏感性更高,主要是由于立位时腹腔脏器等的重力作用牵拉肠系膜上动脉,导致肠系膜上动脉和腹主动脉的夹角及其间隙变小,对左肾动脉的压迫更重。彩超在胡桃夹综合征的诊断中,尤其是立位时测量血流速和与左肾静脉内径的比值更具有意义。②CT血管造影和磁共振血管造影。常规扫描作用不明显。CT增强扫描和血管造影、磁共振血管造影能显示腹主动脉、肠系膜上动脉与受压的左肾静脉三者之间的解剖关系、空间结构和立体走向。③膀胱镜和输尿管镜检查。膀胱镜检查可以发现左输尿管口喷血。输尿管镜可以用来排除泌尿系结石、肿瘤、炎症等病变。④左肾静脉造影。可直接观察左肾静脉,同时测量下腔静脉与左肾静脉之间压力梯度。

9. 胡桃夹综合征的临床诊断指标是什么

(1)尿红细胞形态为非肾小球源性(即尿中正常形态红细胞比例大于90%)。

(2)尿中钙排泄量比正常(Ca/Cr<0.20)。

(3)膀胱镜检查左输尿管口喷血。

(4)肾活检正常或轻微病变。

(5)腹部超声、CT和磁表现为左肾静脉受压、扩张。

(6)左肾静脉与下腔静脉压力差在4mmHg以上。下腔静脉和左肾静脉测压证实左肾回流障碍。

(7)排除其他可能引起血尿的病因。

10. 胡桃夹综合征的超声诊断标准是什么

胡桃夹综合征多普勒超声诊断标准是:在仰卧位、直立位、左侧卧位、右侧卧位时受压的左肾静脉内径扩张 3 倍以上即可确诊。

11. 为什么说超声检查是诊断胡桃夹综合征的首选检查

彩色多普勒超声检查具有无创、方便、廉价、无辐射、无造影剂毒性等优点。不仅可以观察受压血管的形态学改变,还能实时评价血流动力学变化,彩色多普勒超声检查诊断胡桃夹综合征具有较高的敏感性和特异性,具有其他影像学检查所不具备的优势,成为目前临床筛查和诊断胡桃夹综合征的最常用手段。

12. 胡桃夹综合征必须治疗吗

有很大一部分胡桃夹综合征患者是青春期急剧增长的身高等因素引起肠系膜上动脉与腹主动脉夹角内脂肪组织减少,造成左肾动脉受压。随着年龄增长,肠系膜上动脉与腹主动脉之间夹角增大,内含脂肪等组织增多,血尿症状可自行缓解。故一般认为轻度无症状血尿者、年龄小于 18 岁的年轻患者、间断性疼痛伴或不伴镜下血尿(无贫血)的患者倾向于可以保守观察,不予手术治疗。

13. 胡桃夹综合征什么情况下需要手术治疗,如何治疗

胡桃夹综合征在保守治疗效果一般、反复血尿、出现贫血、严

重精索静脉曲张或腰痛不能耐受的情况下可以选择外科治疗。治疗方式有手术治疗和介入治疗两种,常见方式有:

(1)肠系膜上动脉移位术。

(2)自体肾脏移植术。

(3)左肾静脉下移与下腔静脉端侧吻合术。

(4)左肾静脉血管外支撑术。

(5)其他手术方式,如人工血管左肾静脉、自体大隐静脉旁路术、下腔静脉转流术、卵巢静脉下腔静脉端侧吻合术、精索内静脉下腔静脉吻合术、脾静脉左肾静脉端侧吻合术等。

(6)腹腔镜下手术具有创伤小、并发症少、恢复快、解除左肾静脉压迫快速等优点,常用方式有腹腔镜下肾脏自体移植术、左肾静脉外支架置入术、腹腔镜下腹膜后肾切除体外修复后再植术,腹腔镜下左肾静脉与脾静脉端侧吻合术等。

(7)与手术治疗比较,介入治疗具有创伤小等优势,介入治疗也可用于治疗已行手术治疗后再发狭窄的患者。较为普遍采用的介入治疗为静脉血管内支架置入。

14. 胡桃夹综合征手术治疗后为什么还有血尿

(1)胡桃夹综合征手术治疗后血尿一般不会立即消失,而是持续一段时间,一般为2周至1个月左右,最长可达3个月。

(2)胡桃夹综合征引起血尿的机制是由于长期左肾静脉受压淤血扩张,肾脏淤血、黏膜下静脉窦内压升高,与肾脏尿液收集系统发生异常交通支,术后仍有血尿可能是因为左肾静脉高压仍然存在。

(3)服用抗凝药物导致凝血功能降低。

(4)合并其他疾病,如血液系统疾病或严重肝病等导致的凝血因子减少、凝血功能下降也是出现血尿持续的原因。

15. 外科或支架术后复查超声的意义是什么

左肾静脉球囊扩张术及支架植入术是近年开展较多的治疗胡桃夹综合征的微创手术，具有创伤小、术后恢复快、症状改善明显、并发症少等优点。其常见及较明显的并发症是植入支架移位及管腔再狭窄。左肾静脉支架植入术后超声检查目的是观察左肾静脉内支架的位置有无变化，支架管腔有无狭窄，血流速有无明显变化，有无高速射流状血流。外科和支架术后复查彩色多普勒超声可作为评价胡桃夹现象患者支架植入术疗效的一种指标。

16. 保守治疗期间需要注意什么

一般认为胡桃夹综合征轻度无症状血尿者、年龄小于 18 岁的年轻患者、间断性疼痛伴或不伴镜下血尿（无贫血）的患者倾向于可以保守观察，不予手术治疗。大多数患者随着年龄的增长，腹主动脉和肠系膜上动脉夹角处脂肪组织及结缔组织增加或侧支循环建立，淤血状态可以改善，从而使症状缓解。由于某些诱因（如剧烈运动、感冒）可诱发血尿或使血尿反复发作，故应告知其避免剧烈运动及预防感冒。

17. 胡桃夹综合征与不育症有什么关系

世界卫生组织把精索静脉曲张列为男性不育的首位原因，在不育男性中发病率高达 25%～40%。有很多研究表明精索静脉曲张不育症与睾丸局部温度过高、精索静脉内压力增高、睾丸局部缺氧与 pH 值改变、肾上腺和肾静脉内的物质反流等因素有关。左肾静脉受压影响生殖静脉出现的症状，在男性主要表现为不同程度的左侧精索静脉曲张。胡桃夹现象导致左肾静脉压力增高，形成精索静脉曲张，与男性不育症有直接因果关系，是男性不育症的一个重要原因。

18. 胡桃夹综合征支架术后还需要用药吗

胡桃夹综合征支架术后短期内可能会出现发热、血细胞减少等表现,可能的原因为移植物的异物反应、血栓形成后的吸收、移植物对血细胞的机械破坏、造影剂及X线辐射的影响。短期给予小剂量肾上腺皮质激素及抗感染、镇痛类药物可缓解症状。血管成形支架植入术后可能出现的并发症是支架内急性或亚急性血栓形成,一般发生在术后24小时至1个月左右。需给予合理的抗凝治疗,给予肝素、阿司匹林、尿激酶等联合抗凝治疗。

十三、肾动脉狭窄

1. 病例报告 1

患者,女,30岁,顽固高血压10年余,最高220/170mmHg,经常头晕、头痛不适。经常规降压对症治疗效果不明显。行颈部、胸腹部及肾动脉CT造影提示符合大动脉炎改变。

2. 超声检查

超声所见:

行彩色多普勒超声检查见左肾动脉开口部位完全闭塞,右肾动脉近段及开口呈弥漫狭窄99%左右。

超声提示:

左肾动脉闭塞,右肾动脉重度狭窄

3. 病例报告2

患者,男,48岁,主诉头痛、头晕17年,高血压病史15年。来院就诊,测量血压165/105mmHg。肾动脉造影显示:两条左肾动脉,一条起始部明显狭窄且扭曲,另一开口也高度狭窄。

4. 超声检查

超声所见:

左肾大小11.8cm×4.9cm,右肾大小10.6cm×4.6cm,彩色多普勒速度标尺在71cm/秒条件下,左肾动脉中段出现血流混叠,频谱多普勒显示左侧肾动脉中段收缩期峰值流速448cm/秒,肾动脉/主动脉峰值流速比值3.2。一支叶间动脉血流频谱显示收缩期峰值流速27.3cm/秒,舒张末期血流速度15.1cm/秒,加速时间0.14秒。

超声提示:

左肾动脉高度狭窄

5. 什么是肾动脉狭窄

肾动脉狭窄是由于肾动脉血管本身病变或肾血管外压迫等原因导致肾动脉管腔内径变细,继而引起肾脏血流量减少及由此引起的一系列病理生理改变,是继发性高血压病的常见病因之一,可分为动脉腔内病变引起的梗阻和动脉周围压迫所致,常常引起肾血管性高血压。

6. 肾动脉狭窄的病因是什么

血管本身病变较常见的病因有动脉粥样硬化、肾动脉畸形、纤维肌性发育不全、多发性大动脉炎。肾动脉狭窄引起肾脏的血流减少,可激活肾素-血管紧张素-醛固酮系统,导致血压升高及心功能紊乱;进行性的肾动脉管腔狭窄可引起肾实质破坏和肾功能降低,导致肾衰竭。

7. 肾动脉狭窄有什么临床症状

肾动脉狭窄的临床症状是药物难以控制的高血压和肾功能不全及尿蛋白,且进展快,常为恶性高血压,而且不能长久控制,多数能引起对侧肾脏损害。

8. 肾动脉狭窄常见吗

我国成人高血压患病率达 18%,推测肾血管性高血压占高血压人群 1%～3%,所以说肾动脉狭窄很多见。其中动脉粥样硬化型占 80%,大动脉炎占 15%,纤维肌性结构不良约 15%。虽然肾动脉硬化是全肾动脉硬化的一部分,但是肾动脉硬化与全肾动脉硬化的程度并不一致,并且肾动脉硬化不只见于老年人,年轻患者也在呈现增加的趋势。

9. 肾动脉狭窄的危害有哪些

肾动脉狭窄最直接的改变是引起血压增高。高血压的最严重危害是心、脑、肾等重要器官的功能损害。对肾脏本身的损害是引起慢性缺血性肾脏病变,肾小球滤过率下降导致肾功能不全。对心脏的损害是心脏负担加重,引起高血压心脏病、冠心病、心律失常及心肌梗死。高血压导致脑动脉硬化、脑缺血、高血压脑病,眼动脉硬化可导致失明。

10. 肾动脉狭窄有哪些诊断方法

肾动脉狭窄的影像学检查常用的有彩色多普勒超声、磁共振成像造影、螺旋CT血管造影、肾血管造影成像等方法。血管内造影是诊断肾动脉狭窄的金标准。彩色多普勒超声因其经济、方便而在临床广泛应用。血管内超声可以达到三维效果，不但能提供解剖诊断，还能测定血流。血管内及血管外超声相结合，使超声检查诊断肾动脉狭窄的敏感性和特异性超过96%，不但能计算阻力指数、评估完整的小血管情况，甚至还可了解肾实质的受损情况。

11. 彩色多普勒超声诊断肾动脉狭窄的应用价值是什么

彩色多普勒超声具有无创、价廉、方便、无辐射、无造影剂肾毒性损害等优点，且能实时反映血流动力学状况，被认为是诊断肾动脉狭窄的首选筛查工具。肾动脉狭窄的超声二维图形可显示两种形态：一种为动脉粥样硬化，病变位于肾动脉起始端，呈漏斗状，随附壁多发斑块回声增强（图5-4），另一种为大动脉炎或先天性纤维肌性增生，表现为肾动脉呈节段性狭窄似"串珠状"，但管腔内壁光滑。多普勒超声指标分为直接指标和间接指标。直接指标包括肾动脉峰值流速（RPSV）、肾动脉与腹主动脉峰值流速比值（RAR）、峰值流速后比指标（RSR）、肾动脉与叶间动脉峰值流速比值（RIR）；间接指标主要为小慢波、收缩早期加速时间、收缩早期加速度、阻力指数和双侧阻力指数差。直接指标与间接指标有机结合能改善肾动脉狭窄的诊断效率。

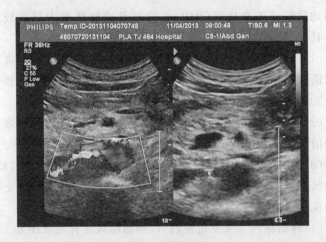

图 5-4 肾动脉狭窄

12. 肾动脉狭窄的临床诊断标准是什么

(1)年龄大于或等于50岁的高血压患者中,近期出现高血压或稳定的高血压突然升高,用三种作用机制不同的降压药后,血压仍难以控制。

(2)腹主动脉区域闻及血管杂音。

(3)一侧肾脏萎缩或另侧肾脏长径相差1.5~2.0cm。

(4)反复发生的慢性心力衰竭或肺水肿。

(5)伴发其他血管疾病,有全身动脉粥样硬化表现。

13. 肾动脉狭窄的超声诊断标准是什么

有关超声诊断标准国内外报道有一定差异,但多数认为彩色多普勒超声能较好地诊断肾动脉狭窄,并一致肯定主肾动脉峰值流速(PSV)、肾动脉与腹主动脉峰值流速比值(RAR)、肾动脉与

叶间动脉峰值流速比值(RIR)在诊断肾动脉狭窄中具有较高效力。具体诊断标准为:

(1)肾动脉峰值流速(RPSV)＞180cm/秒或肾动脉与腹主动脉峰值流速比值(RAR)＞3.5,诊断该支肾动脉存在狭窄,狭窄程度＞50%。

(2)肾动脉峰值流速(RPSV)＜100cm/秒或肾动脉与腹主动脉峰值流速比值(RAR)＜1.5,则诊断该支动脉不存在狭窄。

(3)100cm/秒≤肾动脉峰值流速(RPSV)≤180cm/秒,1.5≤肾动脉与腹主动脉峰值流速比值(RAR)≤3.5,则诊断该支肾动脉存在狭窄,狭窄程度＜50%。

(4)肾动脉内如未见血流信号,则诊断该支肾动脉闭塞。

14. 超声如何鉴别其他肾血管性高血压

肾动脉狭窄应与其他肾血管性高血压,如肾动脉先天性发育细小、肾动静脉瘘、肾静脉血栓形成等鉴别。肾动静脉瘘的瘘口近端肾动脉阻力减低,流速加快,同侧肾静脉内可测及动脉样血流信号。肾静脉血栓形成时,静脉管腔内可测及血栓回声,其内无血流信号,同侧肾动脉血流阻力增高甚至出现反向波,但收缩加速时间不延长。肾动脉先天性发育细小表现为一侧肾动脉主干普遍性细小,但肾动脉主干及肾内动脉分支流速曲线形态无明显改变。

15. 如何早期发现肾动脉狭窄

肾血管性高血压是继发性高血压的一种,患者早期通常无明显不适,血、尿常规及肾功能检查都正常。随着肾动脉狭窄程度增加,症状随之出现,除了高血压病常见的头晕、头痛、胸闷、恶心等症状外,患者还会出现一些比较典型的症状,如高血压突然发作、加重;病程短,发展迅速;收缩压非常高;单纯服用降压药甚至联合用药效果不明显。肾血管性高血压需要及早发现,及时对症治疗,尤其是 30～50 岁人群更要提高警惕,如果出现以下情况,应该检查肾动脉:

(1)突然发生高血压,并迅速发展为恶性高血压。

(2)良性高血压患者,血压突增,发展为恶性高血压。

(3)舒张压经常在 100mmHg 以上,同时出现视力下降。

(4)经常出现不明原因的头昏,检查时可在上腹部、肚脐周围听到血管杂音。

(5)药物治疗无效的高血压。

(6)25 岁以前发作或 45 岁以后发作的高血压。

16. 肾动脉狭窄的药物治疗有什么方法

血管紧张素转换酶抑制药(ACEI)和血管紧张素受体拮抗药(ARB)是治疗高血压的常用药物,通过阻断肾素-血管紧张素-醛固酮系统,抑制血管紧张素 II 收缩血管的作用,达到降低血压的作用,从而保护肾功能。同时 ACEI 类药物也是慢性肾功能不全的常用药物,因为此类药物能扩张出球小动脉,降低肾小球囊内压,延缓肾衰竭。β 受体阻滞药也被明确用于肾血管疾病患者的治疗。他汀类药物有助于改善血管内皮功能,达到舒张血管作用,从而改善肾功能。ACEI 类药物常用的有卡托普利、依那普利、贝那普利等。ARB 类药物常用的有氯沙坦、缬沙坦、厄贝沙坦等。β 受体阻滞剂常用的有普萘洛尔、美托洛尔等。他汀类药物常用的有辛伐他汀、普伐他汀、阿托伐他汀等。

17. 肾动脉狭窄的手术治疗有什么方法

外科手术治疗包括动脉内膜剥离术,血管和肝、肾或脾脏的旁路术和自体移植术。适合外科血管重建的指征包括：肾实质正常的肾动脉闭塞，合并动脉炎的肾动脉狭窄，肌纤维发育不良的不能通过球囊成形术治疗的分支血管疾病，支架术后的再狭窄或同时行大动脉的外科治疗。

18. 肾动脉狭窄的肾动脉介入治疗有什么方法

包括经皮、经腔肾血管成形术（PTRA）和支架植入术。介入治疗适应症有：

（1）有显著血流动力学异常、合并急性高血压或顽固性高血压、恶性高血压、合并不明原因单侧肾脏缩小的高血压以及不耐受药物治疗的高血压。

（2）合并进展性慢性肾脏疾病的双侧肾动脉狭窄或孤立肾的肾动脉狭窄患者。

（3）有明显血流动力学意义的肾动脉狭窄及合并肾动脉狭窄的不明原因、复发性充血性心力衰竭或不明原因的突发肺水肿患者。

（4）合并不稳定心绞痛的、有血流动力学意义的肾动脉狭窄患者。

19. 肾动脉狭窄患者如何选择治疗方法

药物治疗包括针对肾血管性高血压和引起肾动脉狭窄病因的处理，目的是控制肾血管性高血压、预防和阻止肾动脉狭窄病变的进展、保护肾功能，提高患者生存率和生命质量。实际上目前药物治疗的主要目的是控制患者的高血压，而药物治疗的意义远不仅在于此，同时也是肾动脉成形术等手术治疗方法必需的辅助治疗手段，可以提高手术或介入治疗的安全性。药物治疗虽然可以满意地控制血压，但对制止肾动脉狭窄与缺血性肾病的进展则无效。因此,对缺血性肾病而言,只有在失去肾血管成形手术治疗机会时才单独应用药物对症处理。外科血管重建的主要适应症为肾血管成形术禁忌(如合并动脉瘤、主髂动脉闭塞病)、估计肾血管成形术疗效不好(如严重肾动脉开口处狭窄)及肾血管成形术治疗失败(如发生再狭窄)。对于肾血管性高血压的治疗要充分考虑并综合判断患者的全身状况、肾功能状况和肾血管病变的严重程度等。对于没有肾功能改变的患者可暂行药物治疗。对单一狭窄病变、年轻患者或药物治疗效果不佳的应选介入或手术治疗。凡符合血运重建指征的应首先考虑血运重建治疗。

20. 中医中药如何治疗肾动脉狭窄

中医学认为,动脉粥样硬化的病因有气虚血瘀、痰瘀互阻、肝肾阴虚、气滞血瘀等。肾动脉狭窄不仅表现为痰瘀阻脉,还有毒损血脉等病机变化。根据病机不同,肾动脉狭窄的治法有和胃降浊与气、血、虚同治,以及心肾同治等治则。和胃降浊方用:陈皮、半夏、太子参、茯苓、黄芩、黄连、柴胡、当归、益母草、牡丹皮、大黄。方用半夏燥湿化痰、散结降逆、和胃降浊为主药;陈皮辛散;芩、连苦降;人参、茯苓补气健脾;当归养血活血;牡丹皮活血养阴;柴胡、大黄一升一降。全方共为益气活血降浊之功。气、血、虚同治方用黄芪、白术、太子参、党参、菟丝子、续断、淫羊藿、鹿角片、赤芍、白芍、当归、鸡血藤、川芎、益母草等。黄芪、白术、太子参、党参补气;菟丝子、续断、淫羊藿、鹿角片补肾阳,温而不燥,赤芍、白芍、当归、鸡血藤、川芎、益母草益气养血活血而不破血。心肾同治方用黄芪、党参、丹参、郁金、葶苈子、猪苓、茯苓、泽泻、黄精、车前草、大黄、大腹皮、檀香。黄芪、党参、丹参、郁金益气活血;葶苈子、茯苓、泽泻、车前草、大黄、大腹皮利湿降浊;檀香温通心脉;黄精顾护阴液。全方益气活血,化瘀利水降浊。

十四、肾柱肥大、分叶肾、左肾脾侧隆起

1. 病例报告

患者,女,54岁,曾于体检时B超发现左肾实性占位改变,为进一步检查来院就诊。无肉眼血尿、尿频、尿痛等症状,血压:130/75mmHg,尿常规检查未见异常。

2. 超声检查

超声所见:

左肾大小为10.6cm×4.4cm,形态正常,皮髓对比清晰,集合系统光点未见分离,于左肾中部可见一大小为2.1cm×2.3cm的中低回声区,呈圆形,与肾实质分界不清,CDFI示肾血流沿中低回声区两侧边缘流向肾表面。

右肾大小为10.8cm×4.1cm,形态正常,皮髓对比清晰,集合系统光点未见分离,彩色血流丰富。

超声提示:

左肾中低回声区,考虑肾柱肥大

右肾结构未见异常

3. 什么是肾柱肥大

肾柱为相邻肾锥体间伸入髓质的肾皮质部分,本属肾脏正常结构,因先天变异肾柱增大或有个别肾锥体缺如为肾质替代充填,称肾柱肥大。它是早期胚胎发育过程中,两个亚肾连接部实质融合不全的发育缺陷,为肾实质连接部的残留遗迹,称为接合的肾实质,并非真正的肾柱。

4. 肾柱肥大的超声声像图特点有哪些

(1)肾窦回声外侧后部出现切迹,似有低回声"肿块",位于肾的中部,连续扫描或多角度扫描,常可测知其形态不呈圆球形。

(2)低回声处肾表面无异常隆起。

(3)低回声区与肾实质间无明显分界,但与肾窦回声分界明显。

(4)低回声区的大小不超过 3cm。

(5)低回声区内可显示肾椎体。

(6)彩色血流图不能发现肾癌血流。

5. 肾柱肥大对身体有危害吗

肾柱肥大为肾脏的正常变异,从胚胎学看,肾柱肥大为肾叶组织在融合过程中的变异所致,从解剖学看,肾柱肥大为肾脏的正常组织结构,无病理意义,对身体无损害,但在影像学检查中能够形成特殊的征象,尤其是临床上有血尿的患者,容易将其误诊为肾脏占位性病变,可给病人精神上的困惑和浪费。因此,在诊断与鉴别诊断中具有重要的临床意义。

6. 肾柱肥大怎样与肾肿瘤鉴别

(1)肾盂肿瘤:形态多不规则,且周围被肾窦的强回声环绕,与肾实质无关,肾窦回声可受压偏移;且常伴肾盂的分离、积水;临床上肾盂肿瘤出现血尿较早,血尿以间歇性无痛血尿出现。

(2)肾癌:肾实质内的小肿瘤有良好的球体感,边界清晰,肾轮廓局部可隆起,病灶部位的肾结构不清,内部回声与肾实质有明显不同,可偏高、偏低或不均匀;彩色血流显示部分肿瘤的周边或内部可见到异常的血流信号,若彩色多普勒血流图显示"抱球"

征或丰富血流的"火球"征。

7. 肾柱肥大怎样与肾囊肿鉴别

肾柱肥大是肾皮质组织回声,相互通连,与肾囊肿内容的液性回声不同,且有明显的包膜,提高增益后内仍为无回声,且有后壁增强效应;彩色多普勒无血流信号显示。

8. 超声造影对肾柱肥大和肾肿瘤鉴别诊断有什么意义

对于图像典型的肾肿瘤和肾柱肥大普通二维超声结合 CDFI 确诊并不困难,但对于图像不典型的低回声少血供的肾肿瘤,二维及彩色超声鉴别有困难时,超声造影检查是很有必要的,尤其是临床上伴有血尿的患者更应将其作为必检手段。超声造影能更好地反映肾脏的血流分布及肾肿瘤的血管生成情况,能更加清晰地显示有无肿瘤的存在,对鉴别肾柱肥大与肾脏肿瘤具有较大的实用价值。

9. 什么是分叶肾

分叶肾亦属肾脏结构的正常变异,属形态异常。新生儿期,肾脏呈分叶状,随着肾组织的继续发育,体积增大,原有凹陷处变平滑,而某些成年人仍保留新生儿期肾脏形状,称为分叶肾。

10. 分叶肾的超声声像图特点有哪些

分叶肾的主要超声表现为肾脏轮廓不光滑,外形失常,肾表面局部隆起或多部位外突呈波浪状,隆突与隆突之间有沟槽形成切迹,无球体感,肾内的结构正常,分布规律正常。

11. 分叶肾怎样与肾肿瘤进行鉴别

分叶肾由于其形态异常,尤其是局部外突者,容易与肾肿瘤混淆,但就其内侧与肾实质无界限,回声与肾实质一致,无球体感,彩色多普勒局部隆起部位无异常血流信号则可与肾肿瘤鉴别。

12. 什么是左肾脾侧隆起

左肾中下部外侧常有驼峰样隆起,称之为脾侧隆起。

13. 诊断为左肾脾侧隆起有什么危害吗

左肾脾侧隆起对健康无影响,无病理学意义,但一旦在影像学检查时误认为占位性病变,也会带来不必要的麻烦,所以仔细鉴别甚为重要。

十五、肾创伤

1. 病例报告

患者,男,32岁,主诉因车祸后致左侧腹疼痛、血尿半小时来院就诊。体格检查:神志清楚,心肺未见异常,腹软,左侧肾区压痛明显,移动性浊音(一),心率 93 次/分,呼吸 16 次/分。血常规检查:正常。尿常规检查:红细胞 10+。

2. 超声检查

超声所见:

左肾大小为 11.2cm×5.4cm,形态正常,包膜不连续,皮髓对比清晰,集合系统光点未见分离。于下极可见一范围为 3.1cm×2.2cm 的不均质回声区,边界不清,形态不规则,内未探及明确血流信号。于包膜下可见一范围为 4.4cm×1.2cm 的月牙形无回声区,边界欠清,形态不规则。

右肾大小为 10.6cm×5.6cm,形态正常,皮髓对比清晰,集合系统光点未见分离,彩色血流丰富。

超声提示:

左肾所见,考虑肾挫伤

左肾包膜下血肿

右肾结构未见异常

3. 肾周围血肿发病病因有哪些

肾周围血肿按发病原因可分为三类,即外伤性、医源性和自发性。

(1)外伤性肾周围血肿由闭合性或开放性肾外伤而引起。常见的为车祸和工伤事故,挤压、打击肾区所致。往往合并其他部位的损伤。如邻近的肋骨骨折,腰椎横突骨折,远处的骨盆骨折、四肢骨折等。内脏损伤则有肝、脾破裂和消化道穿孔。

(2)医源性肾周围血肿常因肾穿刺活检、手术等而致。肾周围出现血肿低回声区,但患侧肾形态一般无明显异常。在肾切开取石等手术后,由于术后肾组织撕裂、缝线脱开等原因,也会出现肾形态改变。

(3)自发性肾周围血肿常见病因:①凝血机制障碍,如血友病等;②抗凝剂的应用;③某些结缔组织症,如红斑狼疮、结节性动脉周围炎等;④血管畸形,小动脉畸形,缺乏中层弹力纤维,久之血管破裂出血;⑤不明原因。在各种原因中以肿瘤和不明原因为常见。患者常无明显症状或有腰痛和低热。

4. 肾损伤的临床症状有哪些

根据受伤史、临床表现及尿液检查,即可对肾损伤做出初步诊断,血尿为诊断肾损伤的重要依据之一,对不能自行排尿的伤员,应导尿进行检查。

(1)血尿:重度损伤可出现肉眼血尿,轻度损伤则表现为显微镜下血尿,若输尿管、肾盂断裂或肾蒂血管断裂时可无血尿。

(2)休克:严重肾损伤尤其合并有其他脏器损伤时,表现有创伤性休克和出血性休克,甚至危及生命。

(3)疼痛及腹部包块:疼痛由局部软组织伤或骨折所致,也可由肾包膜张力增加引起;有时还可因输尿管血块阻塞引起肾绞痛。当肾周围血肿和尿外渗形成时,局部发生肿胀而形成肿块。

(4)高热:由于血、尿外渗后引起肾周感染所致。

(5)伤口流血:刀伤或穿透伤累及肾脏时,伤口可流出大量鲜血,出血量与肾损伤程度及是否合并有其他脏器或血管的损伤有关。

5. 肾损伤程度可分为几类

肾挫伤、部分裂伤、全层裂伤、肾破裂、肾蒂断裂。

6. 怀疑肾损伤需做哪些检查

(1)尿常规检查。

(2)CT,在肾损伤的诊断及随访中有十分重要的价值。在病人全身情况允许的情况下,应作为首选的检查。它不仅可以准确了解肾实质损伤的程度、范围及血、尿外渗的情况,还可同时明确有无其他腹腔脏器的损伤。

(3)B超,可初步了解肾损伤的程度及肾周围血肿和尿外渗的情况。

(4)X线检查,根据排泄性尿路造影时造影剂外漏的情况,可了解肾损伤的程度和范围,并可了解两侧肾功能的情况。当排泄性尿路造影不显影,且疑有肾蒂血管伤时,可行肾动脉造影检查,但应在病情稳定时方可实施。肾动脉造影可发现有造影剂外溢以及肾血管较大分支阻塞。在肾动脉造影确诊后,还可行选择性肾动脉分支栓塞以控制出血。

(5)放射性同位素扫描对肾损伤的诊断及随诊检查也有一定帮助,扫描方法简单而安全,可根据情况采用。

7. 对疑有肾创伤的患者,超声检查的重点是什么

(1)判断程度:依据被膜是否完整确定肾挫伤还是裂伤,而判断其完整性的最简单可靠的方法是证实有无肾周血肿的形成。一般二维超声足以判断,当伤后早期小的断裂不易判断时,可予推注一支超声造影剂,于可疑区域动态观察,若发现小火苗状的造影信号,即可以确诊。

(2)观察对侧:当一侧肾脏发生创伤时,要高度重视对侧肾的有无、状态及功能,彩色多普勒超声有助于了解肾脏功能状态,以对治疗提供有价值的参考意见。

8. 超声对闭合性肾损伤有什么诊断价值

肾损伤是泌尿外科常见的急诊,准确、快速的诊断对其治疗有着重要意义。及时明确诊断闭合性肾损伤一是依靠临床体征,二是依靠影像学检查。在根据病史怀疑有肾损伤后,可以主要通过 B 超及 CT 等影像学检查来确定患者肾损伤的程度。B 超检查具有快捷、无创的优点,可初步了解肾损伤及腹膜后血肿的情况,并可作为大批量外伤患者的筛选诊断。

9. 肾创伤的超声诊断标准是什么

(1)肾挫伤:肾轮廓完整,肾实质内有回声不规则增强,其中部分可有小片回声减低区,肾包膜完整,或在包膜下与肾实质之间形成梭状或新月状低回声区,代表包膜下血肿。CDFI:挫伤肾组织内无血流信号或仅见局限性点状、短棒状血流信号。

(2)肾实质裂伤:肾脏弥漫性或局限性肿大,肾包膜外为无回声或低回声区包绕,肾实质内可见 V 字形或线形低回声裂隙,经断裂的肾包膜回声处与肾周大片无回声区相连续或与肾窦无回声相连续,肾窦局部可因血肿压迫而变形。CDFI:裂口处周围肾组织血流信号明显减少,甚至无血流信号。

(3)肾盏撕裂伤:肾脏外形明显增大,但包膜连续,肾实质区发现回声异常增多或有小片状低回声,肾中央区扩大伴不规则回声,它与肾实质边界模糊不清,集合系统因血块堵塞,可发现肾盂扩张征象,扩张的肾盂、肾盏中常有不规则低回声。CDFI:损伤处无血流信号。

(4)肾广泛性撕裂伤:肾蒂裂伤时,肾形态无变化,但在肾周、腹膜后间隙甚至腹腔内可见大片的无回声区,或肾脏可呈完全性断裂或断裂成多块与肾脂肪囊内血肿和凝血块混杂在一起,而模糊不清。CDFI:损伤处无血流信号。

10. 超声造影在肾创伤诊断中的作用是什么

超声以其便捷无创的优势,成为临床非手术微创治疗领域的重要手段,尤其是随着超声造影技术的发展,其诊断肾损伤的敏感性和特异性不断提高。国内外研究认为超声造影对腹部实质性器官外伤的诊断具有独特的优势,它不仅能够清晰显示创伤的部位、范围,判断创伤的程度,并且与增强 CT 及手术结果有很好的相关性,现已被临床广泛接受,并逐渐成为腹部实质性脏器创伤急诊或床旁诊断的首选方法。

11. 自发性肾周血肿的超声表现是什么

自发性肾周血肿声像图表现:在 24 小时之内的肾周围通常呈液性回声区,有时发现有纤维素带状回声在肾周血肿内飘动,24 小时后血液凝固,肾周围仅见低回声区,出血 2~3 周后血肿机化呈实质回声。

12. 肾损伤后的并发症有哪些

肾损伤后并发症分为早期和晚期两类。这两类并发症大都发生于严重肾损伤之后,个别例外。

(1)早期并发症:是指损伤后 6 周之内所发生的那些威胁病人生命,或者使损伤的肾脏丧失的情况,如继发性出血、尿外渗、肾周围脓肿、急性肾小管坏死、尿瘘等。

(2)晚期并发症:包括高血压、肾积水、结石、慢性肾盂肾炎、慢性肾衰竭、动静脉瘘等。

13. 肾损伤后为什么会引起高血压

高血压是晚期并发症中最常见者,发病率约为 0.7%～33%。主要原因是由于肾缺血引起肾素-血管紧张素系统活性增加,如肾蒂周围血肿、肾周围血肿、肾被膜下血肿机化、肾实质广泛瘢痕形成、肾内假性动脉瘤等对肾实质压迫造成供血不足,导致近球细胞及颗粒斑分泌肾素增多而继发肾素性高血压。对此应长期随诊观察。

14. 肾损伤后能保守治疗吗

大多数可以通过非手术治疗而保留肾脏,约74%获得成功,肾脏损伤患者经过积极的保守治疗和密切的临床观察,其中大部分患者病情可以渐趋平稳,血尿停止,肿块缩小,并发症少,一般无重大后遗症。有效的保守治疗,不仅可降低肾脏切除率,而且能有效地减少并发症。

15. 肾损伤保守治疗需注意哪些方面

(1)密切注意患者的生命体征变化:在肾损伤的非手术治疗过程中,特别是第1周,应严密观察患者血压、脉搏、呼吸等生命体征。

(2)绝对卧床休息:卧床休息的时间,因肾脏损伤的程度而异,肾脏裂伤应卧床休息4~6周,2~3个月不宜参加体力劳动和竞技运动。

(3)保持大、小便通畅:严重肾损伤患者应立即给予保留导尿,一方面有利于观察尿液颜色变化,另一方面能防止患者排尿时加重肾脏损伤。防止用力排便,增加腹压,引起继发性出血可能。必要时给予缓泻药帮助患者通便。

(4)观察尿液颜色变化:如果尿液逐渐转清,局部症状逐渐改善,提示出血停止;若尿液突然转清,而出现腹部疼痛加重,可能是血凝块堵塞输尿管所致,而不能盲目认为出血停止。

(5)观察局部包块大小:对于可触及肿块的患者,入院时及时给予标记肿块范围,并观察其大小的变化。

16. 哪些肾损伤需要手术治疗

肾损伤的大部分患者可以通过保守治疗而获治愈,但部分肾

损伤患者应及时给予手术治疗,否则会引起更严重的后果。在下列情况下应手术治疗:

(1)开放性肾损伤或贯通肾损伤患者。

(2)合并有胸、腹腔脏器损伤者。

(3)严重休克经大量输血补液仍不能矫正或血压回升的短期内又下降,提示有大出血可能者。

(4)非手术治疗过程中,肾区肿块不断增大,肉眼血尿持续不减,患者血红蛋白逐渐下降,短期内出现贫血者。

(5)静脉尿路造影或 CT 增强扫描显示造影剂明显外渗等。

(6)经较长时期的非手术治疗,仍反复出现血尿或合并感染或继发性高血压等。

17. 肾损伤未好转标准是什么

(1)持续或间歇性镜下血尿。

(2)伤口未全愈合或有尿瘘形成或反复出现泌尿系感染。

(3)形成肾周包裹性囊肿或肾性高血压。

18. 肾损伤治愈标准是什么

(1)保留肾脏治疗者:症状消失,尿液正常,无尿瘘形成,静脉尿路造影显示无异常。

(2)切除伤肾治疗者:伤口愈合良好,无术后并发症。

19. 肾损伤吃哪些食物有利于康复

饮食宜选用优质低蛋白,高维生素、低盐、低钾的食物。优质蛋白质饮食是指,其中约 $50\% \sim 60\%$ 必须是富含必需氨基酸的蛋白质(即高生物价优质蛋白),如鸡蛋、鱼、瘦肉和牛奶等。应少食含非必需氨基酸多的植物蛋白食物,如花生及其制品等。为了限制植物蛋白摄入,可部分采用麦淀粉(澄面)作主食,以代替大米、面粉。在限制蛋白饮食时应十分注意防止营养不良,吃些韭菜、大葱白(生吃)、豆腐、核桃、牡蛎等对肾有好处。

20. 肾损伤最好不要吃哪些食物

忌吃盐、酱油、含钾高的食物,如香蕉、芦柑、红枣、花生、杏、紫菜、海带、豆制品等,对肾都有一定的伤害。忌食辛辣和发性食物。

十六、海 绵 肾

1. 病例报告

患者,男,39岁。因右腰部疼痛伴间断发热、血尿1年。曾诊断为双肾及输尿管结石并多次行体外冲击波碎石治疗,病情反复发作,来我院就诊。查体:一般状态良好,心肺无异常,腹软,双肾区叩击痛阳性。实验室检查:尿常规潜血(十十),肾功能和血液生化均正常。

2. 超声检查

超声所见:

左肾大小为11.7cm×4.5cm,右肾大小为10.9cm×4.9cm,集合系呈棉花团样改变,内可见强回声呈花瓣样沿肾锥体排列,后伴声影,左肾强回声较大者为1.6cm,右肾强回声较大者为1.4cm。其内另可见多个大小不等的无回声区呈花瓣样排列。

超声提示:

双肾符合髓质海绵肾改变

3. 什么是海绵肾

髓质海绵肾,简称海绵肾,是肾髓质锥体内的集合管呈梭形或囊状扩张的一种先天性疾病。它不属于遗传性疾病,但有家族倾向。

4. 海绵肾的病因是什么

海绵肾是由于肾乳头先天发育异常导致乳头管和集合管梗阻,而出现小囊状扩张,进而引起局部尿液潴留,使尿盐沉积在囊状扩张的集合管或乳头管内,形成结石。由于集合管和乳头管的囊状扩张,切面上可见所有肾锥体,呈囊状病变,形成无数小孔,状如海绵。

5. 海绵肾的临床表现有哪些

海绵肾患者大多数无症状,伴发感染或结石时,可有血尿、肾绞痛等症状。该病一般对肾功能无影响,部分患者可有肾浓缩功能及酸化功能轻度损害,可出现肾小管酸中毒的表现。尿钙增高,尿 pH 值增高及尿潴留等是结石形成的原因,结石主要位于髓质内或锥体部,分布较为广泛。

6. 海绵肾的超声表现有哪些

(1)肾髓质内部可见强回声团或强回声斑块,并且沿肾锥体形态呈放射状排列分布(图 5-5)。

(2)强回声团边缘毛糙、不光滑,但是大小较为一致。

(3)强回声团块内可见点片状无回声区,也有个别患者出现肾髓质较大囊肿。

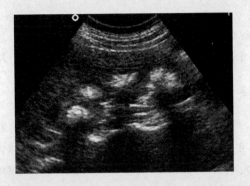

图 5-5　海绵肾

7. 海绵肾的 X 线平片表现有哪些

X 线平片表现为双肾轮廓清晰或隐约可见,肾影均不大。肾乳头区可见多发斑点状钙质样致密影,呈簇状分布,成扇形排列,边缘较清楚,大小约 2～8mm。

8. 海绵肾的静脉肾盂造影表现有哪些

(1)充盈造影剂的肾小管呈多发条状扇形或放射状排列于杯口外侧。

(2)充盈的囊腔呈葡萄串样。

(3)充盈的肾小管憩室可呈花朵样。

(4)上述 3 种影像通常互相交错。

(5)小结石位于肾集合管或小囊肿中。

9. 根据静脉肾盂造影可将海绵肾分几级

(1)Ⅰ级病变:只累及一个肾脏的单一乳头。

(2)Ⅱ级病变:累及双侧肾脏,但每一个肾脏只累及一个乳头。

(3)Ⅲ级病变:累及一个肾脏的多个乳头。

(4)Ⅳ级病变:累及双侧肾脏,每个肾脏至少一个乳头。

10. 海绵肾的 CT 表现有哪些

CT 检查是海绵肾诊断的金标准,它有助于海绵肾的早期诊断和并发症的检出。CT 平扫表现为一个或多个锥体内多发小斑点状结石,大小约 1～8mm,散在或簇集成团,呈花瓣样、扇形分布。肾锥体内可见条纹状、小囊状低密度影。增强扫描表现为扩张的肾集合管内有条纹状、刷状、小囊状或扇形的造影剂积聚,高密度结石位于扩张的肾集合管内,部分可被高密度的造影剂掩盖。

11. 海绵肾如何治疗

海绵肾治疗主要针对并发症进行治疗。双侧海绵肾,无特殊临床症状,无并发症时不需特殊治疗,可定期随访,鼓励患者多饮水,减少钙盐沉着,合并泌尿系感染时应用抗生素治疗。

目前,对海绵肾的结石缺乏有效的治疗方法,通常采用综合治疗方法,包括碱化尿液,控制尿路感染,体外冲击波碎石及手术治疗。

12. 海绵肾与多发性肾结石的鉴别诊断有哪些

海绵肾与多发性肾结石相鉴别,海绵肾的结石甚小,无声影,主要集中在肾髓质乳头部,并且围绕肾窦呈放射状分布,所以结石可以位于肾实质,而肾结石多发生在肾窦内,表现为肾内显示点状或团状强回声,多伴有声影。

13. 海绵肾与肾盂源性囊肿的鉴别诊断有哪些

肾盂源性囊肿也称肾盏憩室，为一种先天性疾病。囊肿与肾盂或肾盏相通，通道一般狭窄，流通不畅。囊内容物为尿液，容易形成结石，并发血尿或感染。一般尿路造影可显示囊肿及其通道。超声声像图表现为囊肿位于肾窦回声旁，即肾盏周边部，一般仅 1～2cm 大，很少大于 3cm，囊内壁光滑，内部无回声，后方回声增强。

14. 海绵肾与肾钙质沉淀症的鉴别诊断有哪些

肾钙质沉淀症是钙质在肾组织内沉着，常为系统性、全身性疾病所致，多发生于高血钙症，如甲状旁腺功能亢进等，本病均双侧肾同时出现，其超声声像图极为清晰典型，各椎体均完整显示为强回声，但无声影。

十七、肾 结 核

1. 病例报告 1

患者，男，33岁，主诉因体检时发现右肾异常回声区而来医院就诊。经静脉肾盂造影及 CT 检查考虑为右肾结石，右肾小盏积水。1 年后因尿频、尿急、尿痛症状再次就诊，超声检查右侧输尿管中段扩张，尿检白细胞增多。按输尿管结石伴尿路感染进行抗感染及碎石治疗。半年后又出现发热、夜间出汗增多，实验室检查血沉增快，52mm/小时，结核杆菌抗体试验阳性。肺 CT 示右肺上叶尖段、后段、下叶后基底段及左肺上叶尖后段、舌段多发小片状及结节状密度增高影。

2. 超声检查

超声所见：

右肾大小约 13.9cm×8.3cm×5.9cm，外形饱满，实质回声不均，集合系统回声紊乱，于右肾中上极可见一大小约 5.6cm×5.5cm×5.2cm 低回声包块，边界清，形态欠规则，内部呈"多房样"，回声不均，可见散在"星点样"回声及无回声区。左肾结构未见异常。

超声提示：

右肾低回声包块（考虑肾结核）

3. 病例报告 2

患者，男，50 岁，双侧腰部疼痛不适，脓尿数月余，外院诊断"双肾重度积水并多发结石"，治疗无明显效果入院就诊。患者 10 年前曾有"肺结核"病史。外科查体：双肾区腹壁稍隆起，质硬，范围广，边界欠清。行彩色超声波检查。

4. 超声检查

超声所见：

双肾增大，左肾大小为 22.5cm×18cm，右肾大小为 8.5cm×9.5cm，形态失常，包膜完整、不规则隆起，实质菲薄，皮、髓质分界不清，集合系统呈多个大小不等相通的囊性无回声暗区，囊壁可见多个大小约 3mm×3mm 的强回声附着，囊腔内透声尚可，部分区域内可见絮状低回声，改变体位可移动。双肾集合系统内另可见多个大小不等的强回声，最大的分别为 2.3cm×1.8cm（左侧）、3.2cm×1.3cm（右侧），后伴声影。双侧输尿管显示欠清，输尿管上段走行区可见大小分别为 9.3cm×0.5cm（左侧）、7.8cm×

0.5cm(右侧)的条状强回声,后伴声影。膀胱充盈欠佳,未见明显异常回声。彩色多普勒超声示双肾彩色血流信号减少。

超声提示:

双肾结核并累及双侧输尿管

5. 什么是肾结核

肾结核是常见的肾特异性感染性疾病,是由结核分枝杆菌感染,结核菌经血液循环传播,继发于全身其他部位结核病灶,传播至肾脏导致肾内出现结核病灶。肾结核是肺外结核最常见的部位。多为单侧性,约占85%。其余为双侧。

6. 肾结核有哪些常见症状

早期症状不典型。肾结核累及膀胱后可出现尿频、尿急、尿痛、多尿等尿路刺激症状及血尿、脓尿。伴结核中毒症状可有发热、盗汗、消瘦。中晚期可出现肾区痛、腰痛等症状,重度肾结核者可有排尿困难、尿失禁、尿毒症等表现。

7. 哪些情况应警惕肾结核

肾结核起病隐匿,早期无明显症状。肾结核的典型临床特征为慢性膀胱炎的刺激症状,即逐渐加重的尿频、尿痛、血尿。临床不典型肾结核病例数量呈增加趋势,易造成延诊误治。因此,对以下几种情况应警惕有肾结核的可能:

(1)中青年患者反复出现无症状间歇血尿。

(2)持续存在或时断时续的尿频、尿痛症状。

(3)不明原因的持续迁延性脓尿。

(4)仅有轻微腰痛而无膀胱刺激症状,静脉尿路造影显示不明原因的一侧输尿管下段梗阻。

（5）无症状而偶然体检静脉尿路造影显示一侧肾脏不显影。

8. 患有肾结核者，身体其他部位会有结核病灶吗

一般来说结核病绝大部分的原发病灶为肺结核，也就是说最先感染的部位基本为肺部。身体其他部位的结核均是由肺部结核菌经血循环（淋巴结核、骨结核、脑膜结核等）或直接传播（如肠结核）所导致。肾结核病灶内的结核菌可以随尿液沿尿路直接播散，导致输尿管及膀胱结核的发生。

9. 肾结核应该做哪些检查

肾结核早期症状不典型，容易误诊。随着医学影像学技术及影像设备、技术的发展，结合临床表现及实验室检查，肾结核的诊断已比较明确。实验检查包括尿常规、血沉、尿沉渣找抗酸杆菌，聚合酶链反应（PCR）方法检测结核杆菌 DNA，结核杆菌纯化蛋白衍生物（PPD）皮试（结核菌素试验），超敏 C 反应蛋白检查等。影像检查主要有 X 线（泌尿系平片及肾盂造影）、超声、CT、磁共振检查等。

10. 肾结核检查方法中，超声检查有什么优点

X 线检查是诊断肾结核最传统的检查方法，最大的缺点是不能显示无功能的肾脏和输尿管。超声则具有简便、廉价、快速的特点，且阳性率较高。超声通过不同切面扫描可以直接反映肾内形态结构，对中晚期肾结核病例可以确定病变部位，同时还可以发现对侧肾脏是否积水或膀胱有无痉挛，对患者无损伤，可反复多次对照检查，是肾结核的筛选及治疗后复查的重要手段。

11. 肾结核有什么病理特点

肾结核的病理损害因病情进展不同而表现多样,但也有其规律性,即坏死、空洞和钙化3个特点,3种病理变化均有相应的超声声像图特征表现,循此对肾结核的诊断会有帮助。肾结核早期仅累及肾皮质的肾小球,形成小结节微型灶,此期超声表现不明显。随着病情进展,结核灶增多融合,中心干酪样坏死,周围实质破坏并累及集合系统形成溃疡性空洞,超声可见肾脏增大,轮廓呈波浪样改变,实质密度不均匀减低,肾盏扩张积水。病情进一步进展,肾体积挛缩合并钙化,最终发展为无功能性肾萎缩(肾自截),超声可见肾内斑点状、片状、弧状、肾形等钙化。

12. 肾结核超声如何分型

根据典型的声像图特征,结合病理改变及鉴别诊断特点,肾结核有4种类型:

(1)肾盂肾盏扩张型(积水型):肾包膜不规则,肾盂肾盏扩张,其内为无回声区如同肾积水,但内壁粗糙不整边缘回声增强,多可见输尿管受累。

(2)肾内无回声型(结核脓肿型):肾包膜不规则,肾实质及肾窦区无回声区,内有云雾状光点回声,囊壁厚薄不均,内壁有不均匀斑片状强回声。

(3)肾内混合回声型(干酪空洞型):肾实质内回声杂乱,可见多个无回声区及斑片状或团块状强回声。

(4)强回声型(纤维钙化型):皮质区见多个大小不等、形态不规则的团块状与斑片状强回声,后伴明显声影。

13. 肾结核超声诊断标准是什么

（1）扩张回声型：被膜规则或不规则，肾盂扩张，其内呈无回声，肾实质未见明显改变。

（2）混合回声型：肾脏增大，肾皮质内可见多个大小不等的不均匀强回声和囊性无回声区，其内可伴有光点。

（3）无回声型：实质回声不均匀，其内可见单个或多个囊性无回声区，伴有散在光点。

（4）强回声型：肾形态失常，被膜极不规则，实质回声不均匀，肾脏体积缩小。

（5）似结石型：被膜不规则，肾实质回声不均匀，内可见多个大小不等的强回声光团。

14. 肾结核需要和哪些疾病鉴别

（1）肾脓肿：多为其他部位化脓性感染经血行播散引起，发病急，常有寒战高热，明显腰痛及腰部叩痛等全身症状。肾实质内多发低密度脓肿，可融合较大脓腔。一般无输尿管壁增厚，少有积水，尿路感染症状少，抗生素治疗效果明显。

（2）多囊肾：双肾明显增大，双肾内见多发大小不等囊肿，囊肿间有正常肾组织。无肾积水，多有家族史，常合并多囊肝。中年后多引起双肾功能减退，甚至肾衰竭。

（3）肾肿瘤：声像图上肾肿瘤在多切面上观察多有明显的占位效应，彩色多普勒超声显示血流信号明显丰富。

（4）肾结石：为单个或多个孤立的强回声光团，一般后方可伴明显声影，肾实质多无明显改变。肾内结石一般不会引起肾盂积水，故与肾结核可形成肾内无回声区不同。肾结核钙化多为多个大小不等、形态不规则的团块状与斑片状强回声，与肾结石的孤立强回声光团形态有所不同。

15. 如何及早发现肾结核

肾结核容易误诊、漏诊,主要是因为其表现类似于尿路感染,但其结核中毒症状却很少。仔细分析肾结核还是有其自身特点,即"早期线索症状",主要有:

(1)短期内不能治愈、反复出现、进行性加重的尿频、尿急、尿痛,尤其是伴终末血尿,更应考虑本病。

(2)尿检查呈酸性,有少量蛋白、红细胞、白细胞者,可能为肾结核的最早期改变,此时尿中可找到结核杆菌。

(3)尿检查有脓细胞,呈酸性,而普通细菌培养无细菌生长,结核的可能性大。男性病人生殖器出现结核病变者,常为早期发现肾结核的重要线索。因此,对男性病人出现附睾结核、前列腺结核时,也要怀疑肾结核。

16. 肾结核能治愈吗,肾结核如何治疗

较轻症和早期病变者,保守治疗可以抑制和清除结核杆菌、减轻和延缓病变损害。中医中药对结核病、肾结核疗效确切。要求是一经确诊应按照抗结核原则进行药物治疗,即三联抗结核治疗:异烟肼、利福平、乙胺丁醇或吡嗪酰胺,疗程6～9个月。中药治疗方法后述。

17. 肾结核需要手术切除肾脏吗

肾结核临床较多见,早期诊断困难,单纯抗结核药物治疗是治疗早期肾结核的有效手段。对于中晚期肾结核及重度损害者,手术切除则是主要治疗方法。目前对于肾结核行肾切除的指征意见不一,但倾向于积极实施手术,因为晚期肾结核切除患肾后

可以缩短疗程,极大减少抗结核药物反应、结核菌耐药性的产生和结核病复发的机会。

18. 肾结核手术指征是什么

(1)广泛破坏,肾功能丧失的肾结核者。

(2)肾结核伴有肾盂、输尿管梗阻及继发感染者。

(3)肾结核并大出血者。

(4)肾结核并难于控制的高血压者。

(5)钙化的无功能肾结核者。

(6)双侧肾结核,一侧广泛破坏,对侧病变轻者。

(7)结核菌耐药,药物治疗效果不佳者。

19. 肾结核会不会传染

传染病的传播要素包括病原体、传播途径和易感人群。肾结核是继发于肺结核的肺外结核病变。结核病的传染主要通过呼吸道,是痰液中所携带的结核菌感染他人,其传染性取决于结核病是否处于活动期,痰液等呼吸道分泌物是否带菌,即结核病患者是否排菌,以及是否有密切接触。肾结核患者尿液中也有排出结核菌,但是排菌量一般很少,如非密切接触,直接传染机会很小。所以说肾结核本身一般不会通过排出结核菌感染其他人。

20. 中医如何诊治肾结核

目前,西医学对肾结核的治疗仍以抗结核药物治疗为原则,疗程长,副作用大,患者很难耐受,且易造成其他脏器损害。采用中医治疗患者易于被接受,且副作用较小,可改善肝肾功能的损害,降低耐药率的发生。中医学将本病的辨证主要分为膀胱湿热,毒邪下注证、肾阴亏耗,阴虚火旺证、精气亏损,气不摄血证等几种辩证类型。主要药物作用为清热利湿，凉血止血，滋阴降火，清热解毒，以及补气摄血，扶元固本。常用药有马鹿角、瓜蒌、远志、白芨、川贝母、冬虫夏草、紫河车、当归、枸杞子、桑寄生、菟丝子等。成药有抗核宁，常用于治疗肾结核、附睾结核等，疗效甚佳。此外，中医还运用针灸疗法治疗肾结核。取穴：主穴肾俞、肺腧、结核穴（大椎旁开 3.5 寸，左右各一）、委中。配穴肾热穴（第7、8 胸椎棘突间旁开 5 分，左右各一）、足三里。针法为直刺 5～8 分，采用补法，每日 1 次，每次双侧交替。

第六章　输尿管疾病超声报告解读

一、输尿管结石

1. 病例报告

患者,男,40岁,主诉因左侧腰部及左下腹部剧烈疼痛2小时,并向会阴部放射来院急诊检查,肾区有叩击痛,并出现镜下血尿,尿检红细胞(＋＋＋),患者曾有肾结石病史。

2. 超声检查

超声所见:

左肾大小形态正常,皮质厚度正常,皮髓对比清晰,集合系统分离1.8cm,左肾上极集合系统内可见一大小为0.8cm的强回声后伴声影。左侧输尿管上段内径为0.9cm,距肾盂输尿管连接处约3.0cm的管腔内可见大小为0.7cm的强回声后伴声影。

右肾大小形态正常,皮质厚度正常,皮髓对比清晰,集合系统未见分离,彩色多普勒示血流充盈好。

超声提示:

左肾轻度积水

左肾结石

左侧输尿管上段扩张

左侧输尿管上段结石

右肾结构未见异常

3. 输尿管结石是常见病吗，发病机制是什么

输尿管结石是泌尿系统常见病，在我国发病率为 25%～30%。输尿管结石绝大多数是由肾结石下行所致，原发于输尿管的结石，多由于输尿管本身存在狭窄、粘连等异常。结石一般由钙盐、上皮细胞、管型异物等形成结石中心，尿液浓缩致结晶胶体沉淀共同形成。目前，认为结石是由多种因素影响促成的结果。

(1)营养缺乏可使尿路上皮细胞角化脱落。

(2)有些不良饮食习惯，(如饮水少)可使尿液中晶胶失衡，尿液浓缩。

(3)有些疾病使钙磷代谢失常。如：糖尿病，甲状旁腺功能亢进等。

(4)长期而严重的尿液潴留和尿路感染。

(5)某些先天性尿路狭窄畸形。如输尿管先天性狭窄。

(6)某些药物作用。如：磺胺类药物可在尿路中形成结晶。

4. 输尿管结石的发病特点是什么

(1)多为青壮年男性。

(2)多为单侧发生，左、右侧的发生率相似，好发于输尿管下三分之一段。

(3)结石一般大于 0.5cm 小于 1.0cm，因为较大的结石难以通过肾盂输尿管连接处的输尿管第一狭窄，较小的结石可以自行通过输尿管排入膀胱。

(4)小的输尿管结石可以自行排出，因而症状可以自行缓解。

5. 输尿管结石都有哪些常见类型

(1)按结石的化学成分分类,最多见草酸钙和磷酸钙结石(占80%左右)。磷酸钙结石或与磷酸镁混合结石占6%~9%,尿酸结石占7%~8%,较少见的有氨基酸结石和黄嘌呤结石、磺胺结石、黏蛋白结石,占1%~3%。由于结石的成分不同,结石的大小、形态及硬度不一。草酸钙结石质硬,表面光滑或呈桑椹状;磷酸钙结石表面粗糙不平,多呈鹿角形;氨基酸结石含钙少,韧性较大。

(2)按发生部位不同分为输尿管上段结石、中段结石、下段结石(图6-1)。

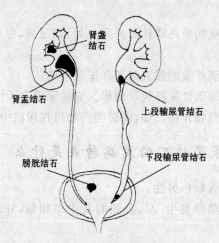

图 6-1 输尿管结石

6. 输尿管结石有什么临床表现

输尿管结石患者常有肾结石病史,是肾结石下行至输尿管所致。会出现腰背部疼痛,常发生肾绞痛不能忍受。查体有叩击痛,会向脐旁或会阴部放射性绞痛,有时会出现尿频、尿急的症状,尿常规检查可见红细胞,严重者可见肉眼血尿。

7. 什么是肾绞痛,肾绞痛的病因有哪些

肾绞痛是泌尿外科常见的一种急性症状,是突然发生的剧烈疼痛,犹如刀绞样。多数呈阵发性发作,疼痛难忍,大汗淋漓,也有表现为持续性疼痛。发作时,常伴有恶心、呕吐、面色苍白、辗转不安等。疼痛常位于肋脊角和腰部,也有少数病人表现为腹痛,可沿输尿管向下腹部、腹股沟、大腿内侧、睾丸或阴唇放射。

肾绞痛是由某种病因使肾盂、输尿管平滑肌痉挛或管腔急性部分梗阻造成的。常见病因有肾或输尿管结石;肾或输尿管炎症及肿瘤。

8. 输尿管结石的检查方法有哪些

(1)超声检查:为首选,经济、安全,无创伤,诊断符合率高。但检查受肠内容物及骨骼干扰时,影响诊断结果,特别是小于0.5cm 的中段结石,不容易被发现。

(2)腹平片检查:不透 X 线的阳性结石可准确判断,对微小结石诊断不理想。

(3)静脉肾盂检查:可显示结石的大小、部位、梗阻情况。

(4)CT 检查及磁共振检查:诊断准确率高,但费用高。

9. 有明确的肾绞痛症状,为什么超声却没找到输尿管结石

因为输尿管与周围组织,尤其与肠管的关系,使不伴有输尿管积水的结石,超声难以显示。如果结石较小,无明显声影,就更增加了显示难度。当结石的位置比较靠下,进入输尿管腹段时,

肠气及肠内容物的干扰就更加明显,这些因素都降低了输尿管结石的超声显示率。

10. 超声检查输尿管是否有结石为什么要憋尿

当输尿管结石较小或不伴有声影时,超声显示比较困难,而输尿管积水时则可大大提高结石显示率。憋尿时膀胱内压力增加,输尿管与膀胱间的压差减小,若存在输尿管结石,输尿管积水程度会有所增加,因而提高了结石检出率。并且当结石位于膀胱内段时,充盈的膀胱作为声窗,也使结石能更为清晰地显示出来。

11. 超声检查对输尿管结石治疗方式选择的意义

超声检查对输尿管结石有很高的诊断价值,国内符合率约为85%,是诊断输尿管结石的首选方法,对输尿管结石的治疗方法的选择具有指导意义。可以观察结石的大小、肾积水的程度、输尿管扩张的程度,输尿管黏膜是否均匀光滑,有无扭曲、狭窄,结石回声强度,边缘是否光滑,后方声影情况。可根据不同情况,选择适合的治疗方法。

12. 输尿管结石的常见治疗方法有哪些

随着社会的迅猛发展,医疗科技的飞速进步,输尿管结石的治疗方法有多种,常用的有:药物治疗、体外碎石治疗、输尿管镜取石术、经皮肾镜取石术、传统手术切口取石术。输尿管镜取石术及经皮肾镜取石术是现代外科微创技术。

13. 如何选择输尿管结石治疗方法

(1)药物治疗:输尿管结石的自行排出与结石横径有密切关

系,直径小于 0.6cm 的结石,尤其位于输尿管下段的,适合药物排石。

(2)体外碎石:治疗输尿管结石成功率与碎石机类型、结石大小及化学成分、被组织包裹的程度有关,也与输尿管内结石的位置有关,下段成功率高于上段。病发输尿管,急性肾绞痛者首选,优点:并发症少,无创伤。

(3)输尿管镜取石术:应用广泛,特别适合中下段输尿管结石,但需要麻醉才能应用。

(4)经皮肾镜取石术:适用于所有需开放手术干预的输尿管上段结石,采用体外碎石效果不理想者。

(5)手术切开取石:适合微创治疗未成功者。

14. 什么是"石街"

肾结石碎石治疗后,众多的结石小碎片在输尿管内像排队一样连续分布,成为"石街",又称"石串",可引起输尿管梗阻发生典型的肾绞痛,需要再次行体外碎石或经尿道输尿管镜下碎石治疗。

15. 输尿管结石体外碎石后为什么仍有输尿管积水

一种情况是结石没有被完全碎掉或排除,梗阻仍存在,所以输尿管仍然积水。另一种情况是输尿管的膀胱入口处发生水肿。体外碎石应用的是超声波的空化效应,它难免会造成薄壁的输尿管损伤。加之,结石碎片通过较窄的输尿管膀胱入口处时容易划伤黏膜,造成出血、水肿,因而碎石后早期仍会有输尿管积水现象,它会逐渐消失。但如果积水逐渐加重,则可能是继发了瘢痕造成狭窄所致。

16. 不适宜做体外碎石的输尿管结石是什么

结石过大,长径大于 2cm;结石嵌顿时间过长,大于 2 个月;肾积水严重,预期碎石次数多于 4 次或者已经行 4 次碎石治疗仍无效的输尿管结石,均不宜行体外碎石疗法。与骶髂关节重叠的输尿管结石由于 X 线很难定位,应促使结石下降到骶髂关节以下再行体外碎石。

17. 输尿管结石能中医药治疗吗

输尿管结石属于中医学的"淋证"范畴,可以用中医药治疗。有文章报道输尿管中下段结石,直径小于 0.9cm 的结石,可以用中药金钱草、鸡内金、海金沙组成的"三金排石汤"治疗,疗效显著。药理研究,金钱草有酸化尿液的作用,促使碱性条件下形成的结石的溶解;鸡内金有消癥排石的作用;海金沙能消坚涤石,缓解尿路疼痛。

18. 无症状的输尿管结石还要治疗吗

输尿管结石一般会造成梗阻,引起肾积水,即使是不完全梗阻,长此以往也会引发肾积水并逐渐加重,最终使肾实质受压变薄,肾功能受损。另外,结石作为一种异物,容易引发感染,还可以诱发癌变。结石在输尿管内长期停留,输尿管会发生炎性反应,形成粘连狭窄、组织包裹,造成不可逆的损害。因此,无症状的输尿管结石也应治疗。

19. 如何预防结石的形成

结石的形成一般是由于过多食用偏酸性食物,饮水不足,导致草酸盐、磷酸钙等结晶沉淀所致。饮食疗法简便易行,对泌尿系统结石的防治具有良好的效果。

(1)养成多饮水的习惯,每日饮温开水2 000ml,炎热夏季要多喝,增加到3 000~4 000ml,成年人保持每日尿量在2 000ml以上,尤其是睡前饮水,效果更好。

(2)根据不同类型的结石适当调节饮食。含钙结石者宜食用含纤维丰富的食物,如芹菜、新鲜白菜。多吃含有维生素A的食物,如鸡蛋、胡萝卜。少吃含钙丰富的食物,如海带、豆类、牛奶、南瓜子、坚果等。草酸盐结石者少吃含草酸丰富的食物,如菠菜、番茄、土豆、芦笋、草莓、橘子、白薯等,少喝浓茶,避免大量动物蛋白等。尿酸结石者不宜食用含嘌呤高的食物,如动物内脏、海产品等。

二、输尿管狭窄

1. 病例报告

患者,女,25岁,主诉左肾区不适,小便次数增多2年余,经当地医院查尿常规:潜血(+)、白细胞(+)、尿蛋白(-)。诊断为泌尿系炎性改变,口服抗炎药物治疗,症状时轻时重,近一周反复发作,左肾区及下腹部绞痛,来医院就诊。查体:左肾区叩击痛伴疼痛放射到下腹部,左输尿管区全程有压痛,可触诊增大的肾脏。

2. 超声检查

超声所见:

左肾轮廓尚清,明显增大,大小为14.2cm×6.9cm,皮质变薄,肾盂、肾盏扩张,呈彩蝶状,集合系统分离4.1cm。左侧输尿管中上段内径增宽,最宽处内径为2.0cm,走形迂曲,输尿管末端膀胱壁内段可见长约 2.1cm 的管径明显变细,内径为 0.2cm。狭窄处管壁结构清晰,输尿管全程腔内未见异常回声。

右肾大小形态正常,皮质厚度正常,皮髓对比清晰,集合系统未见分离,彩色多普勒示血流充盈好。

超声提示:

左肾重度积水

左侧输尿管中上段扩张

左侧输尿管下段狭窄

右肾结构未见异常

病例经静脉尿路造影证实。

3. 输尿管狭窄是常见病吗,输尿管狭窄的常见病因有哪些

输尿管狭窄是泌尿系统的常见病。输尿管狭窄可由多种原因引起,可分为先天性和后天获得性。先天性输尿管狭窄是由于胚胎期输尿管空化不全或由于一段输尿管壁纤维性缩窄所致。后天性多为炎症刺激、结石嵌顿、盆腔手术损伤、输尿管腔镜手术、体外碎石、结核及肿瘤等引起。

4. 输尿管狭窄有什么症状及临床表现

输尿管狭窄最主要的症状是腰部疼痛不适,下腹部有压痛,有的可扪及包块,可有泌尿系感染如尿频、尿急等症状,尿检查会出现尿潜血,尿液中有白细胞,会引起不同程度的肾积水,肾功能受损,严重者出现尿毒症。

5. 为什么输尿管狭窄会造成肾功能损害

输尿管狭窄造成排尿不畅,过多尿液积存在肾脏,形成肾积

水。肾积水时肾内压增高,肾实质被挤压于高压的肾盂与坚韧的肾包膜之间,使肾动脉的血流降低。肾积水较重时,由于机械挤压作用,肾单位细胞发生变性,萎缩及坏死,同时,由于血管床受挤压,阻力增高,肾血流灌注量减少,肾实质缺血,进一步加重肾细胞变形坏死,所以肾积水会影响肾功能。

6. 输尿管狭窄的好发部位有哪些

输尿管狭窄可发生在输尿管的任何部位,以肾盂输尿管连接部狭窄最多见,其次为输尿管膀胱壁内段狭窄,中间段输尿管狭窄少见。

7. 输尿管狭窄的部位与肾积水的程度有什么关系

输尿管狭窄部位越高,肾积水程度越重,狭窄部位较低时,肾积水的程度相对较轻。输尿管末端狭窄,初期时,积水仅限于盆腔段输尿管,其上段由于输尿管肌层蠕动的代偿作用,可暂时无积水。长期病变,输尿管失去代偿,造成整条输尿管和肾积水。输尿管狭窄的程度及病程与肾积水呈正相关。

8. 肾积水超声分级的判定标准是什么

肾积水超声分级:按照肾实质厚度和集合系统分离程度分为三级。

(1)轻度:集合系统分离1.0～2.0cm,肾实质和肾外形正常,肾小盏有轻度扩张,肾锥体顶端有变平趋势。

(2)中度:集合系统分离2.1～3.5cm,肾实质轻度变薄,肾窦区显示手套状或者烟斗状无回声区,肾小盏的终末端和肾锥体顶端轮廓变成平坦状,肾外形没有明显变化。

（3）重度：集合系统分离大于 3.6cm，肾实质明显变薄，严重者可能完全萎缩，肾外形增大变形，体积明显增大，肾窦区呈囊性扩张。

9. 输尿管狭窄的诊断方法有哪些

医学影像学为诊断输尿管狭窄的主要方法。主要包括超声检查、静脉肾盂造影、CT 和磁共振尿路造影。

（1）超声检查：首选的检查方法，无须依赖肾本身的排泄功能，可以早期发现肾积水，判定肾积水的程度和输尿管狭窄部位，但有时因腹、盆腔气体干扰等因素不能准确查找输尿管的狭窄部位。

（2）静脉肾盂造影：是常用的检查方法。此种检查方法与肾功能有很大关系，如果肾功能较好，就可以明确显示肾积水的程度及狭窄的部位和长度，对输尿管狭窄的定位定性诊断准确率高。肾功能不好则肾脏及输尿管无法显示。

（3）CT：是断层解剖图像，分辨率高，能同时显示输尿管腔内腔外的改变。但 CT 扫描范围较为局限，对狭窄的形态与肾功能的显示不如静脉肾盂造影，但对狭窄的病因诊断优于其他影像检查。

（4）磁共振：可从多角度对器官进行观察，但分辨率不如静脉肾盂造影。特别适合对比剂过敏者、严重肾功能损害者、儿童、老人及妊娠者。

10. 输尿管狭窄的超声表现是什么

输尿管狭窄不论发生在何处都可表现为肾脏增大，形态失常，肾盂、肾盏扩张，内为无回声区，实质变薄等肾积水的表现。彩色多普勒还表现为肾动脉及肾内段动脉血流速度减低，阻力指数增高。除此以外,根据狭窄部位的不同表现有些不同。上段的肾盂输尿管连接处的狭窄,表现为严重肾积水及该处内径变窄。中段及下段狭窄均表现为狭窄段以上输尿管扩张,狭窄处内径变窄,输尿管下段狭窄还可见输尿管下段较上段扩张明显,但内径一般不超过2.5cm。

11. 超声诊断输尿管狭窄的优势有哪些

超声检查无创伤、无痛苦,病人无须特殊准备,花钱少,经济实用,重复性强,可动态观察。可早期发现肾积水,准确判断肾积水的程度,根据肾积水的程度及输尿管扩张的部位,可以基本判断狭窄部位。

12. 输尿管狭窄的常见治疗方法有哪些

输尿管狭窄的治疗方法分为两大类:手术治疗和微创的腔内外科技术治疗。腔内外科技术包括多种方法,如输尿管镜硬性扩张术、输尿管镜下激光治疗、输尿管镜冷刀切开、球囊扩张术、腹腔镜下输尿管狭窄切除术及放置记忆金属网状支架等。

13. 什么是腔内泌尿外科技术

腔内泌尿外科技术是随着泌尿腔内镜、X线检查、B型超声扫描、各种导管技术和介入医学的迅速发展而综合形成的专门学科,专门研究在泌尿系统腔道内、男性生殖系统的血管腔内、腹腔或腹膜及腔隙内用特殊器械完成的诊断和治疗技术。随着泌尿腔内器械的不断发展,除了经典的尿道膀胱镜外,还出现了经尿道输尿管肾镜、经皮输尿管肾镜、腹腔镜和导管技术的应用。具有的优势:减少了手术所致的局部炎症水肿和瘢痕形成,减少术后再发狭窄的可能性;治疗失败可再次反复操作;切口小,创伤小。

14. 什么情况适合手术治疗，什么情况适合微创腔内泌尿外科技术治疗

腔内治疗适合良性输尿管狭窄，狭窄段小于 1.5cm 和瘢痕少的病人。传统的手术治疗适合狭窄段长，大于 2.0cm 及病情复杂的病例。根据输尿管狭窄长度的不同，采用不同的手术方式。比如：输尿管-输尿管端端吻合术，适用于狭窄段小于 4cm 的中上段狭窄；输尿管-膀胱吻合术、膀胱悬吊再吻合术，适用于狭窄段小于 4cm 的中、下段狭窄。

15. 输尿管狭窄可以中西医结合治疗吗

输尿管狭窄主要是手术治疗和微创腔内泌尿外科技术治疗。有文献报道，中药辅助输尿管镜手术治疗，有明确疗效。具体做法为输尿管镜微创手术后 6 小时，开始服用活血消瘀散。活血消瘀散组方：当归 15g，桃仁 10g，红花 10g，赤芍 15g，川芎 10g，生地黄 20g，土鳖虫 8g，乳香（制）6g，没药（制）6g，枳壳 12g，柴胡 15g，茯苓 15g，泽泻 15g，甘草 5g。以上药物 25 剂，捣碎成粉末，每次服 15g，每日 3 次，连服 3 个月。

16. 子宫内膜异位症会造成输尿管狭窄吗

子宫内膜异位症可侵犯全身任何部位，发生于泌尿系统的比例约为 2%，其中发生于输尿管的比例占泌尿系子宫内膜异位症的 10%，按其发生部位可分为腔内型和腔外型，前者侵犯输尿管黏膜固有层和肌层，后者侵犯外膜及周围纤维结缔组织。无论哪一型都会造成输尿管狭窄，其治疗原则都是解除梗阻，保护肾功能，切除病灶，防止复发。

17. 肾结核会造成输尿管狭窄吗

肾结核可以直接播散引起输尿管结核,结核菌侵犯输尿管黏膜及固有层和肌层,形成黏膜溃疡,肉芽组织增生,纤维化反应等使输尿管增粗、变硬,肌肉收缩减退,较早就会出现输尿管狭窄,甚至发生闭锁。

三、输尿管囊肿

1. 病例报告

患者,男,30 岁,反复尿频、尿急、下腹部不适多年,右侧腰痛伴尿痛、肉眼血尿 3 天。查体:心肺未见异常,右肾叩击痛,右下腹部压痛。

2. 超声检查

超声所见:

右肾大小形态正常,集合系统分离,无回声前后径 1.0cm。右侧输尿管全程扩张,上段内径 0.7cm,下段内径 0.4cm。膀胱充盈时于膀胱后壁右侧输尿管开口处可见一大小为 3.6cm×3.0cm×4.0cm 的囊性无回声区,壁厚 0.2cm,并于囊内可见大小为 0.8cm×0.7cm 的强回声团,后伴声影。

左肾大小形态正常,皮质厚度正常,皮髓对比清晰,集合系统未见分离,彩色多普勒示血流充盈好。

超声提示:

右侧输尿管囊肿合并结石

右肾轻度积水

左肾结构未见异常

3. 什么是输尿管囊肿

输尿管囊肿又称输尿管膨出，输尿管黏膜脱垂，是指输尿管末端在膀胱黏膜下呈囊性扩张，并向膀胱内膨出（图 6-2）。其外层为膀胱黏膜，内层为输尿管黏膜，中间为残缺不全的肌肉和胶原纤维。其形成多与胚胎发育异常造成输尿管口不同程度的闭锁、狭窄有关，常伴结石形成；也与后天因素有关，如输尿管膀胱壁间段过长、倾斜度过大或弯曲变形，输尿管本身或其周围组织炎症、水肿，输尿管黏膜外伤等致使输尿管开口狭窄，形成输尿管囊肿。

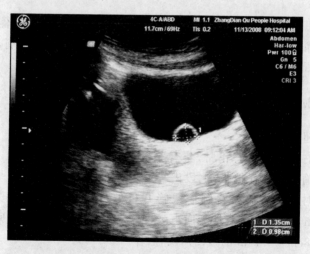

图 6-2　输尿管囊肿

4. 输尿管囊肿的分类有哪些

按输尿管开口位置分为原位输尿管囊肿和异位输尿管囊肿。原位输尿管囊肿又称单纯型输尿管囊肿及成人输尿管囊肿，输尿管开口较正常位置略有偏移,膨出常较小,很少引起患侧肾功能的改变。异位输尿管囊肿膨出多,较大且常伴重复肾、输尿管畸形,上肾部输尿管开口于膀胱颈或后尿道,下肾部输尿管开口于膀胱三角区。

5. 输尿管囊肿是常见病吗,有什么发病特点

输尿管囊肿是少见病,人群发病率为 $1/4\,000 \sim 1/500$,女性发病率高于男性 $4 \sim 7$ 倍。左右侧发生率无显著差别,多数为单侧。原位输尿管囊肿多发生在成年人,不伴有肾脏及输尿管畸形。异位输尿管囊肿多发生于儿童,常伴有重复肾及输尿管畸形。

6. 输尿管囊肿有哪些临床表现

输尿管囊肿无特异性表现,可有患侧腰腹部疼痛不适,反复无痛性肉眼血尿,继发感染时出现尿急、尿频及尿痛的膀胱刺激症状,囊肿较大可引起排尿困难。输尿管囊肿伴有患侧重复肾及输尿管畸形和结石时可出现肾积水。

7. 输尿管囊肿有哪些常用检查方法

常有的检查方法有超声、静脉肾盂造影、膀胱镜检查,必要时可行 CT 及磁共振检查、膀胱造影。

(1)超声检查:是首选检查方法,不但可以发现囊肿的大小、形态,动态观察囊肿的变化,而且可以大体了解患者肾脏及输尿管的情况,包括肾脏有无积水及其他畸形,输尿管扩张程度等。检查费用低,无痛苦,操作简便,诊断符合率较高。

(2)静脉肾盂造影:是基本的检查方法。可以观察肾脏、输尿管及膀胱的一般情况,了解肾脏及输尿管有无畸形、积水程度、肾功能情况及有无结石。肾功能不全者显影不良容易漏诊。

（3）膀胱镜检查：是诊断方法，但为有创检查方法，有一定的痛苦和创伤。

（4）CT检查：扫描时间短，图像分辨率高，可多方位观察，可清晰显示输尿管囊肿的开口位置及与周围组织的关系，但无法动态观察囊肿的舒缩变化，诊断符合率较高；检查之前需口服含碘造影剂充盈胃肠，使肾、输尿管显影更清晰。肝肾功能不全者禁忌，需加强检查时碘过敏者禁忌。

（5）磁共振检查：安全、无创检查，可多方位成像，诊断率高。禁忌症：体内有金属置入物或正在进行心肺监护者；烦躁多动不能配合者；妊娠早期。

8. 输尿管囊肿的治疗原则是什么

输尿管囊肿的治疗原则是解除梗阻，防止膀胱输尿管反流，处理并发症，保护肾功能。输尿管囊肿都存在患侧输尿管口狭窄，可导致肾功能不可逆改变，故明确诊断后，应早期治疗。

9. 输尿管囊肿有什么治疗方法，选择不同的手术治疗方法的标准是什么

手术是治疗输尿管囊肿的方法。对于成人单纯的输尿管囊肿及儿童大于3岁、无泌尿系感染且囊肿小于3cm的患者，选择经尿道输尿管囊肿切除术。对于合并重复肾及输尿管畸形及年龄小于3岁的患者需行传统开放手术。另外，囊肿较大的，大于5cm的不论有无并发症都应选择开放手术，行输尿管膀胱再植术，而不是微创膀胱镜及腹腔镜手术。

10. 为什么经尿道电切术是成人输尿管囊肿的首选治疗方法

因成人输尿管囊肿多为单纯、原位型，无重复肾及输尿管畸形。经尿道输尿管电切术操作简单，视野清晰，出血少，创伤小，术后恢复快，并发症少。最为重要的是电切术疗效令人满意，术后症状消失或明显减轻，术后复查囊肿无复发，无输尿管口狭窄及膀胱输尿管反流发生。因而微创经尿道电切术是成人输尿管囊肿的首选治疗方法。

11. 所有的输尿管囊肿一发现都需要尽快手术治疗吗

不是所有的输尿管囊肿发现了就必须立即手术。对于直径小于1cm，无任何不适症状，超声检查也没有发现肾积水，尿常规无异常的，可以不采取干预措施，严密随访，定期检查，发现囊肿增大较快，合并感染及有肾积水时再手术治疗。

12. 输尿管囊肿的超声表现是什么

在膀胱的一侧或双侧，多数在膀胱三角区可见圆形无回声区，多数壁薄，随着输尿管蠕动，尿液进入囊肿，此时输尿管口失去正常外形，常呈针孔状，在输尿管蠕动间隙，囊肿内的尿液自囊肿的狭小出口流出，呈节律性膨大、缩小变化。

少数输尿管囊肿囊壁较厚，无膨大、缩小节律性变化。囊内可见结石样强回声，后伴声影。部分患者可出现不同程度的肾积水。肾积水的程度与输尿管囊肿大小无明显关系，与输尿管囊肿开口的大小有直接关系。

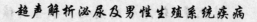

13. 为什么彩色多普勒超声检查是输尿管囊肿的首选检查方法

彩色多普勒超声具有无创伤性,无辐射,操作简单的优点,适用于任何人;可清晰显示输尿管囊肿的部位、形态、大小,并可显示囊肿膨大及缩小的节律性变化,可观察肾脏、双输尿管、膀胱三角区的情况,及时发现尿路梗阻并可判断梗阻程度。实时观察输尿管尿液排出,彩色多普勒能通过尿流束的起始判断囊肿的开口,输尿管蠕动及管口括约肌功能,并可判断手术部位的充血情况,彩色多普勒可提高超声检查输尿管囊肿的早期发现率。

14. 对于输尿管囊肿的检查,四维超声与二维超声比较,具有哪些优点

(1)输尿管囊肿的四维超声图像具有明显的特征性,能早期做出诊断,符合率高,有报道称100%。

(2)四维超声对输尿管囊肿的大小、形态、位置、与周围组织的关系及来源能很清晰地显示,能为临床的治疗及选取手术方式提供较大帮助。

四、巨输尿管症

1. 病例报告

患者,男,25岁,主诉因左侧腰背部间歇性胀痛3年,加重并血尿1周入院。既往体健。查体左下腹可扪及囊性包块,可活动,界限不清,无明显压痛。

2. 超声检查

超声所见：

左侧肾脏轮廓欠清，缩小，大小为 7.6cm×5.0cm×4.8cm，皮质变薄，肾盂、肾盏扩张，集合系统分离 2.1cm，左侧输尿管全程迂曲扩张，内径约为 3.5cm。

右肾大小形态正常，皮质厚度正常，皮髓对比清晰，集合系统未见分离，彩色多普勒示血流充盈好。

超声提示：

左侧输尿管扩张，考虑为先天性巨输尿管

左肾萎缩，左肾中度积水

右肾结构未见异常

3. 巨输尿管症是常见病吗

巨输尿管症不是常见病，是泌尿系统的先天发育异常，其特征为输尿管末端功能性梗阻。分为儿童型和成人型，婴幼儿多见，成人少见，其发病男性多于女性。发病原因至今未完全阐明，一般认为是输尿管肌层结构发育异常所致。目前得到组织学证实的发病因素有以下几点：

（1）末端输尿管壁内肌不正常，缺乏纵肌。

（2）肌层内有异常的胶原纤维干扰融合细胞排列，阻碍了蠕动波传递而发生功能性输尿管梗阻。

（3）输尿管末端肌层、黏膜及黏膜下慢性炎症。

（4）神经纤维变性使得神经传导性下降。

4. 巨输尿管症有哪些症状和体征

巨输尿管症多无典型的临床症状，常以间歇腰痛（腰部胀痛)、间断血尿、尿液混浊、反复尿频、尿急、尿痛的泌尿系感染症状为主要表现,少数可以表现继发结石,严重者导致肾功能损害。腹部可以触摸到包块。

5. 巨输尿管症为什么会反复发生泌尿系感染

巨输尿管症因为输尿管明显扩张,蠕动异常,尿液引流不畅,尿液积存在肾脏过久,有利于细菌繁殖,容易继发感染,所以会反复发生泌尿系感染。

6. 巨输尿管症为什么会引起血尿

输尿管症因尿液引流不畅,引起肾积水,尿液长期积存在肾脏,继发感染可发生血尿。肾积水时肾内压增高,肾实质被挤压于高压的肾盂与坚韧的肾包膜之间,使肾动脉的血流降低。肾积水较重时,由于机械挤压作用,肾单位细胞发生变性、萎缩及坏死,同时,由于血管床受挤压,阻力增高,肾血流灌注量减少,肾实质缺血,进一步加重肾细胞变形坏死,造成肾功能损害,而引起血尿。

7. 巨输尿管症应该做哪些检查

影像学检查是主要的检查手段,包括超声、静脉尿路造影及磁共振等。超声检查快速、方便、无创伤、无痛苦,可以显示肾脏大小、形态、积水程度,输尿管扩张程度,诊断符合率较高,约为90%。静脉尿路造影为最主要的诊断方法。它可显示肾盂及输尿管的扩张程度,输尿管的蠕动及整体形态,还可以根据显影的快慢估计肾功能。磁共振近年来已成为诊断及鉴别先天性巨输尿管症的有效手段,可提供输尿管扩张全貌,不需要造影剂,尤其适用于对造影剂过敏或严重肾功能损害者、儿童及妊娠者,但花费较高。其他的检查还有膀胱镜检查及逆行尿路造影检查。

8. 超声检查巨输尿管症有哪些共同特征

因巨输尿管症是输尿管末端的梗阻，所以所有患者均有患侧不同程度的输尿管扩张，中上段内径大多为 2cm 以上，输尿管近膀胱段 0.5～2.0cm 处有一相对狭窄，内径大多正常。而且还有肾脏的中、重度积水。

9. 先天性巨输尿管症诊断标准是什么

(1)输尿管扩张。

(2)无器质性输尿管梗阻。

(3)无下尿路梗阻。

(4)无神经源性膀胱。

(5)输尿管膀胱连接处正常。

(6)功能性梗阻段输尿管管腔正常。

10. 成人型巨输尿管症的治疗方法有哪些

成人型治疗原则是解除梗阻，改善引流，保护肾功能。对症状轻微、无并发症、肾功能正常者选择保守治疗，包括行输尿管扩张，双"J"管引流等。肾功能损害严重或有严重并发症而对侧肾功能正常者进行手术。手术是主要治疗手段，通常能取得较理想的治疗效果。手术方式有输尿管裁剪或折叠后膀胱抗反流再植术。

11. 成人型巨输尿管症什么情况下考虑手术治疗

(1)尿液引流功能严重受损，肾脏重度积水。

（2）观察治疗期间肾功能恶化。

　　（3）预防性使用抗生素仍反复发作泌尿系感染者主张手术治疗。

12. 巨输尿管症能不能用腹腔镜治疗

　　最早于1993年国外就在腹腔镜下开展了输尿管膀胱再植术。近年来腹腔镜发展很快,现在国内很多医院都开展了腹腔镜下输尿管裁剪＋输尿管膀胱再植术治疗巨输尿管症。腹腔镜下手术同样可以收到开放手术的效果,与开放手术相比,具有术中出血少,术后痛苦轻;住院天数短的优点。

13. 儿童型巨输尿管症的治疗与成人型有什么不同

　　儿童型巨输尿管症多数手术治疗,目前对小儿先天性巨输尿管症的手术时机与年龄仍存争议,多数学者认为,如果输尿管仅轻、中度扩张,患儿肾功能正常、无泌尿系感染的症状,可随诊观察,1岁以后进行手术治疗。病情严重者可在婴儿满3个月后手术治疗。因婴儿尤其是6个月以内的膀胱容量较小,手术难度大,膀胱黏膜易受损,术后易出现血尿。

14. 巨输尿管症患者的饮食原则

　　巨输尿管症是先天性疾病,饮食对疾病无直接的作用。但巨输尿管症有了肾功能损害,就必须限制蛋白质的摄入,如果给予高蛋白饮食,血尿素氮水平会迅速增高,尿中蛋白量也增加,导致肾功能进一步恶化。应选择优质低蛋白饮食。不宜食用植物蛋白,如豆制品,因其非必需氨基酸含量高,代谢后废物在体内积聚多,加重肾功能不全。另外,患者如有水肿,应限制钠（盐）

的摄入。

五、输尿管肿瘤

1. 病例报告

患者,男,62 岁,主诉因左侧腰部不适半年余,曾于 5 月前来门诊看病,超声检查发现左肾轻度积水,未引起重视,因出现左侧腰部疼痛,间歇性无痛肉眼血尿 1 周而入院。查体,左肾区叩击痛,左侧腹及左下腹可扪及条状包块。

2. 超声检查

超声所见:

双肾大小形态正常,皮髓对比清晰,右肾集合系统光点无分离,左肾集合系统分离 1.2cm。左侧输尿管内径 1.4cm,于下端腔内可见大小为 2.0cm×1.5cm 的稍低回声团,边界清,形态不规则,其内可见星点状血流信号。右侧输尿管内径为 0.3cm。

超声提示:

左肾轻度积水

左侧输尿管实性占位

左侧输尿管扩张

右肾结构未见异常

3. 输尿管肿瘤有哪些分类

输尿管肿瘤分为良性和恶性。良性少见,多为乳头状瘤和息肉。恶性分为原发性和转移性。大多数为原发性肿瘤,约占泌尿系统全部肿瘤的 3%。中老年男性 50~70 岁多发,可发生在输尿管任何位置,多发生在输尿管下段。一般为单侧发病,双侧同时发病较罕见。转移性少见,通常由乳腺癌和胃癌转移而来,也可由邻近器官直接浸润,如结肠癌等。肿瘤可分为移行上皮癌、鳞癌、腺癌,移行上皮癌占80%。

4. 输尿管肿瘤有哪些病因

良性输尿管肿瘤的发病因素尚不明确,可能与感染、创伤、慢性炎症刺激、先天发育不良等多种因素有关。

恶性输尿管肿瘤与以下因素有关:

(1)吸烟:发病风险与吸烟的总量呈正相关。据报道,70%的男性和40%的女性输尿管肿瘤发生与吸烟有关。戒烟只能使发病率下降,即使戒烟10年发病率仍是从不吸烟者的2倍。

(2)咖啡:每天喝7杯以上的患病风险明显增大。

(3)止痛药:约有11%的输尿管肿瘤患者曾有服用非那西汀过量史。

(4)职业因素:密切接触某些主要用于染料工业的芳香类物质的工作有关。

(5)Balkan肾病:恶性输尿管肿瘤与这种地方性肾病有关。

(6)输尿管慢性炎症刺激和结石:有发生鳞癌和腺癌的倾向。

(7)遗传:上尿路移行细胞癌已在几种家族性肿瘤综合征中报道,如:lynch综合征Ⅱ,是一种以近端非息肉性结肠肿瘤同时或随后发生多处结肠或结肠外肿瘤的家族性疾病。该综合征中患上尿路肿瘤的患者年龄轻,女性居多。

5. 恶性输尿管肿瘤有哪些症状和体征

早期常无明显症状,可能会出现腰痛,无痛性肉眼血尿。原发性肿瘤出现血尿较早,继发性肿瘤出现血尿者已属晚期。进展期可发现腹部或腰部肿块,体重减轻,贫血、骨痛等。

6. 输尿管肿瘤为什么会出现血尿

因为癌细胞生长在输尿管,输尿管是空腔结构不阻碍其生长,常在局部形成包块,肿瘤组织内有大量新生血管,其管壁组织发育不完善,极易破损出血,而会出现血尿。

7. 输尿管肿瘤有哪些检查方法

(1)超声检查:具有无创、无痛、简单,又具有敏感性高及无放射性的优点,能多次检查,是最基本的检查方法。

(2)静脉肾盂造影:是进一步检查的常规方法,是一种有创检查。

(3)逆行输尿管造影检查:诊断符合率高,也是一种有创检查,患者痛苦。

(4)螺旋 CT:分辨率高,能多方位、多角度、多平面立体显示病变,对诊断具有重要价值,但检查费用昂贵。

(5)膀胱镜:对输尿管下段肿瘤的诊断有意义,是一种有创检查,病人有一定痛苦。

8. 输尿管肿瘤超声表现具有哪些征象

(1)直接征象:在扩张的输尿管管腔内可见强回声或低回声团块,形态多不规则。有些可见血流信号(图 6-3)。

(2)间接征象:肾脏不同程度的积水,输尿管不同程度的扩张。肾脏积水程度与输尿管肿瘤的位置及形态有关,肿瘤位置越往上,肾脏积水程度越重。有些肿瘤虽占据管腔,但尿液还能随超声造影通过,肾脏积水程度则轻。

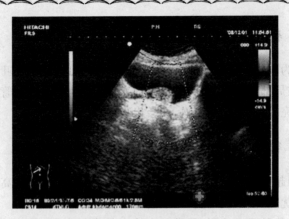

图 6-3　输尿管肿瘤

9. 超声造影对输尿管肿瘤定性的作用，还有什么方法能鉴别输尿管肿瘤良恶性

超声造影对输尿管肿瘤良恶性的鉴别有很大作用。输尿管肿瘤为缺乏血供的肿瘤，多普勒超声显示血流信号困难，超声一般不能定性，而超声造影可以敏感地显示肿瘤血供情况，根据造影剂进入的快慢及程度进行判断，准确率高。操作简单、无放射性、无痛苦、可在床边及手术室进行。另外，在输尿管镜下活检，送病理可准确判断良恶性。

10. 输尿管肿瘤有哪些治疗方法

良性与恶性的治疗均以手术为主。良性的息肉多发且较大者，长度大于 3cm 的适合传统开放手术治疗，单发，小于 3cm 的可采用腹腔镜手术，激光治疗。良性较小者（小于 1.0cm），可观察，定期检查，明显增大后手术。良性及恶性肿瘤早期：以输尿管肿瘤局部切除为主，恶性分级、分期高的做患侧肾、输尿管、加膀胱袖口状切除术。晚期可采取放射治疗,如效果不满意,可行化疗。转移癌的治疗:对于孤立的肿瘤进行局部切除,对于广泛转移的患者,多根据病情进行姑息性手术治疗,主要通过热疗、放疗、化疗等方式治疗。

11. 输尿管肿瘤的预后如何

良性输尿管肿瘤切除后不易复发,恶性输尿管肿瘤的预后与肿瘤的临床分期有关,肿瘤的分期、病理分级是决定预后的重要因素。高期及高级的肿瘤预后差。输尿管下段肿瘤的 5 年生存率低于上段,5 年生存率为 63%。原发癌多发生于下段,且下 1/3 管腔小,管壁薄,周围血管淋巴管丰富,肿瘤容易穿破肌层,发生局部浸润或转移。

12. 上尿路肿瘤如何分期

上尿路肿瘤包括肾盂肿瘤和输尿管肿瘤。

(1)Grabstal-Cammings 分期

O 期:肿瘤局限于黏膜层

A 期:肿瘤侵犯固有层

B 期:肿瘤侵犯肌层

C 期:肿瘤穿透肌层或肾实质

D 期:D_1 淋巴结转移、D_2 远处转移

(2)TNM 分期

Tx:无法估计原发肿瘤

T_0:无原发肿瘤

Tis:原位癌

Ta:肿瘤无浸润

T_1:肿瘤侵犯黏膜固有层

T_2:肿瘤侵犯肌层

T_3:肿瘤侵犯输尿管周围组织或肾实质

T_4:侵犯肾外组织或侵及邻近器官

Nx:无法估计区域淋巴结转移

N_0:无区域淋巴结转移

N_1:单个淋巴结转移,直径小于 2cm

N_2:单个直径 2～5cm 的淋巴结转移或多个直径小于 5cm 的淋巴结转移

N_3:直径大于 5cm 的淋巴结转移

Mx:无法估计远处转移

M_0:无远处转移

M_1:有远处转移

13. 如何早发现早诊断早治疗,提高五年生存率

原发性恶性输尿管肿瘤在早期往往没有自我症状,不宜被发现,文献报道输尿管肿瘤的确诊时间是 3～24 个月。早发现、早诊断、早治疗是提高 5 年生存率的重要条件。超声检查对发现肾积水很敏感,肾积水是输尿管肿瘤的早期表现。所以应重视定期查体,发现轻度肾积水也要高度重视,积极查找原因。肾积水不是输尿管肿瘤的唯一早期症状,还会出现镜下血尿,发现肾积水又有镜下血尿者更应该进一步检查,除外输尿管肿瘤,做到早发现、早治疗。

14. 如何判定输尿管恶性肿瘤术后复发先兆

(1)术后 3 个月重新出现肉眼血尿或镜下血尿。

(2)患侧腰部或切口以下部位出现胀痛不适、乏力。

(3)术后 3 个月行 CT 或超声检查,患侧肾积水较术前加重,

近段输尿管扩张较术前加重而远端输尿管显示不清,已行肾、输尿管切除者,切口周围有肿物生长。

(4)术后 3 个月出现不明原因的消瘦、低热等。

(5)极少数患者对侧肾脏已经切除或先天性孤立肾,此后又行输尿管肿瘤切除,术后 3 个月出现恶性、呕吐、消化不良等症状者。

如发现以上任一情况,应及时到医院检查,进一步明确诊断。

15. 恶性输尿管肿瘤患者的饮食指导有哪些

选用防癌食物,如香菇、萝卜、洋葱、菜花、圆白菜、芦笋、苦瓜、番茄、橙子、猕猴桃等。海带、海藻、海蜇等海产品可以软坚、散结,又有一定的抗癌作用,应多食用。

可补充一些提高免疫力的中药,如方剂:党参 15g,冬虫夏草 10g,白术 10g,茯苓 7g,砂仁 10g,木香 30g,龙葵 7g,焦三仙各 10g,藤梨根 10g。每日 1 剂,水煎服,连服 30 天。

化疗时,体内存在大量肿瘤代谢毒素,为了使代谢毒素尽快排出体外,并补充因呕吐导致的液体不足,应当多饮水,可饮绿豆汤、牛奶、果汁等。

化疗后白细胞下降,可用食疗提高。如八宝粥,方剂如下:莲子 50g(去心),党参、白术各 15g,茯苓、山药、芡实、薏苡仁各 50g,大枣 10 颗。加水适量,煮 30 分钟,滤去党参、白术药渣,加糯米 100g,白糖适量煲粥。

六、输尿管异位开口

1. 病例报告

患者,女,10 岁,自 2 岁始发现会阴部漏尿,每日漏尿量约

10ml,有正常排尿,无尿路感染及排尿困难。曾在外院就诊,没有明确诊断,于 2013 年 10 月入院检查诊治。患儿双肾区无叩击痛,腰部及腹部未扪及包块,双输尿管走行区无压痛。

2. 超声检查

超声所见:

右肾大小形态正常,皮髓对比清晰,集合系统无光点分离。左肾区可见大小为 4.0cm×3.0cm×2.0cm 的似肾脏回声,结构欠清晰。双侧输尿管未见扩张。膀胱充盈可,壁光滑,无增厚,腔内未见异常回声。

超声提示:

左肾发育不良

右肾及膀胱未见异常

病例经肾脏静脉造影及 CT 检查,考虑输尿管异位开口,经导尿管将亚甲蓝生理盐水注入膀胱后,阴道内仍有清凉尿液流出,证实为输尿管异位开口于阴道。

3. 什么是输尿管异位开口,常见的类型是什么

输尿管异位开口简单的解释是指输尿管开口于膀胱三角区正常位置以外。常见的类型为:

(1)重复肾伴输尿管异位开口:重复肾的输尿管有两种类型:其一输尿管呈 Y 型,上端为两条输尿管,向下合二为一,成为一条输尿管,仍开口在膀胱三角区的正常位置;另一种为重复输尿管,上下两个肾盂各有一条输尿管,各自分别开口。下位肾盂的输尿管一般开口于膀胱三角区的正常位置;上位肾盂的输尿管开口往往不在膀胱三角区的正常位置,称输尿管异位开口(图 6-4)。

(2)肾脏发育不良伴输尿管异位开口。

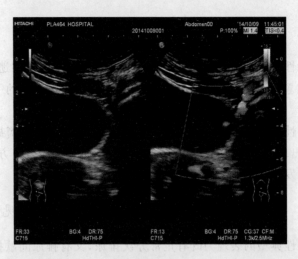

图 6-4 输尿管异位开口

4. 输尿管异位开口男女有什么不同

女性和男性异位输尿管均可开口于膀胱三角区的低位或膀胱颈部。女性还可开口在尿道、前庭、阴道、宫颈或宫腔内,最常见开口于前庭,在这些部位开口的会出现尿失禁。男性异位输尿管开口总在外括约肌之上,约 50% 开口于后尿道,还可开口于精囊、附睾、射精管或输精管等处,尿液均可由外括约肌控制,不会出现尿失禁。

5. 输尿管异位开口是常见病吗,发病有何特点

输尿管异位开口是先天发育异常,发病率约为 0.05%,不是常见病,多见于女性。本病最常见的合并畸形是引流的肾脏发育异常及发育不全。异位输尿管开口合并重复肾及重复输尿管者 80% 以上见于女性,单一输尿管异位少见,较多见于男性。

6. 输尿管异位开口的临床表现有哪些

男性多表现为腰痛，排便痛，可出现尿频、尿急、夜间遗尿，因开口位置的不同，可表现为精囊炎、附睾炎、前列腺炎的一些症状。

女性多数既有正常分次排尿，又有排尿间歇持续滴尿的现象，可出现阴道内持续臭味分泌物，开口于膀胱颈或其上方者，则表现为发热、脓尿或排尿障碍等。

7. 输尿管异位开口为什么女性较早发现

女性典型的表现为既有正常分次排尿，又有排尿间歇持续滴尿的现象。女性很早，在幼儿期就出现"尿失禁"现象，重复肾伴输尿管异位开口者，坐位或站立时尿液才流出，出现所谓的尿失禁。因为出现症状的年龄小，所以能较早发现。

8. 单侧肾发育不良伴输尿管异位开口与重复肾伴输尿管异位开口临床表现有什么不同

重复肾伴输尿管异位开口的典型表现为既有正常分次排尿，又有排尿间歇持续滴尿，坐位或站位时尿液流出。而单侧肾发育不良伴输尿管异位开口的症状虽然也表现为排尿间隙持续滴尿，但是与体位无关，滴出的尿量少，漏尿的程度也比重复肾伴输尿管异位开口的要轻得多。

9. 输尿管异位开口的检查诊断方法有哪些

(1)静脉尿路造影：是常用的泌尿系检查方法。可了解肾功能，全尿路及肾盂情况，但对肾功能差者显影不良。

（2）超声检查：可了解肾脏的大小、形态、位置，输尿管有无扩张及程度，对手术方式的选择有帮助。对静脉尿路造影肾脏显影不良者可起补充作用。

（3）CT 及 MR：能显示发育异常及发育不良的肾脏，CT 显示困难的，MR 为补充检查，能准确显示。MR 的水成像对显示异位肾和输尿管结构具有优越性。

对输尿管异位开口做出准确诊断，较难通过单一的检查方法来确诊，常常需要多个影像学检查互相补充。

10. 超声对输尿管异位开口的诊断意义是什么

因本病多伴有重复肾及肾脏发育不良，超声能准确显示肾脏大小、形态、位置，能发现肾脏积水及判断积水程度，能显示输尿管有无扩张，可显示部分输尿管的异位开口的位置，对本病的诊断和手术方式的选择有很大帮助。

11. 输尿管异位开口的治疗方法有哪些

手术是治疗输尿管异位开口的唯一方法。可根据不同的病变类型采用不同的手术方式：

（1）单侧输尿管异位开口的处理：同侧肾发育不良者可行同侧肾、输尿管切除术；肾功能尚好者，可行单侧输尿管膀胱再植；如输尿管扩张严重，可先行输尿管裁剪或折叠后再植，并行抗反流处理。

（2）重复肾、输尿管并上输尿管异位开口的处理：上肾积水严重、输尿管扩张明显的，行重复上肾及输尿管切除，上肾无明显积水，或仅有输尿管轻度扩张积水，可行上输尿管膀胱抗反流吻合，或行异位开口的输尿管与正常输尿管的"Y"型吻合。上位肾积水压迫下位肾造成下位肾功能严重受损，可行同侧肾、输尿管切除。

（3）输尿管膀胱再植术：双侧输尿管异位开口尽可能行输尿管膀胱再植术，保护肾功能。

可根据病情选择开腹或腹腔镜下手术治疗。

12. 小儿输尿管异位开口伴肾发育不良能治愈吗

小儿输尿管异位开口伴肾发育不良虽然少见，据新生儿缺陷检测调查发现其发病率为 29/100 万，但只要明确诊断，手术可以彻底治愈，可根据病情选择开放手术或后腹腔镜手术。后腹腔镜手术适用于肾脏发育不良但位置正常的输尿管异位开口者。

第七章　膀胱疾病超声报告解读

一、膀胱结石

1. 病例报告

患者,男,75岁,主诉反复发作突然排尿中断1年余,并感疼痛,尿频、尿急、尿痛,并向会阴部及尿道放射约1周。无发热,无血尿。既往肾结石病史6年,未予治疗。体格检查:双肾区无叩击痛,下腹部无压痛。尿常规检查:红细胞(++)。

2. 超声检查

超声所见:

膀胱充盈好,于膀胱后壁可见一大小约为2.2cm×1.0cm的卵圆形强回声光团后伴声影,改变体位可移动。

超声提示:

膀胱结石

3. 什么是膀胱结石

膀胱结石是指在膀胱内形成的结石,它可以分为原发性膀胱结石和继发性膀胱结石。

4. 超声医师诊断膀胱结石的依据是什么

(1)膀胱无回声区内出现强回声光点或光团(图7-1)。

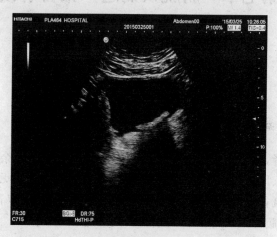

图7-1　膀胱结石

(2)后方伴有声影。

(3)改变体位可移动。

5. 膀胱结石有什么临床表现

(1)排尿中断,由于结石在体内随体位变动,排尿过程中移动位置,突然阻塞膀胱颈及后尿道,引起排尿中断。

(2)小儿患者常用手搓拉阴茎头,改变姿势后,症状缓解后继续排尿。结石在膀胱中的刺激及其引起的膀胱炎使患儿排尿次数频繁。

(3)疼痛表现为向下腹部钝痛,并向会阴部阴茎头放射。常因活动而诱发或加剧。

（4）因结石对膀胱黏膜的反复摩擦造成黏膜溃疡，可以发生血尿，最初常表现为终末血尿。

（5）由于排尿时用力使腹压增加常并发脱肛。

（6）尿路感染可表现为尿频、尿急、尿痛和脓尿。

6. 膀胱结石有哪些病因

（1）原发性膀胱结石多由于营养不良引起，多发于儿童。

（2）部分膀胱结石由肾结石及输尿管结石下降而成。

（3）下尿路梗阻，如前列腺增生、尿道狭窄、膀胱颈部肿瘤等，均因尿液滞留诱发膀胱结石形成。

（4）膀胱异物，如导管、缝线等，可作为核心，继发膀胱结石形成。

（5）在埃及血吸虫病流行区，可见以虫卵为核心的膀胱结石。

7. 为什么上个月检查还没有膀胱结石，这个月突然就发现了

由于膀胱结石可以由上尿路结石（肾结石、输尿管结石）下移引起，若前期有上尿路结石病史，由于患者饮水量增加或加强活动等可以使部分结石从上尿路移入膀胱内，形成膀胱结石。故造成上述问题的原因可能是上尿路结石进入了膀胱。

8. 膀胱结石的发病率高吗

膀胱结石是主要的泌尿系结石之一，在经济发达地区，膀胱结石主要发生于老年男性，且多患前列腺增生症或尿道狭窄；而在贫困地区，则多见于儿童，女性少见。

9. 膀胱结石应做哪些检查

(1)尿常规检查:膀胱结石无特异性的实验室检查,尿中可有蛋白、白细胞和红细胞,如合并有感染,尿细菌培养可为阳性。活动后尿红细胞可增多。

(2)X线检查:需拍摄全腹平片,可了解结石的大小、位置、数目和形态。膀胱憩室内的结石在X线平片上出现在异常部位,且较固定,应引起注意。

(3)B超检查:超声诊断膀胱结石简便有效,结石呈特殊声影,且随体位变换而移动。

(4)膀胱镜检查:是诊断膀胱结石最可靠的方法,不仅可确诊结石,而且可发现其他问题,如良性前列腺增生、膀胱憩室、癌变等。

(5)直肠指检:较大的膀胱结石可通过直肠指检发现。

10. 膀胱结石为什么会引起血尿

由于膀胱结石对膀胱黏膜反复撞击摩擦刺激,造成膀胱局部黏膜损伤,形成黏膜溃疡,导致发生血尿。

11. 膀胱结石会转变为膀胱癌吗

由于膀胱结石对膀胱黏膜的反复刺激,造成黏膜损伤,加上炎症作用,长期刺激可导致膀胱黏膜上皮增生,从而形成腺性膀胱炎、乳头状瘤,继而可转成腺癌。

12. 膀胱结石会引起尿毒症吗

膀胱结石容易造成膀胱增厚和肌层纤维组织增生及下尿路

梗阻,经过长期梗阻后,可因反压力作用,使上尿路发生梗阻性病变,导致肾功能受损。当并发感染时,可引发肾盂肾炎或肾积脓,使肾脏功能进一步受损,梗阻不解除有导致尿毒症可能。

13. 膀胱结石有哪些并发症

膀胱结石几乎都引起继发感染,患者可有脓尿,感染严重时原有的症状都加重,极少数梗阻可引起输尿管、肾积水或引起肾盂肾炎,甚者导致肾功能减退,结石引起的膀胱刺激症状,继发慢性炎性反应可引起膀胱鳞状上皮癌等比较严重的并发症,应及早治疗,高度重视。有的患者可有排砂石的病史,病史长者可并发有脱肛内痔、腹外疝等。

14. 膀胱结石能不能自己排出来

部分直径较小,表面光滑的肾和输尿管结石及在过饱和状态下形成的尿盐沉淀排入膀胱后,在膀胱排尿无梗阻的情况下,均可通过大量饮水等方法随尿液排出。

15. 治疗膀胱结石的药物有哪些

临床上治疗的药物主要包括三种类型:

(1)缓解肾绞痛症状的药物:这些药物包括肛门内应用类、肌肉注射类等。当然,还可以配合静脉输液、利尿来促进结石的排出,达到缓解症状的目的,这一类药物只能起到"救急"的作用。

(2)促进结石排出的药物:包括各种类型的排石冲剂,目前市场上出售和临床上常用的排石药物大多为中药制剂或中成药。对于直径小于1cm的细小结石及体外冲击波碎石后的辅助作用效果显著。

(3)溶石及防止膀胱结石增加的药物:就目前所知的众多结

石成分中,能通过药物溶解的成分只有两种,即尿酸和胱氨酸。通过大量喝水及服用碱性药物能使结石溶解排出。

16. 膀胱结石的手术适应证是什么

膀胱结石治疗须遵循两个原则:一是取出结石,二是纠正形成结石的原因和因素。

(1)对直径较小质地较疏松的结石,临床上首选经尿道激光碎石,钬激光还能同时治疗引起结石的其他疾病,如前列腺增生、尿道狭窄等。

(2)经尿道机械碎石,适用于 2cm 左右的结石。

(3)对直径小于 3cm 的结石,可在俯卧位下行体外冲击波碎石(ESWL)治疗。

(4)对结石较大或需同时处理膀胱其他疾病者,可行耻骨上膀胱切开取石术。

17. 膀胱结石该如何预防

(1)平时应多饮水,养成饮水习惯:因为多饮水可增加尿量,稀释尿中的结晶,使其容易排出体外。同时,即使已形成的细小结石,也可及早把它从尿中冲刷出去。最好每天饮水 2 500ml 以上,保持日常尿量在 2 000~2 500ml 以上,维持尿色清淡。如果当地的水源含钙量较高的话,更应注意先经软化后再饮用。

(2)不要暴饮暴食,限制超量营养:因为大吃大喝多为高蛋白、高糖和高脂肪饮食,这样会增加结石形成的危险性。平时应适当多吃些粗粮和素食。

(3)对于草酸盐结石患者:为了预防结石复发,应避免吃含草酸较高的食物,如菠菜、甜菜、香菇、土豆、栗子、浓红茶、咖啡、可可、巧克力、柿子和杨梅等;尿酸盐结石的患者,应少吃含尿酸较高的食物,如动物内脏、海产品、咖啡、可可、红茶、巧克力和花生等。

18. 儿童为什么会得膀胱结石

(1)患有胱氨酸尿症的儿童,其患膀胱结石的概率较高。

(2)膀胱结石的发生与营养缺乏有关,乳制品消费低下和婴幼儿喂养不当的地区,缺乏蛋白质的来源,这时候儿童膀胱结石就较多见。

(3)脊髓灰质炎、骨折、截瘫等长期卧床、尿液淤滞的儿童,活动比较少,所以也比较容易长结石。

(4)患有泌尿系先天性畸形的儿童(如先天性泌尿系狭窄、先天性膀胱输尿管反流症等)容易造成泌尿系感染,导致膀胱结石。

19. 儿童膀胱结石应如何预防

(1)提高产妇围生期的营养,尤其是蛋白质的充足摄入,使产后有高质量的乳汁喂养婴儿。

(2)提倡母乳喂养,防止以糖类食品代替母乳。

(3)婴儿辅食应包括足够的乳类食品,包括牛奶等。

(4)儿童要避免营养不良、低动物蛋白摄入、维生素 A 缺乏。

(5)儿童如发现包茎等病症要及早就医,以免发生排尿不畅,引发膀胱结石。

二、膀胱憩室

1. 病例报告

患者,男,67 岁,主诉无诱因的下腹坠胀感 2 年,近日来患者出现尿频、尿急、尿痛伴连续 2 次排尿,无血尿,无发热。有前列腺增生病史 10 余年，服药治疗，症状时轻时重。无肾结石病史。尿常规检查未见异常。

2. 超声检查

超声所见：

膀胱充盈好，于膀胱右侧壁旁可见一大小约为 1.5cm×1.0cm 的无回声区，与膀胱相通，边界清，呈卵圆形，后方回声增强。彩色多普勒示：探头压迫无回声区可见暗蓝色多普勒信号进入膀胱内。

超声提示：

膀胱憩室

3. 什么是膀胱憩室

膀胱憩室是指膀胱壁的一部分呈囊袋状向外突出，袋腔与膀胱腔有峡口相通，可分为先天性和后天性，好发于膀胱底部及两侧壁近输尿管区，男性多于女性。

4. 膀胱憩室有哪些病因

(1)先天性膀胱憩室又称真性膀胱憩室：是由于膀胱在发育过程中受到某些因素的影响，引起膀胱逼尿肌的局部发育不良或不发育，从而导致膀胱黏膜由逼尿肌纤维间向外突出，出现膀胱憩室，憩室壁含有肌层，多为单发。

(2)后天性膀胱憩室：是由于膀胱流出道梗阻或神经源性膀胱等使排尿受阻，膀胱内压力长期增高而使膀胱壁自分离的逼尿肌束之间突出而形成，憩室常为多发，憩室壁缺少或有少量不完整的肌组织，故又称为假性憩室，主要位于输尿管口外侧和膀胱后壁。

5. 膀胱憩室有什么临床表现

膀胱憩室的临床表现主要是尿不尽或两次排尿,患有膀胱憩室的患者由于部分尿液潴留在憩室内,因此排尿时,患者先将膀胱内尿液排出,因膀胱内压力减低,憩室内尿液流入膀胱内,患者又将这部分尿液排出,故出现了两次排尿的表现。由于憩室内的尿液不易排空,易于形成结石,继发感染以及诱发肿瘤。合并感染者有尿频、尿急、尿痛、排尿困难等表现;合并有结石或肿瘤时多伴有血尿。

6. 怀疑膀胱憩室应该做哪些检查

(1)超声检查:具有无创、无任何禁忌症和不良反应,不需注射造影剂等优点,彩色多普勒检查,对于交通口较小的膀胱憩室,具有重要的诊断价值,因此超声检查成为常规首选检查方法。

(2)X线诊断膀胱憩室:以膀胱造影及静脉肾盂造影为主要方法,可显示膀胱憩室的形态、大小和位置,但受照射条件、时机、体位等因素的影响,部分小憩室不容易发现。膀胱逆行造影操作不便,患者痛苦,静脉肾盂造影易受检查技术、检查时间、膀胱充盈程度的影响。

(3)膀胱镜检查:是该病的直接检查方法,可以直接观察憩室的开口、大小、位置及有无结石、肿瘤大小,但不能判断肿瘤的范围及程度,且是一种创伤性检查方法,部分老人难以接受。

(4)CT检查:具有无创伤性,能很好地显示膀胱憩室的大小、部位、形态、憩室开口部位及并发症。但是少数情况由于憩室口较小,CT扫描不易显示。

7. 医师诊断膀胱憩室的超声依据是什么

(1)在膀胱的附近发现一个类似囊性的无回声区(图 7-2)。

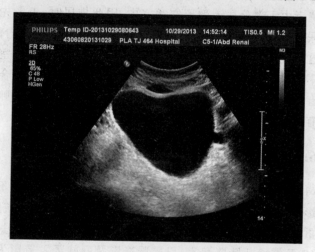

图 7-2　膀胱憩室

(2)二者间有憩室口交通。

8. 彩色多普勒检查膀胱憩室的意义是什么

以往诊断困难的膀胱憩室主要借助于膀胱造影,但其有一定的侵袭性,患者有一定的痛苦。超声检查以简便、无痛苦、无创伤,并能重复观察病变为特点。交通口较大的膀胱憩室较易判断,但交通口较小的膀胱憩室,由于仪器的有限分辨力等原因,普通二维超声不能清晰显示憩室口,因而常发生误诊、漏诊,而彩色多普勒检查,当改变膀胱与憩室间的压力差,使尿液流动于二者间时,利用彩色多普勒的频移特性,能清晰地显示出红蓝色流动的彩色多普勒信号,从而找出小憩室口。因此,彩色多普勒对于膀胱憩室,尤其是膀胱小憩室的诊断具有重要的价值,是检查膀胱憩室首选的方法。

9. 膀胱憩室会转变为膀胱癌吗

因膀胱憩室壁较薄,缺乏肌纤维,血循环不丰富,膀胱憩室的排空能力较差,收缩力较弱,导致尿液长期潴留引起憩室内感染,长期慢性炎症刺激,局部黏膜有癌变的可能。一旦发生癌变极易侵犯,可穿透憩室壁甚至浸润到膀胱外组织。

10. 膀胱憩室有哪些并发症

并发症主要有尿路感染、结石形成、肿瘤形成、出血、巨大膀胱憩室压迫输尿管口时可引起尿路梗阻甚至膀胱穿孔。

11. 膀胱憩室会遗传吗

人体在胚胎 4～6 周时膀胱开始发育,在发育的过程中由于外界环境因素的影响,引起膀胱逼尿肌的局部发育不良或不发育,从而导致膀胱黏膜由逼尿肌纤维间向外突出,出现膀胱憩室,当膀胱压力异常增高时,膀胱黏膜通过薄弱或缺损区突出形成膀胱憩室。因此,膀胱憩室没有遗传性。

12. 膀胱憩室会导致尿毒症吗

患有膀胱憩室的患者在排尿时膀胱压力增高,同时膀胱憩室内压力也增高,膀胱憩室因肌层发育不全,壁薄,尿液回流向憩室,憩室增大,导致压迫膀胱三角区和尿道,引起排尿困难,排尿困难引起膀胱压力进一步增加,而形成恶性循环,导致尿液反流,引起双肾积水,从而导致肾功能损害甚至尿毒症。

13. 如何预防膀胱憩室

(1)孕妇在孕期时须注意加强营养,多吃水果、蔬菜,补充足量维生素,保持良好的情绪,适当的活动改善体质,均有利于胎儿向正确的方向发展,避免胎儿先天性膀胱憩室的发生。

(2)后天性膀胱憩室多由于下尿路梗阻造成,如前列腺增生肥大、下尿路狭窄、肿瘤、结石等,因此及早发现上述病症,及早治疗,对预防膀胱憩室的形成有重要的意义。

14. 膀胱憩室如何治疗

主要治疗原则是解除下尿路梗阻、控制感染。目前,治疗方法首先倾向于经尿道行憩室颈口切开术,以引流憩室内尿液。效果不好,再考虑开放或腹腔镜下行憩室切除,憩室巨大、输尿管口靠近憩室或在憩室内开口,则须做憩室切除以及防止反流的膀胱输尿管再植术并注意修复输尿管口膀胱部的肌肉缺损。憩室较小者可不必切除,注意定期检查,预防疾病发展。

15. 膀胱憩室患者的饮食原则是什么

(1)膀胱憩室患者要注意合理搭配膳食,注意营养充足,饮食要注重清淡,味道爽口。新鲜蔬菜如青菜、大白菜、萝卜、胡萝卜、番茄等,可以供给多种维生素和微量元素,有利于机体代谢功能的修复,少量多餐、定时进餐。一次进食量过多容易引起消化不良,损伤脾胃,对病情不利;进食过少又会造成营养素摄入不足,营养更加匮乏。

(2)不要吃辛辣刺激性的食物,如烈酒、辣椒、鸡肉和海鲜等。可以吃一些利于排尿的水果,如西瓜和葡萄。另外,饮食要均衡,补充营养,提高自身免疫力。

三、腺性膀胱炎

1. 病例报告

患者,女,45 岁,主诉尿频、尿痛、尿急反复发作 1 年余,加重 1 月余入院。实验室检查发现有镜下血尿、菌尿。初步诊断为尿路感染。CT 检查及超声检查均发现膀胱壁不规则增厚,膀胱壁外无浸润。半月后,超声复查发现增厚的膀胱壁内可见囊泡样结构。加强 CT 检查亦可见部分增厚的膀胱壁伴有囊性变且强化不明显。最后诊断为腺性膀胱炎。

2. 超声检查

超声所见:

膀胱充盈好,膀胱内壁局限性增厚,呈中低回声。厚度约为 1.0cm,表面不光滑,呈锯齿状。

超声提示:

考虑为腺性膀胱炎

半月后,超声复查:膀胱充盈好,膀胱内壁局限性增厚,呈中低回声。厚度约为 1.5cm,表面不光滑,呈锯齿状,其内可见多个散在的囊泡样无回声区,边界尚清。

超声诊断:腺性膀胱炎

3. 什么是腺性膀胱炎

腺性膀胱炎是一种由于膀胱慢性感染、女性膀胱颈梗阻、结石等慢性刺激引起的膀胱黏膜增生与化生同时存在的病变,多发于中年女性,是一种非特异性增生性炎症。

4. 为什么女性多发腺性膀胱炎

腺性膀胱炎好发于中青年女性,由于女性尿道长约为 3～5cm,较之男性尿道明显短,同时,女性的尿道靠近阴道,细菌等致病物容易侵入膀胱,由于女性尿道在解剖上的特殊性,因此女性腺性膀胱炎的发生率高于男性。

5. 腺性膀胱炎的发病与哪些因素有关

腺性膀胱炎发病往往与膀胱感染(包括细菌性、病毒性感染)、尿道出口梗阻(包括前列腺增生、尿道颈口挛缩等)、膀胱内结石等各种理化因子对膀胱长期慢性刺激的因素有关,也有学者认为可能与维生素 A 缺乏症、变态反应、有毒代谢产物等有关,但是腺性膀胱炎产生的确切病因依然不明确。

6. 腺性膀胱炎有什么表现

腺性膀胱炎临床表现主要为尿频、尿急、尿痛、下腹坠胀不适及血尿。尿频是指排尿次数增多,在正常饮水的情况下白天超过4～6 次,且每次排尿量减少;尿痛表现为排尿终末尿道或膀胱区疼痛,并有尿道烧灼感觉,有时伴有下腹部甚至会阴部不适感。

7. 腺性膀胱炎有哪些类型

(1)依据病变形态可分为:滤泡样或绒毛样水肿型,乳头状瘤样型,慢性炎症型,黏膜无显著改变型。

(2)依据组织来源可分为:原发性腺性膀胱炎,脐尿管腺性膀胱炎,继发性腺性膀胱炎。

8. 腺性膀胱炎可做哪些检查

(1)尿常规检查:可有少量的白细胞、红细胞。

(2)超声检查:是出现排尿方面的症状时必须要做的检查,它可以全面了解肾脏、输尿管、膀胱的病变,并排除泌尿系结石、畸形甚至肿瘤。

(3)膀胱镜检查:可以全面观察膀胱和尿道的情况。

(4)活检:可以明确腺性膀胱炎类型,为治疗提供依据。

(5)CT 检查:可以观察病变在膀胱黏膜的位置及范围,以及与肌层的分界情况。

(6)静脉肾盂造影:可以反映尿路形态与功能,可明确病变与输尿管的关系。

9. 超声检查能明确诊断腺性膀胱炎吗,有什么特殊表现

随着对此病认识的不断深入和超声仪器的图像质量不断提高,超声检查对大部分的腺性膀胱炎能够明确诊断。其病理改变是无数含液的小囊。因此,超声上表现为特征性的高回声,后方无回声增强或衰减,对于较大的病变,则超声可以直接发现囊泡样结构而明确诊断。

10. 超声检查对腺性膀胱炎的诊断价值

超声的广泛应用为本病的早期诊断提供了较好的检查手段。超声能直接显示病变的部位、大小并提示侵犯程度,为临床医生确定治疗方案提供可靠依据。超声也可显示由本病所造成的继发性损害及并发症。对于确诊本病而未经手术治疗及手术治疗过的患者,超声可作为首选的随诊方法。此外,超声检查具有可

重复性强、方便、快捷、无创、无痛等优点,因此应作为腺性膀胱炎首选的检查方法。

11. 膀胱腔内超声与经腹超声相比有什么优势

经腹超声的图像质量要受腹壁厚度、膀胱充盈度及尿液声学性质等因素的影响,而膀胱腔内超声克服了上述限制,具有极佳的组织结构显示能力,提高细微结构的分辨率,使腺性膀胱炎的超声诊断提高到组织变化的本质上,提高诊断的准确率,尤其对于不典型病例,在与肿瘤的鉴别中,膀胱腔内超声发挥了极大的作用。

12. 腺性膀胱炎的超声诊断标准是什么

(1)病变部位在膀胱三角区和膀胱颈部。

(2)病变累及膀胱黏膜,不侵犯膀胱壁肌层。

(3)较小的病变突向膀胱,呈强回声。

(4)较大的病变,基底宽阔,形态扁平,内部散在低/无回声灶。

(5)血流频谱显示血管分布与膀胱壁平行。

13. 腺性膀胱炎是癌前病变吗

腺性膀胱炎是一种特殊的炎症。它和人们常说的膀胱炎不同,人们提到的膀胱炎大多数是指由细菌感染引起的细菌性膀胱炎,抗生素治疗多数可治愈,腺性膀胱炎是膀胱的一种良性病变,是由于膀胱黏膜上皮反应性增生与化生同时存在的病变,慢性感染、女性膀胱颈梗阻、尿道结石、膀胱结石等慢性刺激是引起该病的诱因,单纯抗生素治疗多无效,由于腺性膀胱炎有恶变的可能,被认为是一种癌前病变,腺性膀胱炎患者有可能发展为膀胱腺癌,因此腺性膀胱炎是癌前病变这一观点已得到公认。

14. 腺性膀胱炎可以保守治疗吗

腺性膀胱炎是一种良性的增生性病变,可给予左氧氟沙星等保守治疗,但治疗期间要随访,尿常规检查、尿脱落细胞检查、膀胱镜检查及多点活检,可早期发现癌变。

15. 腺性膀胱炎如何治疗

(1)抗感染。可给予左氧氟沙星抗炎等保守治疗。

(2)解除梗阻。因膀胱颈梗阻造成腺性膀胱炎,可经尿道电灼、经尿道电切术或经尿道气化手术等解除梗阻。

(3)排除结石。因尿道结石、膀胱结石引起的腺性膀胱炎,排除膀胱结石采用促进结石排出药物:如服用各种类型的排石冲剂、中成药物;体外冲击波碎石;经尿道膀胱镜下碎石;耻骨上膀胱切开取石术,排除结石。排除尿道结石可采用药物治疗;体外碎石治疗;输尿管镜取石术;经皮肾镜取石术;传统手术切口取石术。

(4)膀胱内灌注药物治疗,膀胱内灌注药物治疗与膀胱肿瘤应用药物相同,分两类:一类为化学性毒性药物,如丝裂霉素、表柔比星、表阿霉素、吡柔比星、羟喜树碱等,可抑制异常膀胱黏膜细胞非正常增生及不典型增生等。另一类为免疫抑制剂,如白介素22、干扰素、卡介苗等,可通过激发全身免疫反应和局部反应来预防病变复发。

16. 中医如何治疗腺性膀胱炎

(1)湿热下注型:小便频急,排尿困难,尿道灼热刺痛,尿黄混浊,大便干结,舌质红,舌苔黄腻,脉滑速。治则:清热化湿,利尿通淋。药用：鹿含草、车前子、金钱草、泽泻、泽兰、白花蛇舌草、益母草、生地黄、淮山药、红花、丹参等。

（2）阴虚保湿型：尿频不畅，尿痛，腰酸乏力，午后低热，手足燥热，口干口苦，舌苔薄黄或苔少脉细数。治则：滋阴清热，化湿通淋。药用：生地黄、淮山药、仙茅、黄芩、鹿含草、车前子、知母、黄柏、白茅根、益母草、女贞子、丹参等。

（3）部分患者可给予中成药：如宁沁泰、热淋清胶囊等。

17. 如何预防腺性膀胱炎复发

（1）对于绝经后反复尿路感染妇女应该找出病因，比如泌尿系结石、膀胱出口梗阻、处女膜伞等，要尽快去除引起慢性感染的原因。

（2）内镜电切除术时注意电切要达肌层，范围要大于病灶周围 2cm 以上，保证手术切除病灶的彻底性。

（3）手术后尽量减少异物如导尿管、输尿管导管等的留置时间以减轻异物对泌尿系黏膜的刺激。

（4）一些药物的副作用也可引起膀胱刺激症状，必须引起注意。

18. 如何对腺性膀胱炎患者进行心理治疗

腺性膀胱炎患者往往长期反复就诊，但治疗效果却不尽人意，这不仅给患者带来伤痛，同时给家庭带来精神和经济负担，所以焦虑抑郁情绪在腺性膀胱炎患者中普遍存在，尤其是女性患者心理承受能力差，发生心理障碍的可能性更大。患者会担心，配偶是否嫌弃自己，家庭是否和睦等问题，这将直接影响患者的康复。因此，患者家属要尽可能地让患者说出内心的感受，避免情绪压抑。采取各种方式与其沟通，鼓励患者保持乐观的心态，让患者时刻感到来自家庭的重视和呵护,增强心理应对能力。患者感到焦虑时可嘱其做深呼吸、扩胸运动,有利于疏解压力,消除焦虑与紧张情绪。嘱咐患者规律喝水,禁止饮酒、喝咖啡,少食辛辣及刺激性食物,适当进行体育锻炼,培养兴趣,转移注意力,从而提高患者的心理承受能力和战胜疾病的信心。

四、神经性膀胱炎

1. 病例报告

患者,女,67岁,截瘫病史6年,排尿困难6年余,加重1周。

2. 超声检查

超声所见:
膀胱充盈好,膀胱壁增厚,内膜不光滑,可见嵴小梁形成。
超声提示:
结合病史,考虑为神经性膀胱炎

3. 什么是神经性膀胱炎

膀胱的主要功能是贮存和排出尿液,这两项功能的完成都必须依靠各种神经的控制和协调。当神经功能受损,膀胱的功能也随之受到影响,并使膀胱本身产生各种病理变化,这种情况在医学上称为神经性膀胱炎,也叫神经源性膀胱。

4. 哪些疾病可引起神经性膀胱炎

事实上,几乎所有神经系统的病变都可以影响膀胱功能。控制膀胱功能的神经系统,包括中枢和周围神经组织,所以只要有一部分的神经组织受到伤害,就可能影响膀胱的功能,如中风、帕金森症、多发性硬化症、糖尿病、脊髓膨出、脊髓外伤或手术、腹盆腔的外伤或手术等,都可能影响膀胱功能。

此外,不良的排尿习惯、器官老化、发炎或焦虑等因素所造成的神经功能退化,也会影响膀胱功能,导致神经性膀胱炎。

5. 神经性膀胱炎有哪些症状

按照神经损伤的部位不同,神经性膀胱炎可分为两大类,一类是痉挛性的神经性膀胱炎,是因为高位(腰椎以上)中枢神经受到损伤,患者会有不自主排尿的症状,由于膀胱是处于一种痉挛性收缩的状态,所以膀胱的容量常常小于 300ml,而膀胱内的压力却比较高。另一类是松弛性的神经性膀胱炎,是因为低位(腰椎以下)的中枢神经或周边神经受到损伤,膀胱肌肉失去收缩力,整个膀胱胀得很大,造成尿潴留,当积的尿液过多后会有部分尿液由尿道溢流出来。

当然,由于神经受损的程度不同,并不是所有神经性膀胱炎的患者都有这么两极化的表现,大部分神经性膀胱炎的患者主要是因中枢神经对膀胱功能的控制变差,患者会有尿频、夜尿、尿急、尿失禁的症状,可能还有排尿困难、排尿中断和余尿增加、膀胱胀气等情况。

6. 神经性膀胱炎的超声表现是什么

早期可无明显改变,急性发作时,膀胱壁可正常或轻度水肿,黏膜层回声减低,膀胱容量缩小,常小于 100ml。慢性期时,膀胱壁增厚,表面不光滑,回声不均匀,膀胱容量显著减少,部分患者膀胱内可见点、絮状回声沉积。

7. 神经性膀胱炎可做哪些检查

（1）实验室检查：可以做尿常规和血液生化检查。目的是除外其他类型的膀胱炎。

（2）尿动力学检查：在神经性膀胱炎的诊断及治疗中具有重要的意义。通过此检查可以了解膀胱和尿道功能，指导、制定治疗方案。

（3）X线检查：包括排尿期膀胱尿道造影、静脉肾盂造影等是神经性膀胱炎的主要检查手段之一，可以了解膀胱、输尿管、肾脏情况。

（4）超声检查：为无创性检查手段，可对整个尿路情况进行评估，是检查神经性膀胱炎的重要方法。

（5）膀胱镜检查：非必须检查，但是在出现并发症时可明确诊断。

8. 神经性膀胱炎需要与哪些疾病鉴别

（1）前列腺增生症：此病有排尿困难甚至尿潴留，但肛门指诊可触及增大的前列腺，肛门括约肌收缩功能正常，会阴部皮肤及肛门周围皮肤感觉正常。

（2）膀胱颈梗阻：多发于女性，有排尿困难和尿潴留，但此病没有神经系统异常，肛门周围皮肤及会阴部皮肤感觉正常，尿道扩张时膀胱颈部有紧缩感，膀胱镜检查可见颈部抬高，组织增生肥厚。

（3）先天性尿道瓣膜：多见于幼儿，有排尿困难、尿潴留、充溢性尿失禁的表现，但其特点是排尿虽然困难，但尿道扩张，插导尿管无阻力。膀胱镜检查可直接看到瓣膜而明确诊断。

（4）膀胱结石：排尿时伴有疼痛和尿流中断，但超声及X线检查可看到结石,膀胱镜检查亦可明确诊断。

9. 神经性膀胱炎有哪些危害

(1)致使膀胱纤维化,使膀胱容量减少,造成输尿管回流,导致肾水肿及肾炎,甚至肾脏坏死和尿毒症,危及生命。

(2)会产生血尿,增加了患膀胱癌的概率。肉眼可以看到血尿时要警觉,这是膀胱癌独特的排尿异常信号,约85％的膀胱癌是因膀胱炎而诱发。

(3)会引发结核病,有结核病史,经过积极抗菌治疗后,仍有尿路刺激症状或尿沉渣异常,就是膀胱炎导致肾结核的重要征兆。

10. 神经性膀胱炎如何治疗

非手术疗法

(1)间歇导尿或连续引流:在脊髓损伤后的脊髓休克期或有大量残余尿或尿潴留者,如肾功能正常,可用间歇导尿术。初期由医护人员操作。如患者全身情况较好,可训练病人自行导尿。间歇导尿在女性较为适宜。如各种手术疗法均无效果,可终生进行自行间歇导尿。如病人全身情况不佳或肾功能有损害,应用留置导尿管连续引流。

(2)药物治疗:凡膀胱残余尿量较多的患者,不论是否有尿频、尿急、急迫性尿失禁等逼尿肌反射性亢进的症状,都应首先应用α受体阻滞药以减少残余尿。如单独应用α受体阻滞药效果不佳,可同时应用氯贝胆碱(乌拉坦碱)、新斯的明等增加膀胱收缩力的药物。对于有逼尿肌反射亢进症状(尿频、尿急、遗尿)而无残余尿或残余尿很少的患者可应用抑制膀胱收缩的药物如尿多灵、维拉帕米(异搏停)、丙胺太林(普鲁本辛)等。对于有轻度压力性尿失禁而没有残余尿者可应用麻黄素、普萘洛尔(心得安)等促进膀胱颈部和后尿道收缩的药物。对于肾功能有损害的患者,应首先采取措施使尿液引流畅通,而不是应用药物改善排尿症状。

(3)针灸疗法:针灸治疗糖尿病所致的感觉麻痹型神经性膀胱炎有较好效果,对于早期病变疗效尤其显著。

(4)封闭疗法:此法适用于上运动神经元病变(逼尿肌反射亢进)。对于下运动神经元病变(逼尿肌无反射)效果不佳。封闭后效果良好者,残余尿量明显减少,排尿症状明显好转。少数患者在封闭1次之后,效果能维持数月至1年之久。这些患者只需定期进行复查,无须采用手术。

(5)膀胱训练和扩张:对尿频、尿急症状严重,无残余尿或残余量很少者可采用此法治疗。嘱患者白天定时饮水,每小时饮200ml。将排尿间隔时间尽量延长,使膀胱容量逐步扩大。

手术治疗

手术治疗一般在非手术疗法无效并在神经病变稳定后进行。通过尿流动力学检查结果,明确功能性下尿路梗阻的部位和性质后进行手术,解除梗阻。

11. 什么是膀胱功能训练

(1)扳机训练:神经性膀胱炎患者通过寻找扳机点,如轻叩击耻骨上区及刺激肛门诱发膀胱反射性收缩,产生排尿。

(2)手法排尿:通过 Crede 按压法及 Valsalva 屏气法增加腹压促进膀胱排空。Crede 按压法:用手按摩膀胱区3~5分钟,用拳头由脐下3cm深按压,并向耻骨方向滚动,动作缓慢柔和,同时嘱患者增加腹压帮助尿排出。Valsalva 屏气法:取坐位,身前倾,屏气呼吸,增加腹压,向下用力做排便动作帮助尿液排出。

(3)膀胱容量训练:采用膀胱容量测定装置,测定膀胱容量和残余尿量,给予间歇性导尿,改善患者的排尿控制能力。

(4)生物反馈训练:借助仪器或工具,让患者知道并学会有意识控制自己身体内某些变化,达到改善器官功能活动和治疗疾病的目的。

(5)膀胱冲洗温度训练:进行冷热交替膀胱冲洗训练,且效果优于以往传统的常温膀胱冲洗法。

12. 神经性膀胱炎的手术原则是什么

(1)泌尿系有机械性梗阻者(如前列腺增生等),应先去除机械性梗阻。

(2)逼尿肌无反射的患者,首先考虑经尿道膀胱颈部切开。

(3)逼尿肌反射亢进的患者,或逼尿肌括约肌功能协同失调者,如阴部神经阻滞,可做经尿道外括约肌切开或切除术。

(4)逼尿肌反射亢进的患者,如选择性骶神经阻滞者,可行相应的骶神经无水酒精注射或相应的骶神经根切断术。

(5)逼尿肌反射亢进的患者,如各种封闭疗法均无效果,可作膀胱颈部切开术。

(6)剧烈的尿频尿急症状(急迫性排尿综合征),无残余尿或残余尿量很少,经药物治疗、封闭疗法、膀胱训练和扩张均无效果者可考虑行膀胱神经剥脱术或经膀胱镜用无水酒精或6%的石炭酸注射膀胱底部两旁的盆神经。

(7)后尿道全长切开术,此术只适用于男性,使患者的尿道内括约肌均失去控制膀胱内尿液外流的功能,造成无阻力性尿失禁,尿液引流畅通。患者需终生用阴茎套及集尿袋收集尿液。采用这种手术后,尿路感染等并发症降至1%以下。其缺点为病人在生活上较不方便。

13. 神经性膀胱炎的注意事项有哪些

(1)尽量避免中枢神经系统或周围神经受到损害,如有损害应及时去正规医院检查确定病情及时治疗,避免引起膀胱尿道功能障碍。

(2)如确诊患有神经性膀胱炎的患者,治疗时应积极治疗引起神经性膀胱炎的原发疾病,如神经系统疾病、糖尿病等。

(3)在生活中要注意勤换内裤,经常清洗,对于会阴部的卫生要多注意。

(4)每次排尿应该尽量排尽,不要让膀胱有残余的尿液。

14. 神经性膀胱炎的食疗方

(1)玉米粥:原料:玉米渣 50g,盐少许。制法用法:玉米渣加适量水煮成粥后,加盐少许即成。空腹食用。

(2)大麦粥:原料:大麦米 50g,红糖适量。制法用法:研碎大麦米,用水煮成粥后,放入适量红糖搅匀。空腹食用。

五、细菌性膀胱炎

1. 病例报告

患者,女,45 岁,主诉因下腹部及会阴部疼痛不适、尿痛、尿频、尿不尽 2 年余,加重 2 天,来医院就诊,尿常规显示尿液中有脓尿、血尿、尿液混浊、白细胞增高。超声检查诊断为细菌性膀胱炎。经抗感染治疗后,病情好转。

2. 超声检查

超声所见：

膀胱充盈好，膀胱壁增厚，不光滑，腔内可见多个点、絮状中强回声漂浮。

超声提示：

膀胱炎性改变

3. 什么是细菌性膀胱炎

细菌性膀胱炎是泌尿系统最常见的疾病之一，常与尿道炎统称为下尿路感染，感染细菌以大肠埃希菌最常见，另外也可见于变形杆菌、葡萄球菌、铜绿假单胞菌等感染。膀胱炎继发于肾脏感染称为下行性感染。亦可能由邻近器官感染经淋巴传播或直接蔓延所引起，但绝大多数为逆行感染。本病多数并非作为一个独立的疾病出现，而是可能来源于多种泌尿系统疾病或泌尿系统外的异常。多见于女性，尤其在新婚期和更年期后更容易发病。

4. 为什么细菌性膀胱炎好发于女性

因为女性尿道短，常被邻近阴道和肛门的内容物污染。尿道口解剖异常，如尿道口后缘有隆起的处女膜阻挡或尿道末端纤维环相对狭窄，这些梗阻因素也可引起尿道膀胱反流，造成膀胱炎。女性尿道口与阴道过于靠近，位于处女膜环的前缘，易受污染。女性新婚期性交也可诱发膀胱炎，因性交时尿道口受压内陷或损伤，尿道远端 1/3 处的细菌被挤入膀胱，也可能因激素变化，引起阴道和尿道黏膜防御机制障碍而导致膀胱炎。男性尿道较长，单纯细菌性膀胱炎很少发生，多继发于下尿路梗阻性疾病，如前列腺增生等。

5. 引起细菌性膀胱炎的原因有哪些

(1)膀胱内在因素,如膀胱内结石、异物、肿瘤和留置尿管等,破坏膀胱黏膜防御能力,利于细菌侵犯。

(2)膀胱颈以下尿路梗阻,引起排尿障碍,失去尿液冲洗作用,残余尿则成为细菌成长的良好培养基。

(3)神经系统损伤,如神经系统疾病或盆腔大范围手术后,损伤支配膀胱的神经,造成排尿困难而引起感染。

(4)女性因尿道解剖和生理学方面的特点,更容易患膀胱炎。

(5)男性前列腺炎、精囊炎,女性尿道旁腺炎亦可引起膀胱炎。

(6)尿道内应用器械检查和治疗时,细菌可随之进入膀胱。

6. 急性膀胱炎的病理表现有哪些

轻度急性膀胱炎仅见膀胱黏膜充血以及分布不均的灶状水肿和中性粒细胞浸润。严重的急性膀胱炎则见黏膜的严重充血和水肿,移行上皮增生并可伴有溃疡,中性白细胞弥漫浸润,可深达肌层,小血管壁水肿增厚,内皮细胞增生。有的可见小脓肿形成。有的充血与出血很严重,称为出血性膀胱炎,有时可见脓性纤维素性渗出物在黏膜表面形成伪膜,称为伪膜性膀胱炎。当严重的感染、化学性损伤以及放射性损伤累及膀胱血管导致血循环障碍时,在严重的炎症病变基础上,又有广泛组织坏死,称为坏疽性膀胱炎。

7. 慢性膀胱炎的病理表现有哪些

多由急性膀胱炎迁延或反复发作演变而来,移行上皮不规则增生,或有炎性息肉形成,并常有鳞状上皮化生。黏膜下层充血,弥漫的或多灶的淋巴细胞、单核细胞、浆细胞及多少不等的嗜酸性白细胞浸润,同时有多少不等的纤维结缔组织增生,血管壁增厚。上述病变可波及肌层,严重者导致膀胱壁增厚、挛缩。有时浸润的淋巴细胞聚集形成多数淋巴滤泡,使黏膜呈颗粒状,称为滤泡性膀胱炎。溃疡明显者,称为溃疡性膀胱炎。有时出现病原不能确定的肉芽肿,称为肉芽肿性膀胱炎。

8. 细菌性膀胱炎的临床表现是什么

常见的症状有尿频、尿急、尿痛、脓尿和终末血尿,甚至全程肉眼血尿。严重者由于炎症刺激膀胱发生痉挛,使膀胱不能贮存尿液,频频排尿无法计数,出现类似尿失禁的现象。因急性炎症病变部位浅,膀胱黏膜吸收能力很弱,尿频使脓尿得以及时排出,所以单纯急性膀胱炎全身症状轻微,多不发热。若有畏寒、发热,则应考虑同时合并有其他泌尿生殖系器官急性感染的存在。慢性膀胱炎膀胱刺激症状较轻,但经常反复发作。

9. 诊断细菌性膀胱炎应做哪些检查

根据患者典型的临床表现,细菌性膀胱炎的诊断并不困难,可进行相应的检查:

(1)尿常规:脓尿、血尿、尿液混浊。

(2)尿沉渣试验:白细胞≥5/HP,有时存在有白细胞管型、脓细胞管型。

(3)尿细菌培养:尿细菌培养≥100 000/ml。

(4)药敏试验:除尿细菌培养外,还应做药物敏感试验,典型病例常获得阳性结果。

(5)血常规:白细胞升高,轻度贫血。肾功能一般不受影响。

(6)超声检查:可直观、详细地观察膀胱的炎性改变。

(7)急性膀胱炎:患者应禁忌行膀胱镜检查。

10. 急性细菌性膀胱炎的超声表现是什么

(1)膀胱壁回声正常,或表现轻度水肿增厚,呈低回声,层次清晰。

(2)膀胱容量减少,可降至100ml以下。

(3)膀胱积脓时,其内呈均匀的迷雾状低回声。有时膀胱内可见一分层平面,呈低回声沉淀物。

11. 慢性细菌性膀胱炎的超声表现是什么

早期声像图无明显变化,长期发生萎缩、广泛纤维增生可有如下表现:

(1)膀胱壁增厚,表面欠光滑,回声不均匀。

(2)轻者膀胱容量改变不大,重者膀胱腔的容量显著减少。

12. 细菌性膀胱炎和急性肾盂肾炎如何鉴别

急性肾盂肾炎在育龄妇女最常见,起病急骤,高热寒战,体温多在38℃～39℃之间,腰痛,小腹酸痛,体检时在上输尿管点或肋腰点有压痛,肾区叩痛阳性,儿童患者的症状不明显,起病时除高热等症状外,常有惊厥、抽搐发作。单纯急性细菌性膀胱炎一般全身症状较轻,多不伴发热症状。

13. 细菌性膀胱炎和结核性膀胱炎如何鉴别

结核性膀胱炎症状逐渐加重、顽固,普通尿培养阴性,尿内结核杆菌可为阳性,膀胱镜检查可见结核结节或溃疡,肾盂造影多有破坏性表现。

14. 细菌性膀胱炎和间质性膀胱炎如何鉴别

间质性膀胱炎患者的尿液清晰,极少数患者有少量脓细胞,无菌尿,膀胱充盈时有剧痛,耻骨上膀胱区可触及饱满而有压痛的膀胱。

15. 细菌性膀胱炎和尿道综合征如何鉴别

尿道综合征具有典型的尿路刺激症状,多次新鲜清洁中段尿培养阴性,感染性尿道综合征可检测到衣原体和支原体等,非感染性尿道综合征多与精神因素及过敏有关。

16. 细菌性膀胱炎如何治疗

(1)需卧床休息,多饮水,避免刺激性食物,热水坐浴可改善会阴部血液循环,减轻症状。

(2)用碳酸氢钠或枸橼酸钾等药物碱化尿液,缓解膀胱痉挛。

(3)对病原菌的治疗,多采用联合用药治疗以增强临床效果:①对大肠埃希菌感染,多选用氨苄西林与庆大霉素、先锋霉素与庆大霉素或卡那霉素或阿米卡星合用。②对变形杆菌感染,多运用呋喃妥因与红霉素合用,或者青霉素类与庆大霉素或卡那霉素合用。③对铜绿假单胞菌感染,多运用氨苄西林与庆大霉素或卡那霉素合用。④对金黄色葡萄球菌感染,多运用新青霉素Ⅰ或Ⅱ与先锋霉素或庆大霉素合用,红霉素与庆大霉素或卡那霉素合用。

17. 治疗细菌性膀胱炎的注意事项有哪些

(1)急性细菌性膀胱炎患者,需卧床休息,多饮水,避免刺激性食物,并可用颠茄、阿托品、地西泮等药物,膀胱区热敷、热水坐浴等缓解膀胱痉挛。急性膀胱炎的病程较短,如及时治疗,症状多在1周左右消失。少数女性患者伴有膀胱输尿管反流,感染可上升而引起肾盂肾炎,一般在女性儿童较常见。

(2)对有明显诱因的慢性膀胱炎,必须解除病因,否则膀胱炎难以控制。如解除尿路梗阻、去除膀胱内异物、结石等。

(3)用碳酸氢钠或枸橼酸钾碱性药物,降低尿液酸度,缓解膀胱痉挛。

(4)绝经后妇女发生尿路感染,可能与雌激素缺乏引起阴道内乳酸杆菌减少和致病菌的繁殖有关,因此雌激素替代疗法可以维持正常的阴道内环境,增加乳酸杆菌并清除致病菌。

18. 如何预防细菌性膀胱炎

(1)养成良好的卫生习惯:女婴在大小便后应及时更换尿布,洗涤会阴和臀部,尿布必须干净清洁。1岁以后的孩子,不论男女,都应穿满裆裤,不要就地而坐,以免外阴和尿道感染。睡前、便后用水清洗下身。清洗顺序应先洗外生殖器,后洗肛门,避免交叉感染。有条件者可用1%～2%的高锰酸钾温水清洗,则效果更佳。已婚夫妇双方均应养成每晚清洗的习惯,毛巾、水盆、脚布应分开。要适当控制性生活,因为频繁或不洁的性生活会导致尿路感染。有条件者,房事前男女双方都应先洗澡,或者用温水清洗下身。房事后女方应排空膀胱,可起到冲洗尿道,减少感染的作用。

(2)不可憋尿,要勤排尿:要养成多喝开水的习惯,每天喝水量应在1500～2000ml。多喝水能增强利尿作用和肾脏的免疫功能,起到冲洗尿道的作用,有利于细菌和毒素的排出。多食新鲜水果和果汁饮料,使尿液处于偏碱状态,使细菌不易生长繁殖。尽量避免导尿或尿路器械检查。

（3）急性期一般在 1 周内应卧床休息：症状控制后可在室内活动，在第 2 周可逐渐过渡到半休、全日制工作。平时要注意劳逸结合，过度劳累或病后休息不好导致感染复发和转变为慢性。

（4）饮食宜清淡：多食富含水分的新鲜蔬菜、瓜果等，如西瓜、冬瓜、黄瓜、鲜藕、梨、赤小豆等。禁食葱、韭菜、蒜、胡椒、生姜等刺激性食物，减少对尿路的刺激。戒烟、禁酒。忌食温性食物，如羊肉、狗肉、兔肉及肥甘油腻之品。

（5）加强体育锻炼，增强体质：是预防发生泌尿系感染的重要方面。一旦感染，在发热、尿检查异常的急性期，应卧床休息。恢复期就要参加适度的体力活动，避免体质虚弱，迁延不愈。活动方式可因人而异，但不能过于疲劳。

六、间质性膀胱炎

1. 病例报告

患者，女，62 岁，主诉因下腹不适伴尿频、尿急 5 年入院，患者膀胱区域疼痛不适明显，排尿后可缓解。经抗感染、中药等治疗，上述症状未见明显好转，查尿常规、中段尿细菌培养、腹腔镜检查未见异常。肠镜检查示慢性结肠炎，降结肠腺瘤予以镜下摘除。但其后，下腹部疼痛和尿频、尿急仍无改善，为明确诊断，进行膀胱镜和超声检查，均显示膀胱慢性炎症改变。膀胱注水扩张后，可见膀胱黏膜散在点状出血灶，遂行治疗性膀胱水扩张术，术后患者尿频、尿急及下腹疼痛症状明显好转。

2. 超声检查

超声所见：

膀胱充盈好,膀胱壁增厚,表面不光滑,可见嵴小梁形成。

超声提示:

结合临床,考虑为间质性膀胱炎

3. 什么是间质性膀胱炎

间质性膀胱炎是一种慢性非细菌性膀胱全层的炎性疾病,好发于中年女性,其特点主要是膀胱壁的纤维化,并伴有膀胱容量的减少。以尿急、尿频、膀胱区痛为主要症状。

4. 间质性膀胱炎的临床表现有哪些

膀胱区或下腹部、耻骨上疼痛,合并会阴部疼痛。疼痛性质:钝痛、放射样抽痛、下坠样痛,尿道口针刺样痛。尿频、尿急、尿痛等症状,夜尿增多(白天排尿 15～40 次,夜尿 6～20 次),排尿困难。

5. 间质性膀胱炎的病理表现有哪些

在病理上,患有间质性膀胱炎的膀胱壁黏膜变薄,黏膜下层毛细血管扩张、充血,呈炎性征象。膀胱黏膜变薄甚至脱落,这在膀胱舒缩最大部位最为明显。肌层中血管减少,程度不等的纤维化,使其容量减少,有时减少相当明显。淋巴管扩张,并有淋巴细胞浸润和肥大细胞渗入,有时还可见到小的溃疡或裂隙。在某些严重的病例,由于膀胱输尿管连接处受损,可产生膀胱输尿管反流,甚至产生输尿管扩张、肾积水及肾盂肾炎。

6. 引起间质性膀胱炎的病因有哪些

间质性膀胱炎的发病机制目前还不明确,主要有以下几种学说:

(1)尿路感染:感染不是间质性膀胱炎的直接原因,但可能通过间接机制引起自身免疫反应,导致损伤。有人认为非细菌性感染是发生间质性膀胱炎的原因之一。

(2)肥大细胞浸润:许多研究者注意到肥大细胞增多在间质性膀胱炎的发病机制中可作为一个原因或最后的共同途径。间质性膀胱炎的肥大细胞主要位于黏膜下层及逼尿肌中,且功能活跃,肥大细胞引起血管扩张、充血、炎细胞渗出,刺激神经纤维,导致疼痛。

(3)黏膜上皮通透性改变:上皮通透性改变被认为是间质性膀胱炎炎症及疼痛症状的原因。有学者认为,间质性膀胱炎患者黏膜上葡聚糖层明显减少,导致黏膜通透性增高,化学物质渗透至黏膜下层,导致接触性损伤及炎症,刺激疼痛神经,导致疼痛症状。

(4)神经源性机制:盆底肌功能障碍、骶神经炎可造成间质性膀胱炎的疼痛。

(5)自身免疫:间质性膀胱炎患者抗体及 T 淋巴细胞病理性增多。相当一部分间质性膀胱炎患者伴有自身免疫性疾病,如系统性红斑狼疮等。

(6)尿液异常:尿液内一些小分子量的阳性离子与肝素结合,损伤尿路上皮及其下面的平滑肌细胞,导致间质性膀胱炎的发生。

(7)缺氧、精神紧张:一些医生认为,部分患者儿童时期排尿障碍是其成年后发生间质性膀胱炎的原因。

7. 诊断间质性膀胱炎的标准有哪些

间质性膀胱炎的诊断必须同时考虑下述三方面因素:

(1)明显的排尿刺激症状。

（2）无引起此症状的其他疾病的客观指标。

（3）膀胱镜检有典型表现。

同时，美国间质性膀胱炎工作组制定了间质性膀胱炎诊断的临床标准：

（1）白天 12 小时内排尿次数多于 5 次。

（2）夜尿多于 2 次。

（3）症状持续 1 年以上。

（4）尿动力学检查未发现逼尿肌的不稳定性。

（5）膀胱容量小于 400ml。

（6）尿急。

（7）膀胱黏膜溃疡。

（8）下列症状与体征至少有 2 条者：①膀胱充盈时疼痛，排尿后减轻。②耻骨上、盆腔、尿道、阴道或会阴疼痛。③麻醉状态下行膀胱镜检查，可见膀胱黏膜淤点。④对膀胱镜的耐受力下降。

8. 除外间质性膀胱炎的诊断条件有哪些

（1）患者小于 18 岁。

（2）膀胱良、恶性肿瘤。

（3）放射性膀胱炎或环磷酰胺引起的膀胱炎。

（4）膀胱结核。

（5）细菌性膀胱炎。

（6）阴道炎。

（7）尿道憩室。

（8）妇科肿瘤侵及膀胱。

（9）生殖器疱疹。

（10）输尿管末端或膀胱结石。

9. 诊断及除外诊断需做的检查有哪些

(1)尿培养和尿细菌学检查,除外细菌性膀胱炎及尿路上皮肿瘤。

(2)膀胱镜检查。

(3)病理学检查。

(4)血生化检查。

(5)尿动力学检查。

10. 间质性膀胱炎如何治疗

(1)饮食调节:有研究表明当血钾达到 12～15mmol/L 时会刺激感觉神经引起疼痛。因此,间质性膀胱炎患者应避免食用含钾丰富的食物,如橘类、番茄、巧克力、咖啡等,以免肾脏排钾增加而使尿钾浓度升高,同时避免吃辛辣刺激性食物加重或诱发疼痛症状。

(2)行为物理治疗:包括定时排尿、逐步延迟排尿、饮水控制和盆底肌训练等。物理治疗主要形式有生物反馈治疗,适用于间质性膀胱炎合并盆底疼痛者。

(3)口服药物:目前治疗间质性膀胱炎最有效的口服药物是硫酸戊聚糖,口服此药有助于修复和恢复膀胱上皮结构。多数学者建议,为避免服药引起的间质性膀胱炎过敏反应的发生,应联合服用抗组胺药物。由于部分患者出现焦虑和抑郁症状,因此口服一些抗抑郁药物对改善间质性膀胱炎的症状有一定的效果。目前认为,疗效较好的抗抑郁药物为三环类抗抑郁药,它可以阻止组胺的释放,降低膀胱黏膜下层感觉神经兴奋性,起到镇痛、扩张膀胱容量的作用。

(4)膀胱液压扩张:膀胱液压扩张通常是最常用而且是应用

最广泛的治疗方法,它可以增加膀胱容量,减轻病人膀胱疼痛的感觉。

(5)膀胱药物灌注:可用于间质性膀胱炎药物灌注的药物包括二甲亚砜、肝素、硫酸戊聚糖、透明质酸钠、硝酸银、克罗派汀等。由于硝酸银、克罗派汀两种药物灌注非常疼痛,必须对患者进行全身麻醉。

(6)经皮骶神经电刺激:此方法对顽固性间质性膀胱炎患者尿频、疼痛、平均和最大排尿量、炎症指数均有显著性改善。它是一种安全有效的方法,不破坏患者的任何解剖结构,也无明显的并发症,现已成为治疗顽固性间质性膀胱炎的主要治疗手段之一。

(7)经尿道膀胱溃疡切除或激光消融术:典型的溃疡型间质性膀胱炎,通过经尿道手术,采用电切、电灼或激光消融切除溃疡,患者症状有时可得到明显的缓解。

(8)开放手术:主要有肠道膀胱扩大术、膀胱切除尿流改道术等。肠道膀胱扩大术主要适用于膀胱顺应性减低的间质性膀胱炎患者。膀胱切除尿流改道术是间质性膀胱炎治疗的最后手段,尤其适应于膀胱容量明显减少及出现尿道疼痛者。无论选择何种开放性手术均应慎重,主要适用于长期严重的间质性膀胱炎已导致膀胱纤维化,顺应性明显减低,甚至可能影响上尿路功能者。

11. 中医如何治疗间质性膀胱炎

中医学认为,间质性膀胱炎属"淋证"范畴,其病位在膀胱,与三焦、肺、肝、脾、肾密切相关,病机主要为三焦气化失司。证型多以肝郁气滞、湿热下注为主,应以行气止痛、清热利湿为治则。柴胡有镇痛、镇定、抗炎及抗溃疡等作用,其对间质性膀胱炎患者的焦虑状态也有明显疗效,亦对溃疡性间质性膀胱炎同样有效。川楝子的提取物川楝素能阻断神经与肌肉的链接,起到镇痛作用,其对自觉尿道灼痛者比其他中药更为适用。白芍与甘草合用具有抗溃疡及镇痛效果。牛膝具有抗炎镇痛作用,能提高患者机体免疫功能。

12. 针灸如何治疗间质性膀胱炎

针灸以任脉关元、中极为主,既通补阴经,亦调解痉挛。取穴有太冲、曲泉、三阴交、肾俞、膀胱俞。伴有心烦焦虑的患者,加神门;伴有神疲乏力、纳差者,加足三里。其中,太冲穴理气平肝,通经活血;曲泉穴清利湿热,通调水道;三阴交穴健脾化湿,疏肝益肾;足三里穴调补气血,强壮机体。取关元、中极穴意在加强刺激。诸穴配合,激发经络之气,调节脏腑功能,使机体恢复健康。

13. 为什么间质性膀胱炎患者大多患有心理疾病

(1)间质性膀胱炎的临床特征:尿频、尿急等尿路刺激症状对间质性膀胱炎患者的工作及睡眠等日常生活有较为明显的影响,进而下丘脑-垂体-肾上腺轴等受到影响,体内多种激素紊乱,促进了心理障碍的产生。长期的下腹部以及会阴部胀痛不适,易与性功能相连,可能导致生理心理出现障碍;病情反复、病程长、疗效差也容易让患者失去信心和耐心,随着病情的延长未及时干预,负面情绪可能加重。

(2)经济条件:经济条件和患者的负面情绪呈明显负相关。长期反复的治疗给患者造成了巨大的经济负担,并发焦虑和抑郁等心理疾患。

(3)文化程度:多项调查均显示,患者的焦虑和抑郁程度与受教育程度呈负相关。可能文化程度较低的患者缺乏健康知识,信息接受能力较差,对疾病的认识受到限制。生活环境、人际关系、自身修养等方面及文化程度高者,更容易产生心理障碍。

(4)女性患者与男性患者相比:思想更为复杂,情绪波动更明显,心理压力更大。这些特点可能与女性的生理有关。

14. 女性间质性膀胱炎患者的症状和生理期有关吗

有研究表明,未绝经的间质性膀胱炎患者的症状随月经周期而变化,未绝经患者在月经期膀胱疼痛症状会加重。这可能与女性月经期的性激素失衡有关,因为性激素在女性月经期的波动最大,若给予外源性激素使激素水平相对稳定时,疼痛则无周期性变化。绝经患者的症状轻,可能与绝经患者的性激素水平相对比较稳定有关。再者,间质性膀胱炎患者伴发子宫肌瘤、乳腺增生、卵巢囊肿、子宫内膜异位症等性激素失调症的发病率也高于一般人,说明性激素失调可能是导致间质性膀胱炎发展的因素之一。

15. 间质性膀胱炎与慢性无菌性前列腺炎如何区别

间质性膀胱炎与慢性无菌性前列腺炎的共同临床特征均是下腹部及会阴部疼痛不适,有憋胀感,两种疾病都极大地影响患者的生活质量。由于缺乏疾病的标志或特殊的组织学变化,因此长期以来这两种疾病都难以诊断。近几年研究证明,许多被诊断为慢性无菌性前列腺炎患者的症状,实际上是由其他疾病引起的,盆腔痛、尿频、尿急是膀胱源性的而非前列腺源性的。但间质性膀胱炎患者随着憋尿时间的延长,下腹部疼痛症状有加重趋势,排尿后症状稍缓解,患者前列腺液细菌培养无细菌生长,麻醉下膀胱水扩张试验阳性,通过改善患者排尿习惯,应用膀胱灌注等方法治疗有效。慢性无菌性前列腺炎的前列腺液镜检时白细胞会升高、微生物培养呈阳性,以上针对间质性膀胱炎的治疗对其无效。治疗上前列腺炎的治疗重点在前列腺,而非膀胱,疑似慢性无菌性前列腺炎经综合治疗无效的顽固性下尿路症状者,应考虑间质性膀胱炎的可能性。因此,间质性膀胱炎与慢性无菌性前列腺炎虽然容易混淆,但是它们的发病原因尤其是发病部位不同,使得它们有各自不同的特征,全面检查后还是可以区别。

16. 间质性膀胱炎与细菌性膀胱炎如何区别

间质性膀胱炎与细菌性膀胱炎的临床症状均表现出尿频、尿急、盆底及腹部疼痛或不适等。其中间质性膀胱炎患者表现为膀胱容量减少,随着憋尿时间的延长会加重上述症状,排尿后症状缓解,可采用麻醉下膀胱水扩张并膀胱灌注透明质酸钠的治疗方法进行治疗。细菌性膀胱炎患者尿液细菌培养及尿液常规检查结果为阳性,可采用敏感抗生素进行治疗。因此,间质性膀胱炎与细菌性膀胱炎临床诊断难以区分,但可根据两者的发病部位及发病原因不同及临床表现出来的不同特征,并联合化验检查、结合病史进行区分。

17. 如何护理间质性膀胱炎患者

(1)术后护理:患者术后回到病房后要妥善固定引流管和引流袋,用生理盐水冲洗膀胱,保证引流管通畅,避免引流管脱出或扭曲。定时观察尿液的颜色,如为深红色则应加快冲洗速度,并通知医生。

(2)饮食护理:良好的饮食对于避免疾病发作和控制症状有重要作用。护理人员应告知患者少食用豆制品、腌制品、刺激性强的食物,禁止食用啤酒、饮料和部分奶制品(如酸奶、奶酪、咖啡奶等)及调味品(辣椒、洋葱、酱油等)。鼓励患者多食用高纤维、营养丰富的食品。

(3)膀胱灌注的护理:灌注前护理人员应与患者交流,告知患者的注意事项和重要性,叮嘱患者1~2小时内禁止饮水,减少尿液的产生。灌注前要排空膀胱,注入药物后告知患者要右侧卧位、左侧卧位、平卧位交替,每15分钟交换一次体位,使药物与膀胱壁充分接触。灌注后,护理人员要耐心倾听患者治疗后的效果及心情,鼓励患者继续治疗,增加其战胜疾病的信心。

(4)疼痛的护理:部分患者因紧张、情绪激动、恐惧、噪声和强光等会加重疼痛。因此,护理人员应细心了解个人情况,从细结入手,避免不必要的疼痛加重,必要时可以应用镇痛药物、泡热水浴和听音乐来缓解疼痛。要争取患者积极配合,鼓励和关心患者,给患者以安慰和信心。

(5)出院指导:患者出院后护理人员要做好心理疏导,告知患者间质性膀胱炎需要长期治疗,鼓励其养成一个良好的心态,增强战胜疾病的信心;要多洗热水澡,多喝水,同时注意饮食,养成一个良好的生活习惯。

18. 间质性膀胱炎患者如何自我护理

避免辛辣、烟酒、咖啡、碳酸饮料,避免酸性食物如浓缩果汁、番茄、柑橘,以及含钾丰富的食物如香蕉等,多饮水,多食含纤维多的食物,保持大便通畅。女性患者因尿道口与阴道口相邻,尿道短而粗,故易导致逆行感染,应保持会阴部清洁,勤清洗,勤换内裤。宜穿宽松的棉质衣裤,对下腹部不挤压,穿软底鞋以减少震动等。可自我实施足底反射区按摩疗法,按摩位于双脚内踝舟骨下方拇展肌侧方的膀胱穴,可产生良性冲动,刺激中枢腺体,释放多种止痛物质,并且有效的膀胱穴按摩可增加流经足底的血液流速及流量,从而改善心脏功能,降低心脏负担。患者应明白定期治疗的重要性,树立克服疾病的信心,不要因暂时无症状或者症状未得到明显缓解而放弃继续治疗。膀胱药物灌注疗程长,每次间隔时间随疗程有所变化,应记录每次灌注后的反应,并及时反馈给医生。间质性膀胱炎是一种顽固的慢性疾病,不易治愈,需要患者在积极配合药物治疗的同时,保持良好的心态,喜、怒、忧、思、悲、恐、惊等七情变化可导致人体脏腑、血气失调,建议患者平时多参加社交活动,适当锻炼,养鱼,育花,保持心平气和,在心理上战胜疾病。

七、膀胱破裂

1. 病例报告

患者,男,43岁,因持续性下腹部疼痛2小时后腹痛加剧难忍入院,追问病史,患者于醉酒后醒来8小时觉有尿意,但排尿费力,用力排尿时未能排出尿液。否认既往泌尿系疾病、外伤史。查体:急性痛苦面容,腹肌压痛、反跳痛明显。行超声检查,可见膀胱充盈差,"立体感"消失,似"塌陷感",膀胱前壁回声不连续,腹腔、盆腔大量积液,考虑膀胱破裂,即刻行急诊外科手术,发现膀胱前壁破裂口约为5.7cm,吸出血性尿液约3000ml。

2. 超声检查

超声所见:

膀胱充盈差,膀胱前壁增厚,回声不均匀,可见连续性回声中断约为4.0cm。探头加压,可见壁中断处有液体外流,彩色血流频谱可见一束红色多普勒信号通过。膀胱腔内可见血块样回声,膀胱周围可见不规则的液性暗区。腹腔、盆腔内可见大量游离液性暗区,最深处约为 9.5cm,内透声欠佳。

超声提示:

考虑自发性膀胱破裂,膀胱周围积液,腹腔、盆腔大量积液

3. 什么情况下膀胱容易损伤

一般情况下,膀胱是不容易受到损伤的,它位于盆腔深处,受到周围筋膜、肌肉、骨盆及其他软组织的保护,所以很少为外界暴力所损伤。但当膀胱充盈时,其位置高于耻骨联合,在下列一些特殊情况下,有可能发生膀胱破裂:

(1)下腹部受到突然的暴力冲击、挤压作用。

(2)发生骨盆骨折,骨盆的断端可能刺破膀胱,导致膀胱破裂。

(3)病理性膀胱,如肿瘤、结核或反复手术后的膀胱等,因局部病变脆弱而自发破裂。

(4)火器或利刃导致的开放性膀胱破裂。

(5)医源性膀胱损伤,如手术误伤膀胱。

4. 膀胱破裂有哪些分类

膀胱破裂通常可分为外伤性、医源性和自发性三类。根据膀胱破裂口与腹膜的关系可以分为腹膜内型膀胱破裂、腹膜外型膀胱破裂和混合型膀胱破裂。

5. 膀胱破裂有哪些病因

外伤性膀胱破裂以骨盆骨折导致膀胱破裂最常见;医源性破裂,多见于泌尿外科下尿路内镜检查、妇科盆腔手术、普外科盆腔手术、疝修补术等;自发性膀胱破裂多见于病理性膀胱结核、肿

瘤,接受放射治疗、醉酒、慢性尿潴留、便秘者或难产的产妇分娩。

6. 膀胱破裂有什么临床表现

(1)休克:膀胱破裂合并其他脏器损伤或骨盆骨折出血严重者,易发生失血性休克;发生腹膜内型膀胱破裂时,外渗尿液刺激腹膜引起腹膜炎,产生剧烈腹痛,感染性尿液刺激作用更强烈,亦可导致休克。

(2)腹痛:腹膜内型膀胱破裂时,尿液渗入腹腔,疼痛由下腹部开始随着尿液扩散至全腹,并出现腹肌紧张、压痛、反跳痛等腹膜炎体征。腹膜外型膀胱破裂时外渗尿液与血液一起积于盆腔内膀胱周围,患者下腹部膨胀,疼痛位于骨盆部及下腹部,并出现压痛及肌紧张,有时疼痛可放射至直肠、会阴及下肢。伴有骨盆骨折时疼痛更加剧烈。

(3)排尿困难、血尿:膀胱破裂患者出血常和尿液一起自破裂口外溢,外渗尿液刺激膀胱可出现尿意频繁,但一般不能自尿道口排出尿液或仅能排出少量血尿,很少出现大量血尿。

(4)尿瘘:开放性膀胱损伤患者可见尿液从伤口流出,若同时见伤口处有气体逸出或粪便排出,或者直肠或阴道内有尿液流出,则说明同时合并有膀胱直肠瘘或膀胱阴道瘘。

7. 膀胱破裂可做哪些检查

(1)超声检查:是早期诊断膀胱破裂的有效方法,具有操作简便,实时动态观察的优势。可在床边检查,不受患者身体状态的影响,也可同时观察有无腹腔其他脏器的损伤。超声能准确观察膀胱破裂的部位、范围及尿液外渗到腹腔的量等情况。

(2)尿常规检查:可以初步筛查有无泌尿系统的损伤。如尿镜检无血细胞,可排除膀胱破裂。

（3）导尿检查：如引流出清亮的尿液，可初步排除膀胱损伤，不能导出尿液或仅导出少量尿液应高度怀疑膀胱破裂。

（4）膀胱注水试验：通过导尿管向膀胱内注入生理盐水，几分钟后吸出，如果出入量相近则可排除膀胱破裂，但如果出量明显减少则要高度怀疑膀胱破裂。

（5）腹腔穿刺：有腹水者可行腹腔穿刺进行检验，确定是否是外渗的尿液。

（6）膀胱造影：是最有价值的检查方法。可确定有无膀胱破裂。

（7）CT、MRI 检查：不作为膀胱损伤的首选检查方法，但是可以发现合并其他脏器损伤。

（8）泌尿系统造影：怀疑有肾脏、输尿管合并损伤时可以行排泄性泌尿系统造影检查。

8. 彩色多普勒超声检查对膀胱破裂有什么诊断价值

膀胱破裂时，彩色多普勒超声表现为膀胱充盈不良、壁稍厚、连续性中断，并可直接观察膀胱破裂的部位、破裂口的大小。膀胱充盈伴盆腔、腹腔积液时，在膀胱破裂口两侧分别施以患者能耐受的压力，裂口两侧的压力差会产生液体的流动效应，可见裂口处尿液流动形成的"涌泉状"回声，这为膀胱破裂的诊断又提供了一个可靠而有力的依据。

总之，彩色多普勒超声检查可早期诊断膀胱破裂，并能显示腹腔内其他脏器有无合并损伤，操作简便、快捷、准确、无创、可实时重复观察，是膀胱破裂的一种有效辅助检查方法。

9. 膀胱破裂可引发哪些并发症

(1)盆腔和腹腔脓肿形成是大部分膀胱破裂后引起的严重并发症之一,是由于受伤后漏诊和尿液外渗未得到及时处理所造成的。

(2)膀胱损伤常合并有骨盆或腹腔脏器的损伤属复合损伤,一时不易立即获得确诊,往往因注意力集中于腹腔重要脏器或血管、骨盆等损伤而忽略了膀胱损伤的可能性。尤其是腹膜内型膀胱破裂的患者,若不能早期确诊,腹膜炎的发生率明显升高,病死率亦随之增加。据统计约在 10% 以上。

10. 膀胱破裂在哪些情况下不需要手术治疗

(1)已证实膀胱破裂,而无须手术探查其他脏器损伤者。

(2)12 小时内诊断明确者。

(3)保守治疗过程中无明显的尿路感染症状者。

(4)患者留置导尿管 2 周以上,尿路始终保持通畅者。

(5)患者在住院观察期间,没有出现出血及尿外渗的情况者。

(6)如发现患者病情恶化或保守治疗无效时,需要及时进行手术治疗。

11. 膀胱破裂如何治疗

(1)休克防治和抗感染治疗:休克预防和治疗是外伤患者最重要的急救措施,包括输液、输血、输代血浆制品、升压药物的使用等,以及必要的止血治疗,使患者脱离休克状态,特别是对抢救骨盆骨折引起的膀胱破裂尤其重要。

(2)急诊外科手术:经保守治疗后,患者没有明显改善,生命体征不稳,尿外渗症状加重或膀胱破裂合并盆腔、腹腔及其他脏器损伤时,需要急诊手术治疗,手术的主要目的为充分引流尿液、控制出血、膀胱裂口的修补和外渗液的彻底引流。

12. 中医如何治疗膀胱破裂

采用保守治疗膀胱破裂时可辅以中医治疗,治疗原则:活血止血。药方:七厘散(《良方集腋》)加减,麝香 0.1g(冲服),血竭 1g(溶化),没药 10g,乳香 10g,红花 8g,三七参 6g,琥珀 3g(冲服),白茅根 30g,桃仁 10g。若瘀阻不通者,可加冬葵子、生蒲黄以化之;血量较多者,加茜草根,侧柏叶;瘀滞化热尿黄赤,滴沥不爽者,加山栀子、紫花地丁、蒲公英、淡竹叶、白茅根以清热利尿。

13. 膀胱破裂易和哪些疾病混淆

(1)腹腔脏器损伤:主要为肝、脾破裂,表现为腹痛、出血性休克等危急症状,有明显的腹膜刺激症状和体征,无排尿困难和血尿症状。腹腔穿刺抽出血性液体,尿液检查无红细胞。行导尿、膀胱内注水试验或膀胱造影未发现膀胱破裂征象。

(2)卵巢破裂:多见于 14～30 岁之间的女性,主要表现为剧烈下腹痛、下腹坠胀及里急后重感。可出现腹膜刺激症状和体征,严重者可引起出血性休克。该病多发生于排卵期和排卵后,无停经史,无排尿困难、血尿及尿外渗表现。经导尿、膀胱内注水试验或膀胱造影检查未发现膀胱破裂征象。

(3)卵巢囊肿或肿瘤蒂扭转:表现为突发性剧烈腹痛、局限性肌紧张等腹膜刺激症状和体征;与膀胱破裂尿液漏入腹腔引起的腹膜刺激症状相似。但卵巢囊肿或肿瘤蒂扭转多由于体位改变或妊娠期子宫位置改变而引起,无外伤或手术史,无排尿困难、血尿或尿外渗表现。妇科检查,可发现明显压痛、张力较大的肿块。经导尿、膀胱内注水试验或膀胱造影检查未发现膀胱破裂征象。

14. 什么是膀胱内爆炸

膀胱内爆炸是尿道手术的一种严重并发症,是由于手术中膀胱内的气体爆炸导致膀胱损伤,轻者仅有黏膜损伤,重者引起膀胱全层破裂。

15. 膀胱破裂患者饮食应注意什么

(1)忌吃鸡、鱼、虾、牛肉、海鲜、咸菜。作料只能用醋、盐、味精(其他调料不要用)。

(2)忌吃酸辣刺激性食物,如烈酒、辣椒、酸味水果等,多吃利尿性食物,如西瓜、葡萄、菠萝、梨等。

八、膀胱肿瘤

1. 病例报告

患者,男,58岁,主诉出现无痛性血尿1年余,近期出现腹痛、消瘦、下肢水肿等症状。

2. 超声检查

超声所见:

膀胱充盈好,于膀胱右侧壁可见一大小约为1.5cm×1.0cm的中等回声光团,表面不光滑,呈菜花样,基底部较宽,不移动,后方无衰减,其内可探及血流信号。超声造影显示肿块内动脉期快速增强,膀胱壁稍后增强。

超声提示:

膀胱内实性占位

3. 膀胱肿瘤的致病危险因素有哪些

膀胱肿瘤的发生是复杂、多因素、多步骤的病理变化过程,既有内在的遗传因素,又有外在的环境因素:

(1)膀胱肿瘤可能与遗传有关,有家族史者发生膀胱肿瘤的危险性明显增加,患有遗传性视网膜母细胞瘤的患者,其膀胱肿瘤的发生率也明显升高。

(2)吸烟是目前最为肯定的膀胱肿瘤致病危险因素,约30%~50%的膀胱肿瘤由吸烟引起,吸烟可使膀胱肿瘤危险率增加2~4倍,其危险率与吸烟的强度和时间成正比。

(3)长期接触工业化学产品,职业因素是最早获知的膀胱肿瘤的致病危险因素,约20%的膀胱肿瘤是由职业原因引起的,包括从事纺织、染料制造、橡胶化工、药物制剂和杀虫剂生产、皮革及铝、铁和钢生产。柴油机废气累积可增加膀胱肿瘤的发生危险。

(4)慢性感染(细菌、血吸虫及 HPV 感染等)、应用化疗药物环磷酰胺(潜伏期6~13年)、滥用含有非那西汀的止痛药(10年以上)、盆腔放疗、长期食用砷含量高的水和氯消毒水、咖啡、含有人造甜味剂的饮料和食品及长期使用染发剂等都可导致膀胱肿瘤的发生。

(5)对于肌层浸润性膀胱肿瘤,慢性尿路感染、残余尿及长期异物刺激(留置导尿管、结石)与之关系密切,其主要见于鳞状细胞癌和腺癌。

4. 膀胱肿瘤有哪些分类

(1)根据组织学,膀胱肿瘤可以分为上皮性肿瘤和非上皮性肿瘤。上皮性肿瘤占膀胱肿瘤的95%以上,以尿路上皮癌为主,占90％,其次为鳞癌和腺癌,分别占3％～7％和2％。其他少见的类型还有小细胞癌、类癌、恶性黑色素瘤等。近20％～30％的尿路上皮癌有区域性鳞状或腺样化生,是预后不良的指标。

(2)按照肿瘤生长方式分三类,一类是肿瘤和间质共同组成向膀胱腔内生长成为乳头状瘤或乳头状癌,占70％;另一类是肿瘤在上皮内浸润性生长,形成内翻性乳头状瘤或浸润性癌,占25％;非乳头和非浸润性者(原位癌)占5％。

5. 膀胱肿瘤的生长特性

肿瘤侵犯膀胱壁以三种方式进行:肿瘤浸润呈一致密团块的包裹性浸润,占70％;孤立的凸出式浸润,占27％;沿肌肉内平行或垂直于黏膜表面的淋巴管浸润扩散,占3％。由于肿瘤实际侵犯膀胱壁的范围远比临床所见广泛,故肿瘤不能被充分切除而易复发,这是临床上膀胱肿瘤易复发的重要原因之一。膀胱肿瘤可发生在膀胱的任何部位,但以三角区和输尿管口附近最多,约占一半以上,其次为膀胱侧壁、后壁、顶部、前壁。非上皮来源的恶性肿瘤主要来自间叶组织,占全部膀胱肿瘤的2％以下,如横纹肌肉瘤、平滑肌肉瘤、淋巴瘤、血管肉瘤等。

6. 膀胱恶性肿瘤有哪些临床表现

膀胱恶性肿瘤因肿瘤的发生部位、类型、大小、发展阶段、有无并发症或转移而表现各异:

(1)血尿:血尿为膀胱癌最常见的首发症状,85％的患者可出现反复发作的无痛性间歇性肉眼血尿。出血量可多可少,严重时带有血块。在膀胱癌发病的全过程100％或早或晚出现血尿。肉眼血尿中约68％为全程血尿,28％为终末血尿,4％为起始血尿。

(2)膀胱刺激症状:癌肿本身的浸润,癌组织溃疡,坏死及感染和淤血块等均可成为刺激因素使膀胱肌肉收缩而产生尿意,出现尿频、尿急、尿痛及持续性尿意感,持续腰胀痛,癌肿侵及膀胱括约肌时出现尿失禁。对缺乏感染依据的膀胱刺激证患者,应采取积极全面的检查措施,以确保早期做出诊断。凡出现膀胱刺激证状者,一般为预后不良的征兆。

(3)排尿困难:癌组织脱落或肿瘤本身及血块阻塞膀胱内口处,导致排尿困难约占7%,甚至出现尿潴留。

(4)上尿路阻塞症状:癌肿侵及输尿管口时,引起肾盂及输尿管口扩张积水,甚至感染,而引起不同程度的腰酸、腰痛、发热等。如双侧输尿管口受侵,可发生急性肾衰竭症状。

(5)下腹部肿块:以此为首发症状者约占3%,多为膀胱顶部腺癌或其他部位恶性度高的膀胱实体癌。直肠(或阴道)指检触及高低不平的硬块,用以了解肿瘤浸润膀胱壁的范围、深度,对肿瘤的分期估计有一定的帮助。

(6)全身症状:恶心、食欲不振、发热、消瘦、贫血、衰弱、恶病质、类白血病反应等。

(7)转移症状:肿瘤扩展到盆腔,腹膜后腔或直肠,引起腰痛,下腹痛放射到会阴部或大腿,直肠等。以盆腔淋巴结转移多见,转移到子宫、直肠、结肠、肝、肾而引起各脏器相应的临床症状。

(8)其他症状:膀胱鳞状细胞癌与移行上皮癌有些不同,病情发展快,病程短,浸润深而广,除血尿外,1/3患者有膀胱刺激症状。如发现晚,大多1年内死亡。膀胱腺癌与移行上皮癌的不同,表现在一般症状相同,但病变多侵犯肌层,故转移较早,预后不良。位于三角区及侧壁的膀胱癌,常起源于腺性膀胱炎,故多有膀胱刺激症状。

7. 膀胱肿瘤患者应做哪些检查

(1)尿常规检查:尿浓缩找病理细胞应作为首选检查方法。

由于检查无痛苦、无损伤,患者易接受。特别是对于接触致癌物质的人群,可在膀胱镜检查发现肿瘤前数月,通过尿液细胞检查可发现可疑细胞。此法明显优于排尿检查。

(2)超声检查:超声检查具有操作简便,诊断迅速和对患者无损伤性的特点,由于它对膀胱肿瘤的大小、形态等能够进行清晰的扫查,因此成为诊断膀胱疾病的首选方法之一。

(3)膀胱镜检查:膀胱镜检查在膀胱肿瘤诊断中占有极重要的地位,它可在直视下观察到肿瘤的数目、位置、大小、形态和输尿管口的关系等,同时可做活组织检查以明确诊断,又是制定治疗计划必不可少的重要依据。凡临床可疑膀胱肿瘤的病例,均应常规进行膀胱镜检查。

(4)膀胱造影:现应用不多,但有时可补充膀胱镜检查之不足。膀胱容量较小或出血较重或肿瘤太大,膀胱镜难窥全貌时,往往不能用膀胱镜检查得以诊断,可用分部膀胱造影方法为佳。

(5)静脉肾盂造影:对于膀胱肿瘤确诊前必须做静脉肾盂造影,它能排除肾盂和输尿管的肿瘤,显示因输尿管口或膀胱底部浸润性病变所造成的输尿管梗阻,了解双侧肾脏功能。如果做放射性同位素肾图,结合超声检查,部分病例可不常规做静脉肾盂造影。

(6)CT检查:能够了解膀胱与周围脏器的关系,肿瘤的外侵程度,周围器官是否有转移,对制定治疗计划很有帮助。在揭示膀胱肿瘤及增大的转移淋巴结方面,CT诊断的准确率在80%。此外,输尿管壁间段或膀胱憩室可能隐藏移行细胞瘤,这些肿瘤不易被其他检查方法发现,而CT扫描可能有所帮助。

(7)肿瘤标志物测定:由于免疫学的发展而利用免疫原理来寻找诊断早期肿瘤的方法。包括测定宿主的免疫反应性、加深对细胞的了解并估计预后;寻找特异而敏感的免疫检测指标——肿瘤标志物。但至今各种免疫检测大多数是非特异性的。

8. 超声造影对于膀胱肿瘤的诊断有哪些优势

超声造影是近几年应用于临床的一项新技术,是将超声造影剂从周围静脉注入人体内的一种超声增强显像方法,能明显提高低速血流的显示情况,真实反映肿瘤的血供特征,判断肿瘤的性质,对膀胱肿瘤的诊断具有一定的优势:

(1)与常规超声检查一样,超声造影具有简便、无创、实时、直观等特点。

(2)超声造影技术对于人体有很高的安全性,目前最常用的造影剂,可以直接随呼吸排出体外而无须通过机体代谢,因而对于肝、肾功能不全的患者尤其适合。

(3)超声造影检查重复性高,对于多病灶可进行多切面的观察,每两次检查间只需间隔10多分钟。

(4)超声造影对于病变血管检测的敏感度和特异度明显高于常规超声检查,其不仅能够提高肿瘤的检出率,而且还能够观察肿瘤内部血管灌注方式和进行动态灌注分析,并为肿瘤的良恶性判断提供更多的信息。

9. 三维超声成像对膀胱肿瘤的诊断有哪些优势

三维成像是科学计算可视化技术在现代医学影像诊断中最具有代表性的进展之一。目前,三维超声成像技术在临床的应用已取得较快的进展,在许多系统的疾病诊断中发挥着愈来愈重要的作用。三维超声通过对某一脏器的扫描,获得器官立体超声图像数据库,使超声扫描程序化、标准化。三维超声图像数据库在计算机帮助下可进行图像的虚拟扫描,从而获得不同超声切面图,其图像具有空间关系。不同超声图像切面的获得,消除了绝大部分超声检查的死角,为临床诊断提供更多的信息。由于膀胱内充满液体,透声极佳,尤其适用三维超声成像,在进行三维重建时,采用表面成像模式可清晰地显示病变的表面特征、立体形态及其与周围组织的空间关系,采用组织三维成像模式可清楚观察病变的内部及其与周围脏器的关系(图7-3)。

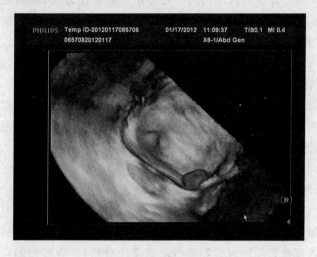

图 7-3　膀胱肿瘤

10. 膀胱肿瘤有哪些并发症

(1)常见并发症:临床上常见的膀胱肿瘤的并发症有尿潴留、膀胱癌痛及伴有严重的血尿。膀胱肿瘤会沿着淋巴道直达血管,随后扩散,且癌细胞可以直接进行种植。而淋巴道转移是膀胱癌中最为常见的一种方式,膀胱肿瘤一旦发生转移可向骨骼的内外转移,或者是向闭孔淋巴结群、髂总淋巴结转移。

(2)直接扩散:膀胱肿瘤患者的直接扩散,可以延伸至膀胱外与盆腔粘连,形成固定肿块。或是直接扩散到患者的后尿道,前列腺等位置。

（3）经血行转移：一般膀胱肿瘤患者的血行转移会在肝脏的位置最多见。所以晚期的膀胱肿瘤患者，以肝脏转移最为常见。随后因为肿瘤的压迫肿瘤细胞会向骨骼、肺等部位转移。

（4）肿瘤细胞直接种植：这种转移主要是出现在膀胱肿瘤患者的手术过程中。尤其是像膀胱内肿瘤复发的现象，或是出现多发性肿瘤的情况也会容易出现该种转移。

（5）手术后并发症：出血、盆腔感染、直肠损伤、无尿、伤口破裂。

（6）放疗后并发症：尿频、尿急、尿痛、血尿、便血、里急后重及直肠狭窄或直肠穿孔，肠道粘连、肠梗阻、小肠穿孔。

11. 出现哪些现象要警惕膀胱癌

（1）便血：膀胱癌疾病早期仅限于黏膜，因此可无症状，有时仅仅表现为排便习惯改变。当肿瘤长到一定程度的时候，会有便血的症状出现，此时便血多为淡暗色，粘附于大便表面。小便潜血阳性，因此持续小便潜血阳性者，可考虑膀胱癌，并做进一步的检查。

（2）黏液便和脓血便：膀胱癌疾病发展到一定程度，当膀胱癌肿破裂的时候，病人的大便中出现暗红或者鲜红的血液以及黏液。而且，粪血是相混的。因此，患者发现脓血便的时候，应该想到膀胱癌，及时到医院进行详细的检查。

（3）腹泻或便秘：膀胱癌患者还会有便秘和腹泻交替出现的现象，就是因为癌瘤的不断生长导致肠道的正常生理功能受到影响。因此，出现该现象的时候就应该考虑是否患有膀胱癌的可能，及时查找病因，及时治疗。

（4）血尿：血尿特别是间歇性无痛肉眼血尿为膀胱癌最常见的症状，85％患者就诊时有血尿，几乎100％的膀胱癌患者都有过镜下血尿。血尿间歇出现,可自行停止或减轻,容易造成"治愈"或"好转"的错觉。出血量或多或少,一般表现为全程血尿,终末加重。出血量和肿瘤大小、数目、恶性程度并不一致。分化良好的乳头状肿瘤可有严重血尿;反之,分化不良的浸润性癌血尿不严重。非上皮性肿瘤血尿较轻。任何成年人,特别是 40 岁以上,出现无痛性血尿时都应想到泌尿系肿瘤的可能,而其中膀胱癌尤为多见。

(5)膀胱刺激证:15％左右膀胱癌患者起始症状为尿频、尿急、尿痛即膀胱刺激症状。膀胱三角区肿瘤及广泛的原位癌或浸润癌患者可出现该症状。若肿瘤破溃、合并感染、膀胱肌痉挛时,膀胱刺激症状会更加明显。如果血尿伴有膀胱刺激症状,非常容易误诊为膀胱炎。膀胱炎的膀胱刺激症状常较重,且骤然发病,血尿在膀胱刺激症状以后出现。缺乏充分感染依据的膀胱刺激证患者要尽快全面检查以排除膀胱癌。

(6)排便习惯改变:需要警惕膀胱癌的最明显的症状就是小便次数增多,而且排便结束之后还有再次排便的感觉,临床上称这种现象为小便不尽。发现这些危险信号的时候,应该积极到医院检查。

12. 膀胱肿瘤应和哪些疾病区分

(1)肾结核、膀胱结核:表现为血尿在长期尿频以后出现,终末加重,尿量少。可伴盗汗、消瘦等症状。尿常规检查可能查到结核病菌。膀胱内的结核性肉芽肿有时可能误诊为膀胱癌。但经组织活检可以确诊。

(2)尿路结石:血尿多为镜下血尿,上尿路结石可出现肾、输尿管绞痛,膀胱结石可出现排尿中断现象,通过腹部 X 线平片、超声检查、膀胱镜检查等鉴别。由于膀胱结石对局部黏膜的刺激,可导致肿瘤发生。因此,长期膀胱结石出现血尿时,应想到膀胱癌的可能,必要时行膀胱镜检查及活检。

(3)肾、输尿管肿瘤:与膀胱癌的血尿相似,均可为间歇性、无痛性血尿,但膀胱癌 90%单独存在,膀胱癌血尿可能伴有尿路刺激症状或影响排尿,血尿开始或终末加重,可能有血块或坏死组织。肾、输尿管肿瘤无膀胱刺激症状。一般经过超声检查、CT 扫描、MRI 扫描、尿路造影检查不难鉴别。

(4)放射性膀胱炎:盆腔脏器如子宫、卵巢、直肠、前列腺、精囊等脏器的肿瘤放疗后可引起放射性膀胱炎,一般在放射治疗同时或 2 年以内出现,可以有血尿、膀胱刺激症状,偶可见治疗后 10~30 年后出现无痛血尿,膀胱镜检查可见黏膜放射性毛细血管扩张,有时出现溃疡和肉芽肿。应用膀胱镜等检查可以鉴别。

(5)非特异性膀胱炎:多数为已婚女性,血尿突然发生,可伴膀胱刺激症状,尿频、尿急、尿痛。血尿往往在膀胱刺激症状以后或同时出现。非特异性膀胱炎偶可见到无痛全程血尿。尿中可有细菌。

(6)前列腺癌:前列腺癌侵入膀胱可出现尿血、排尿困难等症状,经超声检查、CT 扫描、MRI 扫描加以鉴别。

13. 膀胱肿瘤的治疗方法有哪些

(1)膀胱肿瘤局部切除及电灼术:适用于肿瘤只浸润黏膜或黏膜下层,恶性程度较低、基蒂较细的膀胱乳头状瘤。

(2)部分膀胱切除术:适用于范围较局限的浸润性乳头状癌,位于远离膀胱三角区及颈部区域的肿瘤。

(3)全膀胱切除术:适用于:肿瘤范围较大,生长分散的多发性肿瘤,不宜做局部切除者;肿瘤位于膀胱三角区附近;或者位于膀胱颈部的浸润性肿瘤,均应采用全膀胱切除术。

(4)经尿道膀胱肿瘤电切术:经尿道膀胱肿瘤电切术是膀胱表浅非浸润性肿瘤的治疗方法,具有损伤小、恢复快、可以反复进行、几乎无手术死亡率、并能保留膀胱排尿功能等优点。此法又通常是诊断和治疗相结合的方法,可避免或减少膀胱开放性手术。

(5)激光及动力学治疗:通过内镜将激光光纤导入人体空腔器官内治疗疾病,是治疗上的一大进展。对于膀胱肿瘤的激光治疗,目前最常用的有掺钕-钇铝石榴石激光治疗和光动力学治疗。

(6)介入治疗:近年来,介入治疗已广泛用于治疗肿瘤,膀胱肿瘤的介入疗法亦有报道。其治疗方法主要是指腹壁下动脉插管化疗。

(7)放射治疗:膀胱癌的放射治疗效果不理想,目前主要用于晚期肿瘤病人的姑息治疗或手术、化疗病人的辅助治疗。

(8)加热疗法:利用高于体温的温度(43℃)使癌细胞生长受抑制,而正常组织不受损害的理论进行治疗。

14. 中医能够治疗膀胱癌吗

膀胱肿瘤多以本虚标实为特点。本属肾气虚、脾气虚、肺气虚、肝气郁结等,标实为湿热、毒热、痰浊、瘀血为患。其中药治疗原则应以补肾健脾益肺为主,兼以利湿止血,清热止血,解毒化瘀。同时应用中药可以减轻化疗的毒副作用,提高患者耐受化疗的能力,而且效果明显优于单纯化疗患者。但由于某些客观原因,中医治疗膀胱肿瘤还多局限于中晚期病例,而且病死率还很高。因此,仍需要进行多方位的前瞻性临床研究,进一步发掘、整理、筛选有确定抗癌效果的方法及制定合理的治疗方案,采用综合治疗方法,努力提高临床存活率。

15. 中医治疗膀胱肿瘤的方法有哪些

(1)肾气虚弱型证候:小便不通,或滴漓不畅,排出无力,腰痛乏力,舌质淡,苔薄白,脉细。治法:补肾益气。方药:参蛤散加减。石韦、瞿麦、淡竹叶、生薏苡仁各 60g,猪苓、王不留行各 30g,蛤蚧、人参各 10g(另煎对水),黄芪 25g,桑螵蛸、茯苓、当归各 12g。

(2)脾气虚弱型证候:小便欲解而不得出,或量少而不爽利,血尿,肢体倦怠乏力,肌肉消瘦,大便溏泄,纳呆乏味,气短言微等,舌质淡,苔白,脉沉无力。治法:健脾益气,通利水道。方药:补中益气汤加减。石韦、瞿麦、淡竹叶、生薏苡仁各 60g,猪苓、王不留行各 30g,人参 10g(另煎对水),黄芪 25g,白术、当归、陈皮、升麻、柴胡各 10g,甘草 6g。

(3)脾肾两虚型证候:腰痛、腹胀、腰腹部肿块,血尿,纳差,呕吐恶心,消瘦,面色白,虚弱气短,舌质淡,苔薄白,脉沉细无力或弱。治法:健脾益肾,软坚散结。方药:四物汤合左归饮加减。石韦、瞿麦、淡竹叶、生薏苡仁各 60g,猪苓、王不留行各 30g,人参 10g(另煎对水),黄芪、补骨脂、杜仲各 10g,白术 12g,黄精、枸杞子各 30g,甘草 6g。

(4)肝郁气滞型证候:情志抑郁,或多烦易怒,小便不通或通而不畅,血尿,腰痛,胁腹胀痛,舌红,苔薄或薄黄、脉弦。治法:疏肝理气,通利小便。方药:沉香散加减。石韦、瞿麦、淡竹叶、生薏苡仁各 60g,猪苓、王不留行各 30g,沉香、橘皮、当归各 10g,冬葵子 12g,滑石 25g。若气郁化火者,可加龙胆草、山栀子以清郁火。

(5)湿热下注型证候:小便不得出,或小便量少热赤,尿急尿频尿痛,血尿,小腹胀满,腰背酸痛,下肢水肿,口苦口黏,或口渴不欲,舌苔黄腻,脉滑数或弦数。治法:清热利湿,化瘀止痛。方药:八正散加减。石韦、瞿麦、淡竹叶、生薏苡仁各 60g,猪苓、王不留行、小蓟、白茅根各 30g,牡丹皮 12g,乳香、没药、蒲黄各 10g,赤芍、延胡索各 15g。

(6)肺热壅盛型证候:小便不通或不畅,血尿,发热,咳嗽,咽干痛,呼吸急促,烦渴欲饮,苔薄黄,脉数。治法:清肺泄热,通利水道。方药:清肺饮加减。石韦、瞿麦、淡竹叶、生薏苡仁各 60g,猪苓、王不留行各 30g,黄芩、桑白皮、麦门冬、车前子、茯苓、木通、山栀子各 10g。若心火旺,舌尖红者,可加黄连清心火;有鼻塞、头痛,脉浮等表证者,可加薄荷、桔梗以解表宣肺。

(7)瘀血内阻型证候:面色晦暗,腰腹痛,腰腹部肿块,肾区憋胀不适,舌质紫黯或斑瘀点,苔薄黄,脉弦或涩或结代。治法:活血化瘀,理气散结。方药:桃红四物汤加减。石韦、瞿麦、淡竹叶、生薏苡仁各 60g,猪苓、王不留行、丹参各 30g,桃仁、红花、川芎、延胡索、香附、枳壳各 10g,赤芍 15g。

(8)阴虚内热型证候:口干不欲饮,五心烦热,小便短赤,大便干,腰骶部疼痛,低烧,消瘦,舌质红,苔薄,脉细数。治法:滋阴清热,活血化瘀。方药:知柏地黄汤加减。石韦、瞿麦、淡竹叶、生薏苡仁各 60g,猪苓、王不留行、丹参各 30g,知母、黄柏、山药、泽泻、牡丹皮、茯苓、熟地黄各 10g,赤芍 15g,泽兰 12g。

16. 专方验方推荐

(1)仙鹤草、鸭跖草各 30g,爵床草 60g,金丝草 45g,车前草、白毛藤各 20g。水煎代茶。服用后如出现胃胀不适,加四君子汤同煎。适用于膀胱出血或合并感染者。3 周为 1 个疗程,有效可重复。

(2)金钱草 30~120g,煎汤,代茶饮。适用于膀胱癌尿滴不畅者。

（3）白花蛇舌草、金钱草、土茯苓各 30g。尿痛者，加瞿麦、萹蓄各 10g，甘草梢、木通各 5g；小便不利者，加车前草、泽泻各 10g；血尿者，加大蓟炭、生地黄各 15g。水煎服，每日 1 剂。适用于膀胱癌疼痛、血尿或小便不利者。

（4）三棱、莪术、青皮、藿香、香附、甘草各 5g，生姜 3 片，大枣 2 枚，水煎服。1 日 1 剂，频频服用。适用于各型膀胱癌者。如小便不利者，加萹蓄 10g，薏苡仁 15g，金钱草、车前草各 30g；小便刺痛者，加茯苓 10g，海金沙 5g；尿潴留者，加大蓟根、薏苡仁、玉米须各 30g。

（5）太子参、茯苓、白术各 15g，炙甘草、白花蛇舌草各 10g，淡竹叶 5g，薏苡仁 30g，黄柏 5g，六味地黄丸（包煎）30g。水煎服，每日 1 剂。适用于膀胱移行上皮乳头状癌，手术切除后复发者。

（6）龙葵、白英、土茯苓、白花蛇舌草各 30g，蛇莓 15g，海金沙、灯心草、威灵仙各 10g。水煎服，每日 1 剂。适用于膀胱乳头状癌、移行细胞癌、鳞状细胞癌。

（7）党参 15g，黄芪、茯苓、女贞子、桑寄生、白花蛇舌草各 30g。每日 1 剂，水煎服。适用于膀胱乳头状癌，体质较差，正气不足者。

（8）斑蝥、大黄、人参、猪苓各适量。斑蝥酒浸液入大黄、人参、猪苓茯苓末，用蛋清调匀，制成绿豆大药丸。每次 5 粒，每天 3 次。适用于膀胱乳头状癌、腺癌、浸润型癌及非上皮性肿瘤。并结合不同病期，结合辨证和辨病的原则，选用白花蛇舌草、山豆根、夏枯草、土茯苓、半枝莲、黄芪、丹参、黄柏、五加皮、当归等，水煎服，每日 1 剂，分 2 次服用。

（9）威灵仙、猪茯苓、王不留行、小蓟、茜草、败酱草各 30g，甜菜 60g，赤芍、延胡索、炮山甲各 15g，水煎服。每日 1 剂，分 2 次服用。适用于膀胱癌压迫致尿少不通畅，尿痛者。

17. 膀胱肿瘤患者的康复期应如何护理

(1)营养搭配,预防便秘:膀胱肿瘤患者应坚持低脂肪饮食,常吃些瘦肉、鸡蛋及酸奶。不吃发霉变质的食物。保持大便通畅,便秘病人应吃富有纤维素的食品及天天服一些蜂蜜。多吃粗粮杂粮,如粗米、玉米、全麦片,少吃精米、精面,忌辛辣刺激食物,防止便秘。还应该戒烟。

(2)预防感染:定时测体温及血白细胞变化,观察有无感染发生。保持造瘘口周围皮肤清洁干燥,定时翻身、叩背、咳痰,若痰液黏稠可给予雾化吸入,适当活动可预防感染发生。

(3)心理护理:膀胱肿瘤和所有癌症一样,需要有较长时间的治疗和康复期,且在治疗过程中,有局部易复发及发生远处转移的特点,患者首先要树立战胜癌症的信心和具备同癌症做斗争的毅力。这就好比是参加一场马拉松赛跑,需要信心和毅力,当你克服一切困难,调动一切力量,坚持跑完全程,胜利便属于你。同时,膀胱肿瘤病人常用的手术、化疗、放疗,这些治疗手段对病人均可造成程度不同的损伤,造成体力和工作能力的下降,病人要有足够的心理准备,不能因此产生消极情绪而影响治疗的进行。病人过度焦虑、情绪紧张和心情压抑,均可导致体内内分泌功能紊乱,从而削弱身体的抗病能力,既不利于治疗,又可促使病情发展。

(4)引流管的护理:保持持续膀胱冲洗及各种流管的引流通畅,防止扭曲、受压和脱落,防止尿液潴留、继发感染而出血。留置导尿管者,鼓励患者多喝水,增加尿量,起到冲洗膀胱的作用。

(5)待膀胱引流管拔除后,造瘘口或肛周皮肤经常受尿液刺激,皮肤发红,应尽可能保持局部皮肤清洁、干燥,用柔软的毛巾或棉球清洗局部,必要时,涂氧化锌软膏保护皮肤。

18. 膀胱肿瘤的食疗方法

薏苡仁荠菜猪小肚汤

(1)用料:薏苡仁 100g,荠菜 60g,猪小肚 150g,陈皮 6g。

(2)制作方法:将猪小肚去净肥脂,切开,用盐、生粉搅拌,用水冲洗干净,放入锅内用开水煮 15 分钟,取出后用冷水冲洗;洗净薏苡仁、荠菜、陈皮。将全部用料放入锅内,加清水适量,武火煮沸后,文火煲 3 小时。调味食用。

(3)功效:清热利水,滋阴凉血。

(4)适应范围:膀胱癌、肾癌或泌尿系统肿瘤手术后或放疗后证属下焦湿热,阴虚热结者,症见小便黄赤或尿血,腰膝酸痛,唇燥口干,舌红,苔少,脉细数者。

(5)注意事项:①使用本方以小便黄赤或尿血,腰膝酸痛,唇燥口干,舌红,苔少,脉细数为要点。凡为脾肾虚寒,尿血日久,尿色淡红、神疲气短、腰膝冷痛,口淡不渴,舌淡胖嫩,脉虚或沉缓者,非本方所宜。②外感发热不宜使用本方。③若无猪小肚,可用猪腰代之。

19. 有益于改善膀胱肿瘤患者症状的食物有哪些

(1)猴头菇:它属真菌类食品,能利五脏、助消化,常食能增强机体免疫力,延缓衰老,从中提取的多肽类物质,对消化系统的癌肿有抑制作用,并能改善人体健康状况。

(2)蘑菇:蘑菇中有丰富的 B 族维生素以及有益人体健康的无机盐。专家也曾对蘑菇进行了一些抗癌试验,发现蘑菇可抑制人工诱发小鼠所患的癌症。所以,蘑菇在膀胱肿瘤的饮食治疗中可起到一定的作用。

(3)香菇:香菇含有高蛋白以及低脂肪,营养丰富,是具有抗癌作用的美食。香菇中含有多种氨基酸,含人体必需氨基酸中的7种。香菇内独特的葡萄糖苷酶,有助于提高人体的抗癌能力,是不错的膀胱肿瘤的饮食,香菇中包含的香菇多糖,拥有很强的抗癌作用。

(4)胡萝卜:富含维生素 A、维生素 B_2、维生素 B_5、蔗糖、葡萄糖、淀粉、钙、铁、磷等微量元素,尤其是吸烟的人摄入较多的维生素 A,可减少患肺癌的机会,是抵抗癌症的理想食品。缺乏维生素 A 者,癌症的发生率是正常人的 2 倍多。

(5)大蒜:富含蒜素和硒等微量元素,经常食用有防癌、抗癌、杀菌、抗菌作用。

(6)黄豆:富含蛋白质,氨基酸的组成齐全,并含铁多。富含抗癌的微量元素。经常食用黄豆汤、豆浆、豆腐、豆腐干,能防癌抗癌。

(7)银耳:银耳具有滋阴养胃、益气和血的作用。并且含有蛋白质、粗纤维以及多糖等。现代临床试验发现,银耳可以加强巨噬细胞的吞噬功能,促进 B 淋巴细胞以及免疫功能的 T 细胞的转化,增强抗癌的能力。银耳是有助于提高免疫球蛋白含量,增强病人的体质以及具有抗病能力的一种很好的预防膀胱肿瘤的饮食。此外,银耳可防辐射,促进造血功能。

(8)薏苡仁:这是一种常用的中药,含有蛋白质、脂肪、维生素 B_1、碳水化合物、氨基酸等多种人体所需的营养物质,具有抗肿瘤、利尿、消肿、抗炎、降血糖、增强肌体免疫力的作用,特别是能抑制膀胱肿瘤病情。

20. 膀胱肿瘤应如何预防

(1)加强防癌知识宣传,普及防癌知识,尽量做到早期诊断、早期治疗。

(2)凡接触化学药品和放射性物质的工作人员,应加强劳动保护,定期检查身体。

(3)尽量避免不必要的放射检查和接触化学品,如砷、汞、氯化物等。

(4)积极锻炼身体,提高机体免疫能力。

(5)饮食富含维生素类食物,保证营养食物的充分摄取,少食辛辣油腻食品。

(6)谨慎使用烷化剂和某些免疫制剂,严格掌握其适应症、剂量和疗程。

(7)戒烟、酒。

九、尿潴留

1. 病例报告

患者,男,75岁,主诉患有尿频、尿急、夜尿增多5年余,排尿困难1天。

2. 超声检查

超声所见:

膀胱过度充盈,壁增厚,表面不光滑,内回声不均匀,腔内可见点状、絮状强回声沉积。前列腺大小为 5.0cm×4.8cm,呈球形,凸向膀胱,内部回声欠均匀,其内可见强回声光斑。

超声提示:

尿潴留

前列腺增生伴钙化

3. 什么是尿潴留

尿潴留是指膀胱内充满尿液而不能正常排出,一般健康人排尿后的残余尿量为5~10ml,如果残余尿量超过100ml,则表示存在尿潴留,它不是一个独立的疾病,而是一个症状。按其病史、特点分急性尿潴留和慢性尿潴留两类。急性尿潴留起病急骤,膀胱内突然充满尿液不能排出,病人十分痛苦,常需急诊处理;慢性尿潴留起病缓慢,病程较长,下腹部可触及充满尿液的膀胱,但病人不能排空膀胱,由于疾病的长期存在和适应,痛苦反而不重。

4. 引起尿潴留的原因有哪些

(1)由于各种器质性病变造成尿道或膀胱出口的机械性梗阻,如尿道有炎症、异物、结石、肿瘤、损伤、狭窄以及先天性尿道畸形等。

(2)膀胱颈梗阻性病变有膀胱颈挛缩、纤维化、肿瘤、急性前列腺炎或脓肿、前列腺增生、前列腺肿瘤等。

(3)盆腔肿瘤、妊娠的子宫等也可引起尿潴留。

(4)由于排尿动力障碍所致的动力性梗阻,常见原因为中枢和周围神经系统病变,如脊髓或马尾损伤、肿瘤,盆腔手术损伤支配膀胱的神经及糖尿病等,造成神经性膀胱功能障碍。

(5)药物如阿托品、丙胺太林(普鲁本辛)、东莨菪碱等松弛平滑肌的药物偶尔可引起尿潴留。

5. 出现尿潴留时有哪些表现

(1)急性尿潴留发病突然,膀胱内充满尿液不能排出,胀痛难忍,辗转不安,有时从尿道溢出部分尿液,但不能减轻下腹部疼痛。

(2)慢性尿潴留多表现为排尿不畅、尿频,常有尿不尽感,有时有尿失禁。少数病人虽无明显慢性尿潴留梗阻症状,但往往已有明显上尿路扩张、肾积水,甚至出现尿毒症症状,如身体虚弱、贫血、呼吸有尿臭味、食欲缺乏、恶心呕吐、血清肌酐和尿素氮升高等。

6. 出现尿潴留应做哪些检查

(1)体格检查:肛门指诊可确定前列腺的大小、质地、表面光滑度、触痛以及前列腺的肿瘤。下腹膀胱充盈情况的检查,可了解尿潴留的程度。阴茎包皮包茎的检查以及阴茎尿道裂检查,对明确阴茎疾患引起的排尿困难有帮助。神经系统检查,脊柱检查有助于神经系统引起的排尿困难的诊断。

(2)实验室检查:前列腺液常规检查对诊断前列腺炎重要。血糖、尿糖检查可确诊糖尿病。尿潴留病程长者应进行肾功能检查。

(3)膀胱镜检查:对膀胱颈部狭窄、结石、肿瘤诊断有帮助。

(4)X线检查:对隐性脊柱裂的发现和脊柱外伤有帮助。MRI检查不但可发现脊柱病变,同时还可发现脊髓损害情况,是诊断脊柱病变最好的手段。

(5)超声检查:对诊断前列腺疾患有帮助,亦可确定膀胱内尿潴留情况,是诊断尿潴留的重要方法。

7. 尿潴留的危害有哪些

(1)继发反流性肾病:因尿潴留使膀胱内压升高,尿液沿输尿管反流,造成肾盂积液,继之肾实质受压、缺血,甚至坏死,最后导致慢性肾衰竭。

(2)继发尿路感染:因尿潴留有利于细菌繁殖,容易并发尿路感染,感染后难以治愈,且易复发,加速肾功能恶化。因此,需及早诊治,清除残留尿,有效控制尿路感染,保护肾功能。

(3)疼痛和焦虑:尿潴留常表现为急性发生的膀胱胀满而无法排尿,常伴随由于明显尿意而引起的疼痛和焦虑。

8. 尿潴留的治疗原则是什么

(1)急性尿潴留:治疗原则是解除病因,恢复排尿。如病因不明或梗阻一时难以解除,应先做导尿或耻骨上膀胱造瘘引流膀胱尿液,解除病痛,然后做进一步检查明确病因。尿潴留短时间不能恢复者,应留置导尿管持续导尿,视情况拔除。急性尿潴留病人在不能插入导尿管时,可行耻骨上膀胱穿刺造瘘,若无膀胱穿刺针,可手术行耻骨上膀胱造口术。如果梗阻病因无法解除,可永久引流尿液,定期更换造瘘管。急性尿潴留放置导尿管或膀胱穿刺造瘘引流尿液时,应间歇缓慢放出尿液,每次500~800ml,避免快速排空膀胱,膀胱内压骤然降低而引起膀胱内大量出血。

(2)慢性尿潴留:若为机械性梗阻病变引起,有上尿路扩张、肾积水、肾功能损害者,应先行膀胱尿液引流,待肾积水缓解、肾功能改善后,针对病因解除梗阻。如果是动力性梗阻引起,多数病人需留置导尿管,定期更换;上尿路积水严重者,可做耻骨上膀胱造口术或肾造瘘等尿流改道术。根据病情,治疗原发病,解除梗阻。如前列腺增生症病人可行前列腺摘除术;不能耐受前列腺摘除手术者,可行耻骨上膀胱造瘘术;对膀胱颈部梗阻者应行经尿道膀胱颈部电切术或膀胱颈成型术;对尿道狭窄者,可行尿道扩张术或在尿道镜窥视下冷刀内切开术;膀胱结石应去除结石;膀胱肿瘤应做相应处理。对神经源性膀胱和膀胱逼尿肌收缩无力者可先用药物治疗,若无效需行膀胱造瘘术。

9. 急性尿潴留患者应该怎样护理

(1)首先,要让病人全身放松,这样才有助于排尿。然后采取诱导的方法使其自然排尿,如打开自来水龙头让其听哗哗的流水声;把水溅到金属盆中发出滴答滴答的雨点声;手握冰块或把手放入冷水中;温水坐浴或冲洗会阴部;热敷小腹部;放轻松的音乐,以分散其注意力等。

(2)如果诱导排尿无效,当膀胱不十分充盈时,可以试用指压法,让病人仰卧,双手大拇指重叠按压在肚脐与耻骨联合上缘连线的中点,其余手指按压在腹部两侧的髂嵴上,在病人膀胱前壁、底部轻柔按压数十次,力量由小到大,能增强膀胱平滑肌收缩功能,常可促使排尿。也可用手指用力均匀适度点压关元、气海、中极等穴位,同时嘱患者用力,使尿液排出。

(3)针灸对急性尿潴留也有很好的疗效,采用针刺阴陵泉、足三里、三阴交、关元、中极、水道等穴位,可在较短时间内使尿排出。

(4)如果以上方法均不能奏效,可用导尿术,使尿液排出体外,减轻痛苦。

(5)在某些紧急情况下,如果不具备导尿的条件,为了防止膀胱破裂,可以用注射器在病人的耻骨上缘穿刺排尿。

10. 为什么女性在产后会出现尿潴留

(1)女性产后会阴侧切或会阴撕裂造成外阴创伤疼痛,使支配膀胱的神经功能紊乱,反射性地引起膀胱括约肌痉挛而发生产后尿潴留。

(2)产妇不习惯在床上排尿,或者由于外阴创伤,惧怕疼痛而不敢用力排尿,导致尿潴留。面对此种情况,家人应首先帮助产妇排除种种顾虑,循序善诱,鼓励她下床排尿。

(3)女性产前或产程中应用大剂量的解痉镇静药,如妊娠高血压综合征应用硫酸镁、莨菪类等药物,降低膀胱张力而引起尿潴留。如果是这种情况的话,只要适量用药完全可以让产妇避免患尿潴留。

（4）产妇腹壁由于妊娠时持久扩张，产后发生松弛，腹压下降，无力排尿。如果孕妇在孕期多运动，加强腹肌锻炼，至少可以在一定程度上预防产后尿潴留。

（5）产程较长（尤其是第二产程）而未及时排尿，膀胱和尿道受胎先露压迫过久，导致膀胱、尿道黏膜充血水肿，张力变低而发生尿潴留。

11. 如何护理产妇的尿潴留

一般来说，产妇在顺产后4～6小时内就可以自己排尿了，但如果在分娩6～8小时后仍然不能正常地将尿液排出，那就怀疑有尿潴留，需要及时治疗及护理。

（1）首先是按摩法。顺脐至耻骨联合中点处轻轻按摩，并逐渐加压，可用拇指点按关元穴部位约1分钟，并以手掌自膀胱上方向下按压膀胱，这样有助于排尿，切忌用力过猛，以免造成膀胱破裂。

（2）然后再用热敷法。热敷耻骨上膀胱区及会阴部位，对尿潴留时间较短，膀胱充盈不严重的患者常常有很好的疗效，也可以用热水浴，如在热水中有排尿感，可在水中试排，不要坚持出浴盆排尿，以防止失去自行排尿的机会。

（3）最后，经过上述方法没有效果的产妇应及时导尿。

（4）产妇在产后4～6小时内，无论有无尿意，应主动排尿。此外，可在短时间内多吃些带汤饮食，多喝红糖水，使膀胱迅速充盈，以此来强化尿意。

12. 为什么手术后会出现尿潴留

（1）术后尿潴留常发生在术后6小时内，由于手术中大量输液，肾脏排出的尿量增加，麻醉药物对支配膀胱的骶神经恢复有影响,疼痛又开始产生刺激,加之病人对排尿方式突然改变而产生不适应,这些都可以使膀胱内尿液在 6 小时内达到饱和。

(2)大手术及较小手术后易发生尿潴留,因大手术多采用腰麻,硬膜外麻醉,对会阴部,盆腔骶神经都有麻醉作用,阻断了排尿反射,麻醉越深,时间越长,排尿反射阻断的时间也越长,加之手术时间长,术中输液量多,膀胱积尿也就越多,产生尿潴留的可能性就越大。

(3)急诊手术病人发生尿潴留者较择期手术者多。原因是术前未能做卧床排尿训练,加之病人对手术的恐惧和焦虑,对环境的不适应如不习惯在床上和病室内排尿,而造成排尿不畅,术前未及时排尽尿液等。

13. 尿潴留患者的日常保健有哪些

(1)用药:遵医嘱服药,勿随意增减药量或停药。

(2)饮食:饮食宜清淡易消化,忌食辛辣、油腻、刺激性的食物,少进食酒类。

(3)运动:适量体育活动,如慢步走、打太极拳,不宜久坐。

(4)情志:保持心情平静,切忌忧思恼怒,指导患者选择听音乐、散步、聊天等方式舒缓情绪。

(5)生活起居:保证充足的休息,起居有节;避免过劳和忍尿不解;注意个人卫生,保持会阴部清洁,勤换内衣裤;坚持参加体育锻炼,增强抗病能力。

(6)定期复查:遵医嘱定时复诊,若出现恶心呕吐、腹胀腹痛、尿路阻塞等症状及时就诊。

14. 尿潴留患者的饮食护理有哪些

饮食宜清淡、易消化,适当控制饮水量,戒烟酒,忌油腻、辛辣、刺激的食品。

(1)膀胱湿热:可选择偏凉润、滑利、渗湿的食物,如菠菜、空心菜、芹菜、黄花菜、黄瓜、苦瓜、梨、藕、冬瓜、西瓜等。食疗方:绿豆饮、滑石粥。

(2)肺热壅盛:宜食生藕、木耳、萝卜、荸荠、梨等,可用麦冬、菊花、薄荷煎水代茶饮,凉拌鱼腥草等清肺泄热之品。食疗方:茯苓粥、五汁饮、车前叶粥。

(3)肝郁气滞:宜食柑橘、茄子、丝瓜、黄瓜、苦瓜等疏利、滑润食物。食疗方:莴苣子粥。

(4)浊瘀阻塞:宜食木耳、山楂、海带、洋葱等行瘀散结之品,可用金钱草煎水代茶饮。食疗方:木耳红枣汤、桃仁薏仁汤。

(5)脾气不升:宜食山药、茯苓、大枣、莲子等健脾益气之品。食疗方:薏仁大枣粥等。

(6)肾阳衰惫:宜食莲子、山药、龙眼肉、枸杞子等温补肾阳之品。食疗方:芡实茯苓粥、当归生姜羊肉汤等。

十、膀胱内凝血块

1. 病例报告

患者,男,78岁,主诉夜间因血尿伴血块、尿隐痛、排尿困难就诊。查体未见异常,尿常规镜检红细胞($1276/\mu l$),血常规未见异常。行超声检查后,诊断为:膀胱内凝血块;前列腺增生伴钙化。

2. 超声检查

超声所见:

膀胱充盈好,膀胱底部及左右侧壁不规则增厚且可见高回声光团,较大的约为 3.1cm×2.8cm,位于右侧壁,边界清楚,形态不规则,后方无声影,无增强效益,改变体位可移动;前列腺大小约为 4.7cm×4.4cm×3.8cm,包膜完整,其内可探及弧形强回声,后伴声影。

超声提示:

膀胱内凝血块形成

前列腺增生伴钙化

3. 造成膀胱内凝血块的原因有哪些

(1)前列腺增生伴结石:前列腺增生可使尿道受压、变形,尿道阻力增加引起排尿困难,从而并发感染及结石,并出血于膀胱中形成血块。

(2)膀胱、尿道损伤:损伤后出血量较多,易在膀胱内形成凝血块。

(3)放疗性膀胱炎:盆腔肿瘤患者进行放疗后,膀胱黏膜炎性水肿、增生、血管增生破裂出血,如膀胱出血严重,且反复发作,则在膀胱内形成凝血块。

(4)部分膀胱肿瘤晚期患者:因肿瘤较大,易并发大出血,形成凝血块。

(5)急、慢性尿潴留患者:因膀胱过度充盈,膀胱肌肉增厚,黏膜粗糙、水肿,血管极度充血,黏膜血管被拉长、变薄。当进行导尿时,膀胱突然空虚,膀胱内压骤降,血管迂曲,小血管破裂出血,从而导致膀胱内出血,形成凝血块。

4. 出现膀胱内凝血块时的表现是什么

(1)血尿:常表现为全程肉眼血尿。

(2)排尿困难:因凝血块刺激可产生明显的尿意,但又不能排尿或仅排出少量的血尿。

（3）膀胱刺激症状：尿频、尿痛、尿急。

（4）尿潴留：常因膀胱内凝血块活动度大，在患者活动时，凝血块阻塞输尿管，无法排尿，造成梗阻。

（5）腹部膨胀：因膀胱内凝血块阻塞尿道，造成尿潴留所致。

（6）腹痛：血块刺激膀胱收缩导致腹痛。

5. 诊断膀胱内凝血块可做哪些检查

（1）实验室检查：尿常规检查可有镜下或肉眼血尿；贫血时血常规检查血红蛋白降低。继发感染时血中白细胞升高。

（2）静脉肾盂造影：大多数输尿管损伤造成的膀胱内出血，形成凝血块，可通过此检查确诊。

（3）膀胱镜检：排除占位性病变，可见黏膜充血水肿，有溃疡坏死灶。

（4）超声检查：可观察膀胱内凝血块的形态、大小及所在位置。

（5）CT 检查：可观察凝血块存在时间的长短，有无钙化及随膀胱壁形态塑形。

6. 膀胱内凝血块的超声表现是什么

膀胱内凝血块形态多样，多呈不规则团块状，回声不均匀。回声强弱因血块形成时间长短而不同，后方无声影，多位于膀胱下壁近三角区，同时观察与膀胱壁的连续完整情况。根据其声像图特征大致分为：棉絮状、肿块状、筛网状、树枝状（图 7-4）。

7. 超声检查对确诊膀胱内凝血块有什么优势

超声检查不仅能准确诊断膀胱内血块，显示其大小、形态及

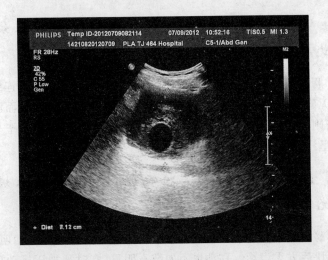

图 7-4 膀胱内凝血块

范围,并可以动态观察血凝块的运动情况,还可以判断泌尿道有无梗阻,梗阻部位及梗阻性质,协助临床查找其出血部位、原发病变。超声检查方法简便、无损伤,可重复动态观察,能为临床诊断及治疗提供客观依据。

8. 超声背向散射积分技术诊断膀胱内凝血块的优势

超声背向散射技术是近年来发展起来的一项新技术,它通过分析处理不同组织散射的射频信号来判断组织的病理状态。对于少数患者出现的膀胱内凝血块较大,与膀胱壁紧密粘连、分界不清、不随体位变动而移动的不典型症状,难与膀胱肿瘤鉴别时,可应用这项技术进行超声组织定性,结合二维、彩色多普勒超声检查做出诊断,为临床诊断及治疗膀胱内凝血块提供重要依据。

9. 如何通过超声检查区别膀胱内凝血块与膀胱肿瘤

膀胱内凝血块呈稍强回声团块,所在部位膀胱壁回声连续完整,无破坏,血块仅占膀胱内空间,可随体位改变而移动;而膀胱肿瘤则相应膀胱壁光带断离、破坏、肿瘤基底甚至向膀胱壁外生长,呈浸润性,改变体位观察,肿瘤形态及位置均无变化。

10. 如何通过超声检查区别膀胱内凝血块与膀胱结石、异物

膀胱结石后方多伴声影,随体位转动向重力方向移动明显。而血块后方无声影。移动也不如结石明显,有时须加压振动后可出现小范围移动。膀胱异物声像图表现取决于异物的种类:金属异物表现为强回声,后方伴明显彗星尾征;管状、长条状异物时,其回声呈平行条带状、线条状或卷曲状,横断面呈空心圆或点状等,多为患者本人经尿道逆行放入。

11. 膀胱内凝血块会引起尿毒症吗

当膀胱内凝血块造成尿路梗阻及排尿障碍时,膀胱失去了尿液冲洗作用,残余尿则成为细菌生长的良好培养基,造成大肠埃希菌、副大肠杆菌、变形杆菌、铜绿假单胞菌、粪链球菌和金黄色葡萄球菌等大量繁殖导致化脓菌的感染,进而导致肾脏固有细胞受损后,释放一系列致肾毒性炎性细胞因子与生长因子,最终促使大量的细胞外基质在肾脏组织内积聚与堆积,调节排毒功能进行性下降,肌酐、尿素氮、尿酸等毒素在体内异常堆积,使肾脏功能衰竭。

膀胱内凝血块也可并发输尿管梗阻,尿液反流到肾脏,由于

尿液从肾脏排出受阻,蓄积,引起肾盂肾盏扩大伴有肾组织萎缩,肾实质变薄、肾功能减退,最后导致尿毒症。

12. 膀胱内凝血块应如何治疗

(1)立即停止使用或接触可引起膀胱内出血的药物。

(2)多饮水,勤排尿,减少代谢产物的浓度及与膀胱接触的时间。

(3)膀胱药物灌洗,减少出血,如可使用生理盐水、1:5 000 呋喃西林液、1%硝酸银溶液、1%明矾溶液、4%或 10%甲醛溶液等。冲洗液可加去甲肾上腺素,以助止血。

(4)大量出血或出血不止时,全身用止血药物,如:凝血酶、酚磺乙胺等。

(5)应用抗生素控制感染。

(6)支持疗法,必要时给予输血、补液等。

(7)若膀胱冲洗未见效果者可考虑双侧髂内动脉栓塞术或结扎术,必要时行膀胱切除术。

13. 如何护理患有膀胱内凝血块的患者

(1)心理护理:膀胱内出血尤其是膀胱癌患者由于反复出现血尿,往往情绪比较低落,表现出焦虑、恐惧。因此,需向患者详细介绍出血是肿瘤组织破溃或放疗引起局部血管损伤而引起。患者在完善术前准备时,均应行膀胱持续冲洗,以免出现排尿困难。部分患者冲洗后可能因为出血量较大形成凝血块引起导尿管堵塞,往往非常痛苦,极度恐慌,此时应立即停止膀胱冲洗,并做好患者的思想工作,安抚其焦躁情绪,以免加重出血。及时向患者介绍清除膀胱内血块的必要性、说明血块大多经抽吸后是可以清除的。

(2)注意各种引流管道是否通畅及有无出血,如管道不通畅或管道内出血量较多应及时告知医护人员进行处理。

(3)患者术后最好卧床休息,尽量减少活动量,以免尿管刺激膀胱壁引起膀胱过度活动而致尿频、尿道疼痛等。

(4)膀胱冲洗过程中最好用温的生理盐水或 1∶5 000 呋喃西林液,因冲洗液温度过低可导致膀胱收缩产生尿急等不适。

(5)出院后的前 3 个月内不参加剧烈活动及重体力劳动,多饮水,每天饮水量不得小于 2 500ml。

术后带导尿管时间较长者,应注意保持尿管的清洁,每日用 1∶1 000 苯扎溴铵溶液清洗尿道外口及近尿道外口处的尿管 2～3 次,防止尿道感染,引起膀胱感染。

(6)带引流管出院的患者,最好每天用 1∶5 000 呋喃西林液冲洗膀胱,每次 2 瓶。4 周后建议到医院复查,根据病情考虑拔除尿管或更换尿管。

14. 膀胱内出血患者的饮食需注意什么

(1)多吃利尿性食物,如西瓜、葡萄、菠萝、芹菜、梨等。

(2)田螺、玉米、绿豆、葱白可帮助缓解尿频、尿急、尿痛等症状。

(3)加强拔尿管后护理,术后可能出现尿失禁,应注意进行盆底锻炼。必要时应用人工括约肌治疗。

第八章 超声解读前列腺疾病诊治

一、前列腺增生

1. 病例报告

患者,男,65岁,主诉一年来夜尿增多,每晚排尿4～5次,并有尿频、尿急、尿末滴沥,近期大量饮酒,出现排尿困难、费劲。曾于外院诊断为前列腺增生,服药治疗,症状时轻时重。

2. 超声检查

超声所见:

前列腺大小为5.9cm×4.4cm×3.2cm,形态饱满,包膜完整,左右对称,内部回声减低,不均匀,可见强回声光斑。彩色多普勒:前列腺血流信号未见异常。

超声提示:

前列腺增生伴钙化

3. 超声医师诊断前列腺增生的依据是什么

超声诊断前列腺增生常用的方法有经直肠及经腹超声检查。前者较准确但设备要求高,后者简单可普及,目前大部分医院均为经腹检查。

经腹超声波检查前列腺的各个径线正常值约为:长径3cm,

宽径 4cm,厚径 2cm。当前列腺的各个径线增大,或者厚径明显增大,内部回声不均匀减弱时,一般会得出前列腺增生的结论(有时经直肠超声波检查还可以看到增生结节),其中厚径的大小意义更大,当厚径与宽径之比大于 1:2 时,确定会有前列腺增生。良性前列腺增生常伴前列腺钙化或结石。部分增大的腺体引起膀胱颈抬高,图像可见腺体凸向膀胱。

4. 前列腺增生有哪些病因

有关前列腺增生的病因至今未能阐明。目前认为可能与下列原因有关:

(1)年龄及性激素水平,随着年龄的增长,50 岁以上男性激素水平不断变化,使雄激素平衡失调,刺激前列腺内腺组织的增殖,导致前列腺增生。

(2)酶学改变,当 5a-还原酶增加时,促进睾酮转变为双氢睾酮,而后者会使前列腺组织增生、体积增大。

(3)前列腺慢性炎症未彻底治愈,或尿道炎、膀胱炎、精阜炎等,使前列腺组织充血而增生。

(4)经常酗酒或长期饮酒,嗜食辛辣等刺激性食物,刺激前列腺增生。

(5)过度的性生活及手淫,使性器官充血,前列腺组织因持久淤血而增大。

(6)缺乏体育锻炼,动脉易于硬化,前列腺局部的血液循环不良的情况下,也会导致前列腺增生。

(7)近年来又有众多学者提出前列腺细胞凋亡及基因调控理论解释前列腺增生的根本原因。认为正常前列腺内环境相对稳定,细胞增生与凋亡维持精确平衡,这一平衡被破坏即可导致增生。

(8)除以上外,种族、地域、遗传等因素以及高血压、糖尿病等继发影响对前列腺增生的发生发展是否有关,还需进一步研究。

5. 前列腺增生的发病率高吗

前列腺增生是老年男性的常见病、多发病,通常发生在 40 岁以后,发病率随年龄的增加而增长,到 60 岁时大于 60%,80 岁时高达 83%,但出现临床症状者并没有这么高的比例。

6. 如何判断前列腺增生的严重程度

临床分级的标准是按前列腺的重量划分的:20~30g 为轻度,30~50g 为中度,大于 50g 为重度,但这种结果用超声测量估算是不准确的。前列腺的体积大小与形态变化虽然可以反映疾病的状态,但在许多情况下也有一定的矛盾,比如其大小与临床症状之间的严重程度不一致,与尿动力学检查不一致,与病理改变程度不一致,因此对于判断前列腺增生的病变程度,前列腺的病理改变是相对准确的。

7. 前列腺增生早期有什么表现

(1)尿频:是前列腺增生的早期信号,最明显的是夜尿次数增加,且随尿路梗阻的进展而加重。

(2)排尿费力:尿道发生梗阻,尿液的排泄阻力就会增加,必须用力使腹压增加,才能克服阻力,致使排尿费力。

(3)尿流变细:尿道从前列腺中间穿过,前列腺增生可压迫尿道,尿流通过尿道时尿流直径也就随之变小,尿流变细,排尿能力减弱。

(4)尿意不爽:排尿后,尿道内有隐痛或尿后淋漓,残尿滴出或下腹部不适,后尿道不适和会阴部压迫感。

(5)尿液改变:可见尿混浊、脓尿、血尿等。

8. 前列腺增生中期有什么表现

(1)尿频加重:由于膀胱容量相对减小,每次排尿量减少,导致尿频加重。

(2)排尿困难:症状更加明显。

(3)排尿时间延长:尿流细,排尿时间延长,同时出现尿线中断现象。

(4)残余尿:出现残余尿,一般残余尿量 50～150ml。

(5)血尿:排尿终末时易出现肉眼血尿。

(6)尿潴留:当受到劳累、便秘、房事、上呼吸道感染等因素影响时,可导致尿潴留。

9. 前列腺增生晚期有什么表现

(1)尿频:更加严重,夜尿次数多达 10 余次,如合并尿路感染或结石,会出现尿痛和尿急。

(2)排尿困难:呈进行性加重,尿量明显减少或严重尿淋漓,犹如"尿失禁",有的表现为夜间遗尿。

(3)尿不成线:排尿时间明显延长,呈滴沥状,射程极短,有时淋湿衣裤。

(4)残余尿多:膀胱功能失代偿,出现残余尿量在 150ml 以上,可达 400～500ml,不能自行排尿,可形成慢性尿潴留。

(5)肾积水:在长期尿路梗阻的基础上容易发生尿路感染,或梗阻程度严重时,发生肾积水、肾功能不全、肾性高血压和贫血等。

10. 前列腺增生为什么会引起排尿困难

因为尿道走行于前列腺中央,而前列腺增生的部位是在尿道周围以及移行区,腺体增大,压迫尿道,出现排尿困难症状,排尿起始延缓,排尿时间延长,射程不远,尿线细而无力。小便分叉,有排尿不尽感觉。如梗阻进一步加重,患者必须增加腹压以帮助排尿。呼吸使腹压增减,出现尿流中断及淋漓。

11. 前列腺增生为什么会出现残余尿

残余尿是膀胱逼尿肌失代偿的结果。当残余尿量很大,膀胱过度膨胀且压力很高,高于尿道阻力,尿便自行从尿道溢出,称充溢性尿失禁。夜间熟睡后,盆底肌肉松弛,尿液更易自行流出,出现夜间遗尿。有的患者平时残余尿不多,但在受凉、饮酒、憋尿,服用药物或有其他原因引起交感神经兴奋时,可突然发生急性尿潴留,患者尿潴留的症状可时好时坏。部分患者可以是急性尿潴留为首发症状。

12. 超声测定残余尿对前列腺增生病人有何临床价值

通过测定残余尿量的多少,可以帮助了解膀胱梗阻的程度,了解前列腺增生的转归,为能否手术治疗等提供依据。超声测定残余尿简便易行,准确度高。残余尿超过50ml即提示有梗阻存在。

13. 前列腺增生为什么会引起肾积水

前列腺增生造成膀胱出口部梗阻,而膀胱部梗阻可以引起膀胱及上尿路的病理变化。病变早期,膀胱的代偿功能对上尿路起到了保护作用。随着梗阻程度的加重和梗阻时间的延长,尿路的病理变化就逐渐明显。

梗阻的严重程度并不完全与增生腺体的大小成正比,而与增生部位有直接关系。中叶增生,则梗阻症状出现早;侧叶增生,则临床表现出现较晚,常不发生梗阻症状,也不影响上尿路,因为增大的两侧叶间均留有"V"形小裂隙,可使尿液通过。

14. 为什么前列腺增生病人排尿时尿流分叉

正常人的尿道远端和尿道口的中间部位有时会贴得比较近,所以排尿开始或邻近结束时,尿液会从尿道口的上下两头分叉而出,这是正常现象。若患有前列腺增生时,特别是前列腺的中叶增生,正好将尿道的中间部分抬高顶起,当病人排尿时,使得尿流经过时分成左右两股流出,形成了病理性尿流分叉。

15. 为什么前列腺增生病人排尿时尿流变细

正常人排尿时,尿液经过尿道从前列腺中间通畅流出。当患了前列腺增生时,增生组织压迫尿道,使尿道受压延长、狭窄,尿道内径缩小,尿流的直径亦随之变细。如果尿道内腔狭窄加重,可见尿流细如线,最后必然导致尿潴留。

16. 前列腺增生有哪些并发症

前列腺囊肿极为常见,随着前列腺增生程度的加重而加重,还可并发有血尿、泌尿系感染、膀胱结石、肾功能损害以及其他改变,比如长期依靠增加腹压帮助排尿引起的疝、痔和脱肛等。

17. 前列腺增生会转变为前列腺癌吗

前列腺增生和前列腺癌是两种不同性质的疾病,虽然都发生于前列腺,但一般情况下,前列腺增生本身是不会转变为前列腺癌的。前列腺增生主要发生在前列腺中央区域的移行带,而前列腺癌则主要发生在前列腺的外周带,两者在解剖部位上有很大的区别。另外,前列腺增生与前列腺癌是两种完全不同的病理进程,目前还没有良性前列腺增生向前列腺癌转化的证据。

然而,前列腺增生和前列腺癌是可以同时存在的,千万不要以为有良性前列腺增生就不会长癌,也有一小部分前列腺癌(约10%)会发生于前列腺移行带。所以,有时在前列腺增生手术后的标本中也可发现前列腺癌。因此,老年男性出现排尿异常的症状,千万不能想当然地认为一定是前列腺增生,应到正规医院的泌尿外科检查排除前列腺癌。

18. 前列腺增生在什么情况下需要治疗

前列腺增生的危害性在于引起下尿路梗阻后所产生的病理生理改变。其病理个体差异性很大,而且也不都呈进行性发展。一部分病变至一定程度即不再发展,所以即使出现轻度梗阻症状也并非均需手术,对症状轻微,国际前列腺症状评分(IPSS)7分以下可观察,无须治疗,建议每年做一次全面检查,观察症状是否加重,是否出现并发症。多数观点认为前列腺增生患者不宜久坐,日常坐的姿势有意识地将重心交替移向左或右臀部,避免人体重心直接压迫增生的前列腺。

19. 什么是 IPSS

IPSS 是国际前列腺症状评分,其标准是目前国际公认的判断前列腺增生患者症状严重程度的最佳手段。患有良性前列腺增生的患者到医院就诊时,医生为了更加客观地了解患者症状的轻重,一般会让患者填写一张国际前列腺症状评分表。

国际前列腺症状(IPSS)评分表

在最近一个月内,您是否有以下症状	无	在五次中					症状评分
		少于一次	少于半数	大约半数	多于半数	几乎每次	
1. 是否经常有尿不尽感?	0	1	2	3	4	5	
2. 两次排尿间隔是否经常小于两小时?	0	1	2	3	4	5	
3. 是否曾经有间断性排尿?	0	1	2	3	4	5	
4. 是否有排尿不能等待现象?	0	1	2	3	4	5	
5. 是否有尿线变细现象?	0	1	2	3	4	5	
6. 是否需要用力及使劲才能开始排尿?	0	1	2	3	4	5	
7. 从入睡到早起一般需要起来排尿几次?	没有	1次	2次	3次	4次	5次	
	0	1	2	3	4	5	
症状总评分 =							

　　根据患者填写的分数,医生能够更加清楚地了解良性前列腺增生患者的排尿情况,并给出一个客观的评价,同时结合其他检查结果制定治疗方案。

20. 前列腺增生有必要做尿流率检查吗

　　尿流率测定对于前列腺增生患者有着十分重要的意义,它不仅用于早期前列腺增生患者的确诊,还可用于治疗后疗效的判定。尿流率检查可诊断下尿路梗阻是否存在及其程度。排尿期逼尿肌压力是尿液由静态变为动态的能量,能量在尿道内摩擦消耗后,最后所剩余能量转换成尿流率喷出尿道口。正常尿道内摩擦力很小,故尿流率可代表逼尿肌功能,所以若逼尿肌功能正常而尿流率低,表示尿道阻力增加,因而可用来诊断尿道梗阻,但并不能区别逼尿肌功能减退及尿道梗阻。

21. 前列腺增生病人发生急性尿潴留该怎么办

(1)热敷:在下腹部膀胱区域热敷,能使尿潴留时间较短而膀胱充盈尚不十分严重的病人排出尿液。

(2)按摩:顺脐至耻骨联合中点处,轻轻按摩,并逐加压力,也利于尿液排出。

(3)针灸:取穴关元、气海、中极、三阴交、阴陵泉,也可帮助排尿。

(4)导尿:导尿可以保持正常的膀胱排空,改善膀胱壁血液循环,恢复膀胱黏膜合成黏多糖抵抗感染的作用。通过导尿将尿液放出后,导尿管最好继续保留几天,可防止急性尿潴留在短时间内反复发生,况且反复插置导尿管既有困难,也容易引起感染。

(5)膀胱穿刺:当导尿管插不进,膀胱胀得十分厉害,无可奈何的情况下,可采用膀胱穿刺放尿的办法。

(6)膀胱造瘘:重度急性尿潴留,在以上一些应急措施不能解决问题时,应施行耻骨上膀胱造瘘术。

当然,上述这些只是应急的处理方法,只有彻底治愈引起急性尿潴留的疾病,才能从根本上解决尿潴留的问题。

22. 前列腺增生何时需要药物治疗

IPSS 评分在 7 分以上的需要积极治疗。药物治疗是首选的治疗方法。进行药物治疗前对病情应有全面估计，对药物的副作用及长期用药的可能性等也应充分考虑。观察药物疗效应长期随访，定期行尿流动力学检查，以免延误手术时机。

23. 前列腺增生在什么情况下考虑手术治疗

（1）服药期间发现排尿困难症状不仅没有减轻，反而逐渐加重，如排尿时间延迟、尿线越来越细、射程越来越短、排尿次数逐渐增多，尤其是夜间排尿次数增多，严重影响睡眠及生活质量时，应考虑手术治疗。

（2）持续服药 3～6 个月后，经 B 超检查发现前列腺体积继续增大，排尿后膀胱内剩余尿量增加，超过 60ml，排尿时最大尿流率不到 10ml/秒，并且反复多次出现尿潴留至少有一次拔除导尿管后仍不能排尿，尿动力学检查发现病人膀胱出口严重梗阻、逼尿肌功能亢进甚至受损等情况时，就必须手术治疗。

（3）如果前列腺增生症出现并发症，如反复血尿、膀胱结石、膀胱肿瘤、尿路感染、膀胱憩室、肾功能衰减等，甚至由于膀胱逼尿肌功能受损导致充盈性尿失禁时，应立即手术治疗。

必须指出的是，由于病人生活习惯、教育背景、表达能力等不尽相同，主观症状的表达差异很大，有时难以准确反映病人病情的真实情况，所以医生应注意病人的客观指标。

24. 为什么前列腺增生术后仍有发生前列腺癌的可能

前列腺增生的外科手术不是完全切除前列腺，而是切除外科包膜以内的增生组织,留下外层受压的前列腺,前列腺增生一般是内腺缓慢而持久地增长,使外层前列腺受压而萎缩,两层腺体之间有明显的分界线,即为外科包膜。因此,留下的外层前列腺发生前列腺癌的可能性仍然存在。腺瘤也有复发的可能,复发率达10%。手术时年龄愈轻,复发机会愈高。

25. 前列腺电切除术后会发生尿失禁吗

会的。在前列腺手术后,出现所谓手术后尿失禁并不少见,国外文献中报道的前列腺根治手术后尿失禁发病率可达5%～10%,经尿道前列腺电切除术后尿失禁发病率为0.5%～1%。其中1%～2%的患者为永久性尿失禁。在国内由于经尿道前列腺电切术开展较晚,经验不多的单位术后尿失禁发病率可达15%左右。

26. 前列腺术后尿失禁的产生原因是什么

前列腺切除术后在拔除留置的导尿管后即可出现尿失禁。它可为压力性尿失禁或急迫性尿失禁,或者为这两种尿失禁的混合型,其发生的主要原因有:

(1)逼尿肌反射亢进(术前即为不稳定性膀胱)。

(2)残留腺体或前列腺组织瓣引起的梗阻。

(3)外括约肌损伤或远侧括约肌功能破坏。

(4)术前已经存在的逼尿肌无反射(肌原性或神经原性,后者常由糖尿病周围神经病变引起)。

27. 前列腺术后尿失禁如何治疗

(1)盆底肌肉训练:即有意识地让病人做收缩肛门的动作,以增强外括约肌的功能,增加盆底肌的支持力量,从而有利于尿失禁的恢复。

(2)药物治疗:对轻度尿失禁病人,可试用麻黄素或普萘洛尔(心得安)以增加膀胱颈及后尿道残存平滑肌的张力,增加尿道阻力;而丙胺太林(普鲁本辛)可减少逼尿肌的无抑制性收缩,降低膀胱兴奋性,减轻急迫性尿失禁症状。上述两类药物合用时对某些病人可在增加尿道阻力的同时保持膀胱稳定性,并能获得较好疗效。但因这些药物的副作用较多,以致病人常常不能坚持治疗。

(3)阴茎夹与外部集尿装置:与女性相比,男性外生殖器的特点更适于使用这类装置,尤对完全性尿失禁者外部集尿袋几乎是唯一可用的处置方法。国外已生产各种阴茎夹与外部集尿袋。国内亦有不少作者自行设计使用方便的小装置,如阴茎尼龙扣带等。

28. 前列腺术后尿失禁的手术治疗方法有哪些

(1)残留前列腺电切术:对所有术后尿失禁患者都应做常规膀胱尿道镜检查,以除外残存腺体或电切时残留的前列腺组织瓣的存在。一旦发现上述情况应予修整,这类病人常常在二次手术后尿失禁症状完全消失。

(2)人工尿道括约肌植入术:对无菌条件要求较高,术后局部感染常为手术失败被迫取出该装置的原因,但其价格昂贵(数千美元),许多病人难以承受。

29. 人工尿道括约肌植入术的适应证是什么

(1)前列腺切除术后的尿失禁。

(2)压力性尿失禁经其他手术无效者。

(3)严重的神经源性尿失禁。

(4)创伤或医源性尿失禁。

30. 人工尿道括约肌植入术的禁忌证是什么

(1)严重逼尿肌反射亢进致尿失禁。

(2)原发性膀胱挛缩致尿失禁。

(3)严重膀胱输尿管反流性尿失禁。

(4)尿道内存在梗阻。

31. 如何预防前列腺增生的继续加重

(1)改变生活习惯,戒烟戒酒、避免久坐,加强体育锻炼等。

(2)积极治疗原发疾病,如慢性炎症。

(3)药物控制。

32. 怎样运用体育疗法治疗前列腺增生

体育疗法能促进会阴部的血液循环,防治前列腺增生。收腹提肛操是一种易掌握而又方便的体育疗法,具体方法如下:

首先是随着自己的自主呼吸,吸气时收小腹缩肛门,呼气时放松,连续做百次,每天上、下午各做1遍,姿势不限,站、坐和卧位均可以。其次是增加会阴部的运动量,比如常年锻炼太极拳等,以改善会阴部的血液循环。

33. 适合前列腺增生患者的运动项目有哪些

(1)散步:研究表明,散步能调节内脏功能平衡,促进正常新陈代谢,推迟细胞衰老。散步宜缓不宜急,全身放松,以劳而不倦,见微汗为度,一般每日1~2次,每次10~30分钟。

(2)慢跑:慢跑对于改善心肺功能、降低血脂、促进胃肠蠕动、增强消化能力、消除便秘、提高身体代谢能力、增强机体免疫力等都有良好作用。慢跑前应做 3～5 分钟准备活动,慢跑速度掌握在每分钟 100～120m 为宜,每次慢跑 10 分钟左右。

(3)缩肛运动:有规律的收缩肛门,犹如对前列腺施行很好的按摩,可以促进会阴部的静脉血回流,使前列腺充血减轻,炎症消退。坚持每日晨起及睡前躺在床上缩肛 50 次;大小便后、干重体力活及性生活的时候注意缩肛,缩肛必须要用力,过后最好马上排尿。

(4)太极拳等:坚持每天练 1～2 次简化太极拳,能通调经络,流通血脉,增强体质,对于防治前列腺增生症有一定作用。

34. 前列腺增生患者食疗方

(1)南瓜子:做零食,平时多食。

(2)利尿黄瓜汤:黄瓜 1 个,瞿麦 10g,味精、盐、香油各适量。先煎瞿麦,去渣取汁,再重煮沸后加入黄瓜片,加调料,待温食用。有利水道之功效。

(3)桂浆粥:肉桂 5g,车前草 30g,粳米 50g。先煎肉桂、车前草,去渣取汁,再加入粳米煮熟后加适量红糖,空腹服。有温阳利水之功效。

(4)杏梨石韦饮:苦杏仁 10g,石韦 12g,车前草 15g,大鸭梨 1 个,冰糖少许。将杏仁去皮捣碎,鸭梨去核切块,与石韦、车前草加水同煮,熟后加冰糖,代茶饮。有泻肺火,利水道功效。

(5)参芪冬瓜汤:党参 15g,黄芪 20g,冬瓜 50g,味精、香油、盐各适量。将党参、黄芪置于砂锅内加水煎 15 分钟,去渣留汁,趁热加入冬瓜至熟,再加调料即成,佐餐用。有健脾益气,升阳利尿之功效。

二、前列腺弥漫性改变

1. 病例报告

患者,男,37岁,主诉下腹坠胀不适1年余,每于受凉后加重,近日小便后见有乳白色黏稠液体自尿道口流出。曾自行服用消炎药,未见明显效果,遂来院就诊。尿常规检查无明确异常发现,前列腺液检查:涂片染色找到大量白细胞和细菌,卵磷脂小体减少。

2. 超声检查

超声所见:

前列腺大小约为4.1cm×3.3cm×2.7cm,体积稍增大,形态正常,包膜欠光滑,轮廓显示清晰,内回声分布不均匀,内可见斑片状强回声。

超声提示:

前列腺弥漫性改变

3. 什么是前列腺弥漫性改变

前列腺疾病的一些超声表现是非特异的,也有一些疾病超声表现不典型,需要结合病史及其他检查综合诊断,对于这些超声表现,如形态的轻度异常、包膜的光滑度异常及前列腺内部回声的异常等,都笼统提示为前列腺弥漫性改变。一般来说,急、慢性前列腺炎超声下多表现为前列腺的弥漫性改变。

4. 卵磷脂小体减少代表什么意义

就目前公认的标准来说,前列腺液中白细胞计数应少于 5 个/高倍视野,当白细胞计数大于 10 个/高倍视野,应怀疑有前列腺炎症,同时加测卵磷脂小体数目,若卵磷脂小体减少,可诊断为前列腺炎,并且卵磷脂小体减少的数量与炎症的严重程度呈正相关。

5. 什么是前列腺炎

前列腺炎是一种成年男性常见病,患者以青壮年为主,前列腺炎是一种炎症,主要是由前列腺特异性和非特异感染所致而引发的局部或全身症状,分为急性和慢性两种,以慢性多见。

6. 前列腺液 pH 与前列腺炎有什么关系

前列腺液 pH 的正常范围一般在 6.20～6.50 之间,慢性前列腺炎时 pH 明显增高。据研究,细菌性前列腺炎时 pH 为 7.70～7.90,非细菌性前列腺炎时 pH 为 7.08～7.16,细菌性前列腺炎和非细菌性前列腺炎的 pH 增高幅度有明显差异,因此认为 pH 的增高幅度与前列腺的细菌感染有关。当患者前列腺液 pH> 7.5 时,要考虑细菌感染的可能。

7. 前列腺炎都有哪些病因

急性前列腺炎的病因:

(1)病原体感染,经过尿道直接播散或逆行性感染,也可以经过血液播散到前列腺内。

(2)前列腺增生、尿道的梗阻可造成尿液反流入前列腺,刺激腺体,诱发炎症。

(3)过劳、酗酒或纵欲使人体抵抗力减低,若存在尿路感染,极容易引起前列腺炎。

慢性前列腺炎的病因至今尚没有明确结论,可能与感染、免疫反应异常、纵欲、精神心理及神经内分泌等多种因素有关,不能片面强调某一种因素。

8. 前列腺炎有必要做超声检查吗

前列腺炎的诊断主要依据病史、直肠指诊和前列腺液检查,超声检查是诊断的辅助依据。前列腺液的涂片是诊断前列腺炎的重要手段,但一些患者对前列腺按摩取液有抵触心理,且前列腺液还可能被尿液稀释从而使分析结果不准确,超声以其安全、无创、可重复性高以及患者易于接受的优点而成为前列腺炎检查的重要依据。当临床表现符合、超声提示前列腺弥漫性改变时可以高度怀疑前列腺炎。

9. 未婚少男会患前列腺炎吗

一般来说,此病多见于已婚男子。未婚男子可因大量饮酒和经常吃刺激性食物,频繁手淫,过分沉湎于色情等导致前列腺广泛持久地充血,形成前列腺炎发病的基础,在抵抗力低下时,身体其他部位的病原体通过血液、淋巴液进入前列腺,形成前列腺炎。

10. 急性前列腺炎有什么临床表现

全身症状:乏力、虚弱、厌食、恶心和呕吐,突然出现发热,并伴畏冷、寒战或败血症表现。

(1)疼痛:由于尿道内有炎症存在,当尿液通过尿道时会使患者感到针刺样疼痛,疼痛剧烈。有重压感,久坐或排便时加重,由于前列腺肿胀,仅仅轻触即可产生相当剧烈的疼痛。

(2)白色混浊尿:在炎症部位有大量的白细胞聚集与细菌进行战斗,由脓细胞与尿液混在一起,因此排出的尿液呈白色混浊。另外,尿液排出后,将尿液放置一段时间后,可闻及强烈的氨水臭味。

(3)尿路症状:排尿时灼痛、尿急、尿频、尿滴沥和脓性尿道分泌物,膀胱颈部水肿可导致尿流变细或中断,严重时还会出现急性尿潴留。

(4)直肠症状:直肠胀满、便急和排尿痛,大便时尿道流白。

(5)性症状:性欲减退、性交痛、射精痛、阳痿、疼痛性勃起和血精等性功能障碍症状。

(6)其他炎症:有时前列腺炎会通过输精管逆行扩散到附睾,并引起精囊炎、输精管炎和附睾炎,严重时可伴腹股沟痛或肾绞痛。前列腺急性炎症时波及精索,引起精索淋巴结肿大且伴有触痛。

11. 前列腺液溢出是怎么回事

有的病人大小便后,有时见有乳白色黏稠液体自尿道口溢出,并伴有阴囊和肛周坠胀不适,这就是前列腺液溢出,并不是精液,不必恐惧和紧张。它的发生是由于前列腺炎时腺泡的分泌增加,前列腺管扩张,当腹内压增大或会阴部肌肉收缩时,前列腺液即容易自尿道口溢出。

12. 急性前列腺炎的预后怎么样

(1)痊愈:全身症状消失,局部肿胀消退,无触痛,前列腺液检查连续 3 次正常。急性前列腺炎只要及时积极治疗,大多数可以痊愈,仅有极少数患者产生前列腺脓肿。

（2）迁延：①隐性感染，因无明显症状而失治或延误治疗后，或急性期治疗不彻底，则可演变为慢性前列腺炎。②重度炎症或脓肿切开后，炎症未彻底治愈，一般症状不明显，遇到诱因则急性发作或转为慢性。③一般急性前列腺炎 6 个月未治愈，即转为慢性前列腺炎。

13. 急性前列腺炎病人应做哪些实验室检查

（1）尿常规：急性前列腺炎时尿液多呈碱性；在尿路感染引起的前列腺炎时，尿液常有炎症表现；由血行感染引起者则尿液可正常。据此有鉴别诊断意义。

（2）尿三杯试验：Ⅰ杯：混浊尿或脓尿，实验室检查变化大。Ⅱ杯：常较清晰，无大变化。Ⅲ杯：混浊，急性期呈脓性改变，改变明显提示脓液来自后尿道及膀胱颈部，如排尿终末膀胱颈部收缩时脓尿增多，可反映出前列腺的炎症。

（3）尿道口分泌物检查：做分泌物涂片染色找细菌，并做细菌培养及药物敏感试验以指导治疗。

（4）前列腺液检查：涂片染色常可找到大量白细胞和细菌，有诊断价值，是确诊依据。

（5）血常规：白细胞数量升高达$(15.0\sim20.0)\times10^9/L$，核明显左移。

14. 如何分析前列腺液的检查结果

当医生获得前列腺液的检查结果时，应做全面分析。若卵磷脂小体减少（<50%），白细胞增多，每高倍视野白细胞>10 个或虽<10 个，但有成堆脓细胞，一般可做出慢性前列腺炎的诊断。但尿道有炎症时二者容易混淆，且白细胞的多少并不一定与炎症程度相一致，故一次检查结果阴性不能轻易排除无本病的可能，

有时需间隔多次检查。

发现巨噬细胞有助于确定炎症所在部位是前列腺,而不是后尿道。因为尿道分泌物中不含有巨噬细胞,所以,目前把检查巨噬细胞也作为诊断的客观指标。

卵磷脂小体的减少对诊断前列腺炎症有重要参考价值。若小于 50% 时,临床上常有不同程度的男性性功能异常,若小于30% 时,肯定有性功能障碍,常伴有早泄、阳痿症状。由此可见,卵磷脂小体的多少既可协助诊断慢性前列腺炎,也可作为判断性功能状态的一种客观指标。

15. 如何鉴别急性前列腺炎与急性尿路感染

首先,前列腺炎时体内一般先有感染灶,再有饮酒及上呼吸道感染史,而尿路感染则没有,或曾有泌尿科器械操作史;其次,前列腺炎时全身症状为首发,尿路症状轻,而尿路感染则以尿路刺激症状为首发,后有全身症状;最后,前列腺炎时前列腺有充血、水肿、脓肿形成等变化,而尿路感染则没有前列腺的改变。

16. 急性前列腺炎如何治疗

对急性细菌性前列腺炎通常采用药物治疗。一旦确诊,应立即用快速有效的抗菌药物,迅速控制炎症。对于病情较重、体温较高和血中白细胞增多的患者,以静脉给药为佳,根据药敏试验选用对细菌更加敏感的药物。静脉滴注抗生素至体温正常后改为肌内注射 1 周,然后改为口服用药,持续 2~3 周。抗菌药物的使用应在体温正常、症状消失后持续一段时间,一般 2~3 周以防炎症转为慢性或反复发作。急性期如果治疗不彻底,就会转变为慢性前列腺炎。

17. 急性前列腺炎时怎样合理选用抗菌药物

抗生素中,唯有磺胺甲噁唑(SMZ)与磺胺增效剂(TMP)的复合片,即复方磺胺甲噁唑(复方新诺明),在前列腺中能达到较高浓度,复合片的抗菌作用明显,故为首选药物。用法:每日 2 次,每次 2 片(每片含 TMP80mg、SMZ400mg),口服。经治疗若细菌对该药敏感,症状好转者,可继续用 30 天,以防转变为慢性炎症。

如果不适宜用复方新诺明者,可用氨苄西林加庆大霉素肌注或静滴,1 周后改用口服抗生素(如吡哌酸、诺氟沙星、四环素、红霉素等)直用至疗程满 1 个月。

18. 前列腺脓肿的治疗原则是什么

(1)保守治疗:抗生素的应用同急性前列腺炎,全身治疗为加强营养,提高免疫力,促进脓肿吸收,控制炎症。

(2)手术治疗:一旦诊断确立,就应及早切开排脓,去除脓液。

(3)局部治疗:用金黄软膏外敷阴部红肿处,每日或隔日换药 1 次。

19. 前列腺脓肿的预后如何

如果治疗及时得当,则预后良好。急性期如治疗不彻底,可并发附睾炎、睾丸炎,亦可转变成慢性前列腺炎。

前列腺脓肿破溃后不易愈合,最易引起瘘管,形成"海底瘘"。

20. 慢性前列腺炎有什么临床表现

慢性前列腺炎的症状比较复杂,且症状与炎症轻重不成比例,临床表现各不相同。主要有:

（1）排尿异常：可出现尿频、尿急、尿痛和残余尿等排尿异常症状。晨起或排尿终末时尿道口有白色分泌物，尿液混浊或大便后流白。严重时可出现终末血尿及排尿困难。

（2）不适感或隐痛：在会阴部、肛周、耻骨上、腹股沟、下腹部、腰部、腰骶部、阴囊、睾丸和尿道内有不适感或隐痛。

（3）性功能障碍：有些患者出现射精疼痛、血精、阳痿、早泄和性欲减退等性功能障碍的症状。青年未婚者多表现遗精、精神衰弱和精神抑郁。

（4）全身症状：全身症状有疲倦乏力、腰酸背痛，还可有焦虑、多梦等精神症状。有些患者前列腺炎的症状并不严重，精神症状却十分严重，甚至痛不欲生。如果过于疲劳或精神压力过大将会引起症状加重。

（5）其他：慢性细菌性前列腺炎可引起过敏反应，如虹膜炎、关节炎和神经炎等。还可并发神经官能症，表现为乏力、眼花、头晕、失眠和忧郁。

21. 慢性前列腺炎对男性性功能有何影响

由于难以启齿，许多慢性前列腺炎病人就诊时都会先言左右而后附带述说性功能障碍，其实性功能障碍是许多慢性前列腺炎的首发表现。阳痿是慢性前列腺炎的常见并发症。由于前列腺长期炎症刺激和充血，腺体萎缩，内分泌障碍，从而导致难以治愈的阳痿症。遗精、射精痛和血精在慢性前列腺炎病人中并不少见。

22. 慢性前列腺炎需要治疗吗

慢性前列腺炎病程长，容易迁延不愈，如果不及时正确治疗，很可能会引起阳痿早泄，影响性生活质量，更严重的是有可能引起腺体纤维化和后尿道狭窄,所以慢性前列腺炎患者应该及时坚持治疗,争取达到临床治愈。

23. 前列腺炎会转变为前列腺癌吗

前列腺癌的病因尚不清楚。动物实验表明,前列腺癌的发生与发展有明显的雄激素依赖性。流行病学研究也认为,发生前列腺癌的先决条件是男性、年龄增加和雄激素刺激三要素,也有人认为前列腺癌与人种遗传、生活环境、前列腺增生和前列腺慢性炎症的长期刺激有一定关系,而流行病学的研究又很难重复证明慢性前列腺炎与前列腺癌的发生有必然联系。

根据临床上慢性前列腺炎具有青壮年男性发病率高,不影响睾丸分泌雄激素功能和激素代谢的特点,则可得出这样的结论,慢性前列腺炎不会导致前列腺癌,至少可以肯定地说,慢性前列腺炎近期一定不会直接引起前列腺癌,至少青年时患过慢性前列腺炎,老年后前列腺癌的发病率就比正常人高的说法,目前尚无确凿的证据,有待进一步研究。

24. 慢性前列腺炎如何治疗

慢性前列腺炎病程长,不容易治愈,因此一定要耐心治疗。一般情况下治疗慢性前列腺炎可以通过药物进行治疗,主要的药物是磺胺类抗生素,如果效果不太好的话,还可以改为其他的敏感抗生素,也可以和 α-受体阻滞药、非甾体抗炎镇痛药、植物制剂等进行联合用药。

慢性前列腺炎还可以通过药浴进行治疗,药液浸泡会阴部位可以起到温热和改善会阴部血液循环的作用,还可以进行消炎止痛,可以用当归、白芷、独活、甘草,洋葱等一起煎汤进行坐浴。每天坐浴 3 次,每次 20 分钟效果很好。

25. 如何预防慢性前列腺炎的复发

(1)在生活中要多饮水,通过排尿把体内毒素排泄出来,有利于调节身体功能和生理循环,另外多饮水减少排尿困难的发生,不要憋尿,有了感觉就要去厕所,不要憋到不行的时候再去厕所。

(2)少吃辛辣的食物,戒烟戒酒,以减少对前列腺的刺激。此外,便秘也会加重症状,使前列腺肿大,多吃新鲜蔬菜和水果,可以缓解便秘,便秘严重时要使用药物缓解症状。

(3)平时多锻炼身体,多到室外呼吸新鲜空气,积极锻炼身体有助于提高身体的免疫力,有助于避免前列腺炎。

26. 治疗慢性前列腺炎时,如何使用抗生素以达到最佳疗效

慢性前列腺炎因慢性炎症刺激,腺体包膜增厚,药物很难弥散于腺体内,要能穿透前列腺上皮膜而产生前列腺内有效治疗浓度,药物选择需要满足下列条件:①脂溶性碱性药物。②和血浆蛋白结合少的药物。③分解系数或解离度高,pKa(酸解离常数的负对数)≥8.6,药物解离后的电离部分是脂溶性,可渗透通过前列腺脂膜。近年来,文献中对磺胺类药物有较多研究,认为其易渗入前列腺,对大多数革兰阳性菌和阴性菌,均具有广谱杀菌之特点。

许多动物实验证明,青霉素 G、氨苄西林、卡那霉素、土霉素、多粘菌素等抗生素几乎不进入前列腺液中,只有红霉素、竹桃霉素、克林霉素等可自血浆弥散进入前列腺中。这些药物对革兰阳性菌有效。但由于前列腺炎的细菌常以革兰阴性菌为主,因而这类药物疗效不佳。

27. 慢性前列腺炎的治愈标准是什么

（1）自觉症状消失。

（2）触诊时前列腺正常或改善。

（3）定位分段尿实验正常。

（4）前列腺液染色检查正常,细菌培养阴性,卵磷脂小体较治疗前明显增多（2 次以上客观检查均阴性就更能证明其治疗效果的可信性）。

以上 4 点为临床治愈标准,也可根据各标准对照定出改善或减轻之程度,以判断治疗效果。

28. 慢性前列腺炎病人参加适当的体育锻炼有何益处

有不少人罹患此病后不愿参加体育锻炼,唯恐加重病情,或者有损"肾气"和影响生育。其实不然,适当的体育锻炼后,全身血液循环加快,促进炎症的消散,药物迅速到达前列腺内,增加了药物的治疗作用。适当的体育运动能促进前列腺液的分泌,可将细菌毒素冲淡,亦可通过排尿或遗精将细菌排出体外,有助于机体的康复。

在参加体育锻炼时,运动量要适可而止,要选择力所能及的运动项目,避免骑跨运动,如自行车、骑马等,因有可能使前列腺部位直接和持续受到压迫,而加重其充血和水肿,导致病情发展。

29. 急性前列腺炎患者的食疗方

（1）车前草糖水:每次可用车前草 100g（鲜品 400g）,竹叶心 10g（鲜品 30g）,生甘草 10g,黄片糖适量。制作时,先将车前草、竹叶心、生甘草同放进砂锅内,加进适量清水,用中火煮水,煮 40

分钟左右,放进黄糖,稍煮片刻即可,每天代茶饮用。

(2)灯心花苦瓜汤:每次可用灯心花 6 扎,鲜苦瓜 200g。制作时,先将苦瓜洗净除瓤和瓜核,切成小段,与灯心花一同煎汤饮用。

(3)冬瓜海带薏米汤:每次用鲜冬瓜(连皮)250g,生薏米 50g,海带 100g。制作时,先将冬瓜洗净切成粗块;生薏米洗净;海带洗净切成细片状。将以上三物同放进沙锅内,加适量清水煮汤食用。

30. 慢性前列腺炎患者的食疗方

(1)泥鳅鱼炖豆腐:活泥鳅鱼 500g,鲜豆腐 250g,盐、姜、味精各适量。制作时,先将泥鳅鱼剖开,去鳃及内脏,洗净放入炖盅内,加食盐、生姜、清水各适量。先用武火煮开后,再用文火清炖至五成熟;然后,加入豆腐块于炖盅内,再用文火炖至泥鳅鱼肉熟烂,加调味料即可佐餐食用。

(2)白玉兰猪瘦肉汤:鲜白玉兰(又称白兰花)30g(干品 10g),鲜猪瘦肉 150g。制作时,先将猪瘦肉洗净切块,与白玉兰同放入砂锅内,加进适量清水,用中火煲汤。汤成后,加食盐少许调味即可。

(3)芪茅饮:生黄芪 30g,白茅根 30g(鲜品 60g),肉苁蓉 20g,西瓜皮 60g(鲜品 200g),砂糖适量。制作时,将黄芪、白茅根切段,与肉苁蓉、西瓜皮同放进砂锅内,用中火煮汤饮用,每日饮 2～3 次。

三、前列腺结石

1. 病例报告

患者,男,46 岁,主诉下腹部偶有坠胀,不适半年,近 1 周逐渐加重来诊,无尿频、尿急现象,尿常规检查未见异常,从未进行前列腺液检查。

2. 超声检查

超声所见：

前列腺略大，大小为 4.5cm×3.3cm×3.2cm，形态饱满，包膜完整，左右对称，内部回声不均匀减低，可见片状强回声光团后伴弱声影。彩色多普勒：前列腺血流信号未见异常。

超声提示：

前列腺增生伴结石

3. 前列腺结石是怎么回事

前列腺结石是在前列腺腺泡和腺管内形成的真性结石，可小如粟米，大如豌豆，可呈圆形或椭圆形，也可呈多面形，数目可以是一个，也可能是几百个，一般呈棕黄色、暗棕色或黑色，小结石常较光滑，大结石或多发结石可占据整个腺腔，质地坚硬。

4. 前列腺结石是如何形成的

前列腺内脱落的上皮细胞被核蛋白、脂肪和晶体等包围成淀粉样体，在前列腺炎或其他病理情况下，以淀粉样体、血凝块、细菌团和坏死组织为核心，磷酸钙、磷酸镁、碳酸钙、碳酸镁或草酸钙等沉积即形成结石。

5. 前列腺结石会有什么症状

多数患者没有任何症状，多在体检时偶然发现，所以有"静石"之称。由于影像技术的发展，前列腺结石的发现率有很大提高，尤其是经直肠超声检查，能发现很小的结石。前列腺结石多合并前列腺增生或前列腺炎,因而会有前列腺增生症或前列腺炎的一些症状,如出现尿频、尿急、血尿、排尿困难等症状。如伴有感染时这些症状显著。同时也可出现排尿滴沥、尿潴留、灼热样尿痛或见腰部、会阴、阴道部放射性疼痛、性欲低下、射精时疼痛、血精和阴茎异常勃起等。

有些小结石自行排入尿流,排出前后、病人多呈现会阴、尿道和下背钝痛。结石的存在迟早将加重腺体感染,症状逐渐加重。

6. 前列腺结石的发病率高吗

准确的发病率不详,因为许多病例是在常规的 X 线或超声检查时偶然发现。据临床资料统计,在前列腺疾病的患者中,前列腺结石的发病率仅次于前列腺炎和前列腺增生,它常与慢性前列腺炎伴生,它们之间有着互为因果的关系,因而常被人们戏称为一对"患难兄弟"。前列腺结石好发于 40 岁以上的中老年男性,在儿童中罕见。

7. 超声如何诊断前列腺结石

与所有的结石超声表现一样,前列腺结石表现为极强的回声光斑或团块,足够大时伴有声影。前列腺结石由于位于腺泡或腺管内,所以不能移动。前列腺结石多为多发,很少单发,可以散在弥漫分布,表现为细小的强回声光点,也可成簇聚集,形成不规则的强回声光斑。

8. 前列腺钙化斑和前列腺结石有区别吗

临床上常将前列腺结石诊断为前列腺钙化斑,二者是有一定区别的,前列腺钙化斑是前列腺发生炎症治愈后留下的瘢痕,钙化发生于组织之间。而结石是外分泌腺的腺泡或腺管内的钙质沉积。钙化斑的形态无一定规则,分布也没有规则,而结石一般分布于内腺或内腺后缘。

9. 前列腺结石有几种类型

结石有两种形式,一种是散在于前列腺内的小结石,另一种系因前列腺增生,许多小结石与外层腺体一起被挤压到内、外腺之间,成弧形排列。

10. 前列腺结石有什么危害

在患有慢性前列腺炎时,由于腺泡扩张、前列腺导管狭窄,可使尿液中的盐类沉积在前列腺组织内形成结石;而结石的梗阻和对腺管体的刺激,又会引起前列腺的炎症,使腺泡充血、闭塞、内衬上皮脱落、腺体纤维化。炎症发展或者化脓时,可引起前列腺周围炎症,严重的感染还可形成前列腺脓肿,甚至向会阴、直肠或尿道穿破。由于前列腺结石内常储存细菌,因此,结石的间断排菌亦是慢性前列腺炎反复发作和尿路感染反复发作的根源。另外,前列腺结石中的细菌还可躲藏在盐类和钙质的外壳内,不易被抗生素杀灭,因此结石又是慢性前列腺炎不易治愈和反复发作的原因之一。

11. 前列腺结石会导致前列腺癌吗

前列腺结石中常隐藏有大量细菌,长期、慢性的细菌或病毒感染,会大大增加罹患前列腺癌的机会。近年来,我国前列腺结石引发的癌变发病率呈明显的上升趋势。

12. 前列腺结石必须治疗吗

无明显症状的前列腺结石不需治疗;伴有慢性前列腺炎、精囊炎的患者,应针对炎症积极对症治疗,除使用抗生素治疗外,更应注意前列腺液的引流,并定期进行前列腺按摩,以疏导结石阻塞的前列腺液。若前列腺结石合并前列腺增生者,可行前列腺切除术,以便解除尿路梗阻,并可达到清除结石的目的。

13. 前列腺结石手术治疗有哪几种方法

(1)经尿道切除前列腺及结石:这是最常用的方法,多用于年轻人以避免出现性功能障碍,也可用于老年体弱者,但由于结石不容易取完全,所以结石容易复发。

(2)耻骨上前列腺及结石摘除术:适用于结石多而大并伴有前列腺增生。

(3)经会阴全前列腺切除:适用于结石位于前列腺深部及多发结石。

14. 前列腺结石手术后会出现尿失禁吗

前列腺手术后出现尿失禁并不少见,国外文献中前列腺根治术后尿失禁发病率可达 5%～10%,经尿道前列腺电切术后尿失禁发生率为 0.5%～1%,其中 1%～2% 的患者为永久性尿失禁。在国内由于经尿道前列腺电切术开展较晚,经验不多的单位术后尿失禁发病率可高达 15% 左右。前列腺切除术后尿失禁,在拔除留置的导尿管后即可出现。它可为压力性尿失禁或急迫性尿失禁,或者为这两种尿失禁的混合型。

15. 前列腺结石手术后出现尿失禁的原因有哪些

(1)逼尿肌反射亢进(术前即为不稳定性膀胱)。
(2)残留腺体或电切时残留的前列腺组织瓣所引起的梗阻。
(3)外括约肌损伤或远侧括约肌功能破坏。

(4)术前存在的逼尿肌无反射(肌源性或神经源性,后者常为糖尿病周围神经病变引起)。

(5)创窝局部炎性水肿刺激对括约肌关闭机制的影响,这种情况仅引起暂时性尿失禁,术后短时间内即可恢复。

16. 前列腺结石术后出现尿失禁有非手术疗法吗

(1)盆底肌肉训练:即让病人有意识地做收缩肛门括约肌的动作,由此可增强外括约肌的功能,增加盆底肌的支撑力量,从而有利于尿失禁的恢复。

(2)药物治疗:对轻度尿失禁病人,可试用 α-受体兴奋药(麻黄素)或 β-受体阻滞药普萘洛尔(心得安)。这类药物可增加膀胱颈及后尿道残存平滑肌的张力,增加尿道阻力;而抗胆碱类药丙胺太林(普鲁本辛)可减少逼尿肌的无抑制性收缩,降低膀胱兴奋性,减轻急迫性尿失禁症状。上述两类药物合用时对某些病人可在增加尿道阻力的同时保持膀胱稳定性,并能获得较好疗效。但因这些药物的副作用较多,以致病人常常不能坚持治疗。

(3)阴茎夹与外部集尿装置:与女性相比,男性外生殖器的特点更适于使用这类装置,尤其对完全性尿失禁者,外部集尿袋几乎是唯一可用的处置方法。国外已经生产出各种阴茎夹及外部集尿袋,国内亦有不少作者自行设计使用方便的小装置,如阴茎尼龙扣带等。

17. 前列腺结石手术后尿失禁治疗方法有哪些

(1)残留腺体电切术:对所有术后尿失禁患者都应做常规膀胱尿道镜检查,以除外残存腺体或电切时残留的前列腺组织瓣的存在。一旦发现上述情况应予修整,这类病人常常在二次手术后尿失禁症状完全消失。

（2）泰弗隆（Teflon）注射疗法：早在 60 年代就有人尝试将硬化剂注射到后尿道来治疗尿失禁。但因所用硬化剂对组织有刺激性或被吸收，效果不甚理想。到 70 年代，组织刺激性小、与人体组织有较好相容性且不易吸收的泰弗隆出现后，有人将它注射到尿道膜部，希望通过增加尿道阻力来防治术后尿失禁。据报道，该组术后尿失禁者中 76％的人获得治愈。但此方法尚未被普遍接受。一般认为，它仅适于某些尿失禁患者，尤其多次手术失败或拒绝接受其他手术者，但远期疗效不理想。目前国内尚未生产出可供医用的糊状泰弗隆。

（3）人工尿道括约肌植入术：人工尿道括约肌装置的临床应用是十余年来尿失禁治疗的重大进展。

18. 前列腺结石手术后可能出现哪些并发症

（1）感染坏死：感染一般发生在术后 3 个月内。一旦抗生素治疗无效，感染穿破皮肤，应尽快取出该装置，伤口才能愈合。套袖选择不当，瓣膜扭曲，皆可成为套袖内高压原因，造成尿道缺血坏死，使手术归于失败，需要等待二次手术。

（2）装置功能障碍：随着该装置的改进完善，此类并发症大大减少。常见的有原因不明的液体渗漏，套袖内不能保持规定压力，尿失禁复发。此外，瓣膜失灵阻塞，导致套袖内高压时可发生尿道坏死或导致低压时尿失禁复发。遇到此种情况，可取出该装置，待 4～6 个月后重新植入新装置。

（3）逼尿肌反射亢进：这里指术后诱发的逼尿肌无抑制收缩，可先试行药物治疗，待膀胱容量逐渐增加适应性，逼尿肌反射亢进情况可能消失。

19. 前列腺结石手术后需要注意什么

（1）手术顺利结束，病人送回病房，连接好冲洗及引流导管，观察有无因搬动使 Foley 氏气囊移动而出现血量增多，必要时适当调整导尿管。连续冲洗的速度，根据出血多少而定。向病人及家属说明手术经过及病情，解除其心理负担取得合作。

（2）严密观察病人生命体征，病人均为老年，往往合并心血管等病患，对于手术耐受及术中、术后应激能力均相对降低，故术后密切观察生命体征变化极为重要，必要时需继续心电图监护，严密观察血压、脉搏、体温等改变。

（3）病人术后体位采取平卧位，当麻醉恢复后，可适当活动四肢，次日改为半坐位，待拔除导尿管后开始适当下地活动。

（4）术后病人常规输液，麻醉恢复后如果病人无恶心，可给清流食，次日改为半流，以后进软食或易消化普通饮食，避免刺激性饮食。嘱多喝水，一般尿管拔除后白天饮水量应在 3 000ml 以上。

（5）术后次日常规测定血清电解质，注意电切综合征的发生。

（6）病人容易发生肺炎、尿路感染或出现前列腺窝及附睾感染。应使用广谱抗生素预防和控制感染。

（7）因膀胱痉挛，病人可出现频繁排尿感，应给以解痉药，如颠茄、泌尿灵等，同时检查尿管位置是否合适，如导尿管加用牵引者，在出血已被控制后可解除牵引。Foley 氏尿管的水囊可减少至 15～20ml。

（8）在疑有外渗或穿孔的病例，除保持尿管通畅外，应分别记录注入量及流出量，必要时行膀胱周围穿刺，如证明有积液，应予引流。

（9）用无菌外用生理盐水冲洗膀胱，以冲洗出的液体颜色，决定冲洗的速度。一般术后 6～12 小时以后很少再发生活跃出血。

（10）保持大便通畅，大便时不宜过分用力。必要时可给润肠药或缓泻药。

20. 前列腺结石患者日常生活需要注意什么

（1）劳逸结合，防止过度疲劳：进行适当的体育运动，尤其是加强盆腔肌肉的运动，忌长久静坐，忌长久骑自行车，忌久蹲，排便时间控制在 3～5 分钟，忌坐潮湿之地。便后清洁肛门。

（2）适当的性生活：既不要纵欲过度，更不要禁欲！一般来讲，患有前列腺炎的青年人以每周 3 次、中年人以每周 2 次性生活为佳。

21. 前列腺结石患者饮食上需要注意什么

注意饮食，多饮水，忌酒及辛辣食物。多食蔬菜、水果、蜂花粉及坚果类食物（生南瓜子、果仁）。因坚果类食物中富含铜和锌，对前列腺有益。少吃肉类食品，肉类食品及酸性食品（如蛋黄、乳酪、甜点、金枪鱼、比目鱼等）食用过多会造成酸性体质，易患多种疾病。

四、前列腺囊肿

1. 病例报告

患者，男，63 岁，主诉查体时发现前列腺囊肿 5 年余，近日尿频、尿急，尿常规检查无异常。

2. 超声检查

超声所见：

前列腺大小为 4.3cm×3.2cm×2.8cm,体积稍增大,形态正常,包膜光滑,轮廓显示清晰,内回声分布均匀,前叶内可见一大小为 0.3cm×0.4cm 的圆形无回声,边界清,其内未见血流信号。

超声提示：

前列腺囊肿

3. 什么是前列腺囊肿

前列腺囊肿是一种常见的前列腺疾病,多是因为前列腺的导管或腺管闭塞、前列腺的分泌物贮积而形成。小的前列腺囊肿危害不大,大的囊肿(直径大于 1cm)容易对男性产生危害,如引起尿急、尿频、排尿费力等症状,当合并炎症时,会对精液造成不同程度的影响,进而影响正常生育。因此,发现大的前列腺囊肿应及时诊治,以免耽误疾病最佳诊疗时期。

4. 超声检查诊断前列腺囊肿有何特征

在前列腺实质内发现内壁光滑、边缘清楚、无内部回声的圆形或椭圆形的透声区,即可诊断为前列腺囊肿。经直肠超声显示为前列腺中央向后上方延伸的界限清晰的圆形无回声区,呈泪滴状,借一小蒂与精阜相连。

5. 前列腺囊肿可有几种类型

前列腺囊肿有先天性和后天性之分,而先天性囊肿又有两种情况,一种是前列腺的囊上发生的囊肿,称前列腺囊囊肿,另一种为前列腺本身存在的先天性囊肿,前者较后者多见。

6. 前列腺囊肿是如何形成的

不同种类的囊肿有不同的形成机制：

（1）前列腺囊囊肿：前列腺腺体在胚胎发育期内受到障碍，引起前列腺导管狭窄，造成阻塞，内容物逐渐潴留而形成，故属于潴留性前列腺囊肿。

（2）先天性囊肿：为中肾导管与中肾旁管发育异常，管腔部分扩张而形成囊肿。这种囊肿实际并非起自前列腺，常与膀胱后壁粘连。其体积往往可长到很大，常伴有尿道下裂、隐睾、肾发育不全等先天性疾病。

（3）后天性囊肿：系由坚韧的前列腺基质导致腺泡不完全或间断性梗阻，逐渐使腺泡上皮变厚，终至发生潴留性囊肿，可位于前列腺内的任何部位或突出至膀胱颈部，直径为 1～2cm。

（4）炎症性囊肿：系前列腺慢性炎症引起结缔组织增生，导致前列腺导管狭窄，分泌物潴留形成囊肿，或由肉芽增生，逐渐形成囊肿。

上述各种囊肿以潴留性前列腺囊肿最常见，可发生于腺体的任何部分。

7. 前列腺囊肿有什么临床表现

患者的临床表现因囊肿的大小而不同，较小的囊肿可无任何症状，当其生长压向尿道或膀胱颈时，可使尿流受阻，表现为尿急、尿频、排尿费力、尿线细、残余尿多及尿潴留，囊肿内并发感染时，可出现脓尿。

8. 如何鉴别前列腺囊肿的类型

（1）膀胱镜检查：可见直径 1～2cm 的半圆形，或有蒂圆形的透明肿物，突出于膀胱颈部。多为后天性囊肿。

（2）X 线检查：①静脉尿路造影。可发现泌尿系畸形，如肾不发育等。所以可以间接推断囊肿为先天性。②尿道造影。因囊肿与尿道不相通而不显示,无异常发现。

(3)CT检查:前列腺大囊肿和苗勒管囊肿,位于前列腺的中线后部,为圆形、边界清楚的囊性病变,呈水样密度。

(4)直肠或会阴穿刺:如囊肿过大,经直肠或会阴穿刺可抽出囊液。后天性囊肿为澄清黏液,亦可为暗褐色或血色,囊液内可含精子。

(5)超声检查:只能发现囊肿,无法区别囊肿的类型。

9. 前列腺囊肿需要治疗吗

较小而无症状的囊肿可不必治疗,较大的囊肿或有症状的小囊肿可用手术治疗。虽然治疗方法有多种,但有的复发率高、并发症多,有的易引起阳痿。小的囊肿可以选择在B超定位下经会阴或经直肠行囊肿穿刺抽吸,然后注入凝固剂。向尿道后方及膀胱颈突起的前列腺囊肿首选腹腔镜切除;对于近尿道或突入膀胱的囊肿,经尿道电切除囊肿则是手术最佳途径,但是对于年轻患者,保留精阜对正常射精至关重要。

10. 前列腺囊肿感染形成脓肿后如何治疗

脓肿形成后穿刺治疗比较简单,将针头刺入脓腔内,抽吸直至脓汁完全吸净。有时一次不会完全消灭,需2次或数次才能达到满意效果。当脓腔较大、脓汁较多时,以脓腔切开引流为佳。只有当脓肿彻底消灭之后,前列腺囊肿的症状才会缓解,此时再配以药物治疗和物理理疗,达到根治的目的。

11. 前列腺脓肿形成后如何药物治疗

药物治疗首先要给予退烧药、止痛药物,必要时补充液体,以缓解其症状。根据细菌培养结果选择敏感的抗生素,消灭或抑制病原菌。对于尿痛明显的患者可用解痉剂类药物,也可用些镇静药,以缓解症状。物理理疗可巩固疗效,根据患者的具体病情及需要,进行合理应用能促进炎症吸收,加快病灶组织新陈代谢,使前列腺快速得到恢复。

12. 如何预防后天性前列腺囊肿

(1)注意个人清洁卫生,最好每天清洗一次会阴及生殖器。

(2)注意保暖,勿过劳,调整好工作、生活节律,劳逸结合,避免过分疲劳。要根据气温的变化适时地增减衣服,避免着凉。

(3)保持大便通畅,养成每天定时排便的好习惯,日常饮食中要多吃蔬菜,适量吃水果,便秘时要及时治疗。

(4)保持心情舒畅,做到乐观豁达,及时排解自己的不良情绪。

(5)不喝酒或少喝酒,即使是在节假日期间或必须应酬的场合也不贪杯,或只喝少量的低度酒。

(6)不吃辣椒等刺激性食物。

(7)多喝水,每天最少喝 7 杯水(约 2 000ml),每天早晨起床后即喝 1 杯水(70ml)。如喝"一线瀑"茶,对于排尿不畅的中老年人群更适宜。

(8)不久坐,坐 1 小时左右就站起来活动。

(9)适量运动,做到"五三七",每周至少运动 5 次,每次运动30 分钟以上,每次运动后,实际心跳次数加上年龄要达到每分钟170 次。

13. 前列腺囊肿还能有性生活吗

可以,但是应该过有规律的、负责任的性生活,不宜过频,但也不可没有,一般以过完性生活第二天没有疲劳为宜。按年龄段参考频次如下:30 岁以下,每周 2～3 次;31～50 岁,每周 1～2 次,51～60 岁,每月 2～3 次;60 岁以上,每月 1 次或每 3 个月 2 次。

14. 前列腺囊肿需要与哪些疾病鉴别

(1)精囊囊肿:有尿频,尿急,排尿困难等症状,直肠指诊于前列腺侧方可扪及囊性肿物,肿物为单发,边缘光滑完整,囊液内可含有精子;经同侧输精管逆行或经会阴直接穿刺造影可见精囊受压,充盈缺损及囊肿圆形阴影。

(2)包虫囊肿:直肠指诊于前列腺部位可扪及肿物,但包虫囊肿发生在前列腺内者很少,大多数在膀胱与直肠之间或膀胱壁,可与前列腺粘连,嗜酸性粒细胞增高,包虫抗原皮内试验或补体结合试验阳性。

(3)前列腺窦(憩室):与前列腺囊肿有类似表现,但有不同。前列腺窦症状出现早,在婴幼儿,青春期;常合并尿道下裂,隐睾及假两性畸形等先天性异常;尿道造影可显示与后尿道相通,并于经直肠按摩时常有液体自尿道口排出,且易合并感染。

15. 前列腺囊肿有食疗吗

前列腺囊肿的食疗方法很简单,就是平常的绿豆汤、西瓜汁等,常见易做,相信是广大前列腺囊肿患者预防保健的最佳选择。

五、前列腺肿瘤

1. 病例报告

患者,男,76 岁,主诉间断性排尿困难 1 年余,加重伴血尿 1 个月,近日有尿频、尿急和尿道刺痛感。

2. 超声检查

超声所见：

前列腺增大呈球形，大小为 5.2cm×4.7cm×3.4cm，包膜完整，左右不对称，左侧前部腺体内可见一大小为 1.7cm×1.5cm 的低回声光团，边界欠清，形态尚规则，内回声不均匀，向外突出。彩色多普勒：低回声光团内血流信号异常增多。超声造影显示该低回声不均匀增强，增强后病变边界清楚，快速消退，部分病灶内存在无增强区，且增强区与无增强区分界不清，连续性差。

超声提示：

前列腺增生伴实性占位

3. 超声报告中诊断前列腺实性占位有什么临床意义

前列腺实性占位就是前列腺肿瘤的总称，前列腺肿瘤几乎均为恶性，包括前列腺癌、前列腺肉瘤等，前列腺癌好发于 50 岁以上的老年男性，前列腺肉瘤多见于年轻人。

4. 前列腺癌常见吗

前列腺癌是男性泌尿生殖系肿瘤中最为重要的一种，美国报道它仅次于肺癌，占男性癌症死因的第二位。因用常规检查不能查出的潜伏性前列腺癌大量存在，所以确切的发病率难以获知，在对其他原因致死的男性常规尸检中发现，50～60 岁年龄组潜伏性前列腺癌发病率为 10％，70～79 岁年龄组为 30％，近期国内的资料表明其发病率逐年上升。另外，前列腺癌患者绝对人数的增加，不仅是由于寿命的延长，还因诊断方法的改进。总之，前列腺癌是一种常见的恶性疾病，它的病因学、流行病学均应认真加以研究,并重视早期诊断和治疗。

5. 前列腺癌的发病原因是什么

前列腺癌的直接发病原因尚不明确,很可能是受多因素的影响,并且是诱因和防御因素的共同作用。据现有文献报道,有可能的重要因素之一是遗传,家族中若有前列腺癌患者,则其患前列腺癌的可能性比其他人群高出若干倍。外源性因素在前列腺癌的发病过程中也起着非常重要的作用,例如高脂饮食、缺乏运动、过多摄入腌肉制品等,但有的研究发现脂肪含量低与某些国家的前列腺癌相关。

6. 前列腺癌的早期症状有哪些

前列腺癌的初期症状常与前列腺增生、前列腺炎等疾病的症状相似,极易在日常生活中被人们忽视。

(1)性生活时出现射精疼痛,或射出血性精液。

(2)间歇性的夜尿次数增加、夜尿量增多。

(3)出现不明原因的食欲不振、发热、消瘦、乏力、贫血等症状。

(4)有前列腺增生病史者,近来明显感到排尿费力、尿流不畅。

(5)下腹部或会阴肛门部位出现不明原因的坠胀不适感。

(6)排尿时尿道部位有刺痛感。

7. 前列腺癌的病理特征是什么

前列腺癌主要发生在 50 岁以上的男性,且随着年龄的增加发病率也呈现上升趋势。大多数发生于腺体外周带或后叶的腺泡腺管上皮,病理类型以腺癌为主,其次为移行细胞癌,极少数为鳞状细胞癌。

8. 前列腺肿瘤的评分有什么价值

评分是依据肿瘤的分级及分期而定的,其意义在于不同的评分预后不同。目前有四种分级系统,最常用的是 Gleason 系统,它以腺体的分化程度及涉及腺体基质的肿瘤的生长方式为依据,将主要原发病变区分为 1～5 级,将次要的病变区也分为 1～5 级,1级分化最好,5 级分化最差,两者级数相加就是组织学评分所得分数,应为 2～10 分。评分为 2～5 分属高分化,6～7 分为中分化,8～10 分为低分化。评分越高,肿瘤恶性度越高,预后越差。

9. 前列腺癌怎样分期

前列腺癌在临床上分为四期:

(1)A 期:病灶临床不易查出,局限于前列腺内,无扩散。

(2)B 期:前列腺内单个结节,且病灶局限于前列腺包膜内,病灶没有波及对侧腺体,没有远处转移。

(3)C 期:病变有局部包膜外转移,但没有远处转移的迹象。

(4)D 期:有局部或远处转移。

了解前列腺癌的临床分期对前列腺癌的超声诊断、判断浸润程度及预后有一定意义。

10. 前列腺肿瘤还有其他类型吗

(1)导管癌:这类病例很少被研究。早期被称为"男性子宫内膜癌",因这种肿瘤起源于与子宫内膜结构相似的前列腺囊,具有前列腺的组织化学和超微结构特征,并非起源于 Wolff 氏管。

(2)肉瘤:非上皮性肿瘤在前列腺恶性肿瘤中仅占不到0.1%。在儿童及青春期少年中,泌尿生殖系统是横纹肌肉瘤的第二好发部位,仅次于头颈部。而在老年人,大部分肉瘤是平滑肌肉瘤,预后较横纹肌肉瘤为好,存活率大大提高。

(3)癌肉瘤:指在肿瘤同一区域同时存在癌与肉瘤。此种肿瘤为高度恶性,预后极差,此类病例报道很少。

(4)前列腺继发肿瘤:前列腺很少继发转移性肿瘤,即使是广泛转移的肿瘤,因而此类肿瘤极少见。但有研究报告认为,黑色素瘤常可转移到前列腺,引起前列腺的继发肿瘤。

11. 前列腺癌的超声表现有哪些特征

前列腺癌的声像图表现由发病的部位及生长规律所决定,因病变的时期、阶段、状态的不同而互有差异。由于病变的 A 期、B 期体积一般较小,形态不规则,边界清晰,声像图主要表现为低回声病灶;当病变达 B 期以上,肿瘤较大,就形成一个不规则、回声不均匀的团块。病变处于 C 期以上时,肿瘤往往影响到包膜和整体,使前列腺的断面形态失常,失去形态规则、对称的特点,包膜也由于癌组织的破坏而失去连续性。肿瘤发展到一定程度后可向膀胱内生长和凸出,有时容易与膀胱颈部、三角区的肿瘤相混淆。当肿瘤压迫尿道,侵犯输尿管口,也可造成膀胱充盈、上尿路扩张积水。

总的来说,典型前列腺癌在声像图上的表现为:位于周围区(外周带)的结节状、形态不规则、回声偏低、分布不均的异常团块。大多数前列腺癌的病变发生在周围区,发生在靠近前列腺外缘的前列腺癌均可向前列腺外侧突出。体积较大的前列腺癌局限性的发展使前列腺的整体形态失常,不对称,不规则。被膜受侵遭到破坏时,被膜中断、缺损、失去连续性。

12. 前列腺癌的超声造影有哪些表现

前列腺癌的时间-信号强度曲线上升支较为陡直,呈快上型;

灌注增强模式为快速增强、高增强、不均匀增强,增强后病变边界清楚、存在不对称血管结构,快速消退,部分病灶内存在无增强区,且增强区与无增强区分界不清,连续性差。

13. 前列腺癌的早期临床表现有哪些

多数前列腺癌早期病变无症状,少数可有早期排尿梗阻症状,当肿瘤增大至阻塞尿路时,可出现与良性前列腺增生相似的膀胱颈梗阻症状。表现为逐渐加重的尿频、尿急、尿流中断、排尿不尽、排尿困难。癌引起排尿困难和血尿常属晚期。

14. 前列腺癌的晚期临床表现有哪些

通常其首先的表现不是尿道阻塞,而是局部扩散和骨转移,仅在晚期当病变范围广泛侵犯尿道膜部时可产生尿失禁,侵犯包膜及其附近神经周围淋巴结时,压迫神经可引起局部疼痛,压迫坐骨神经可引起下肢放射性疼痛。直肠受压时可出现排便困难,当肿瘤沿淋巴结转移致输尿管受压阻塞时,可有腰痛、肾积水表现,双侧者可出现少尿、肾衰竭。前列腺导管癌及移行细胞癌常出现无痛血尿伴尿频、排尿困难,当肿瘤侵及精囊时可有血精。

15. 前列腺癌的诊断依据是什么

主要依据前列腺活组织检查或前列腺手术标本的病理学检查及其他影像学检查。影像学检查可为前列腺癌的分期提供依据。目前前列腺癌的诊断过程大致如下:对患者进行血清 PSA 筛查或行直肠指诊,PSA 升高或指诊可疑的患者,在 B 超引导下行前列腺系统穿刺活检,结合影像学检查明确临床分期,从而确定治疗原则及方法。

16. 前列腺癌的鉴别诊断有哪些

(1)与前列腺炎鉴别:前列腺炎有时可出现形态的改变,且内部不均匀,但这部分病人多为中、青年人,发生前列腺癌的机会很少。一般前列腺炎与前列腺癌在声像图上的差别是很明显的,前列腺炎的前列腺整体不会有明显变化,形态规则,被膜完整。腺体内部回声不均,较弥漫,病变界限不清,边缘模糊,无明显回声异常的团块改变,只有当较小的局限性炎症病灶表现为不规则低回声病变时,须与前列腺癌病灶区分,比较之下,前列腺癌的低回声病灶形态多较规则、边缘界限清晰。

(2)与前列腺增生症鉴别:前列腺增生症与前列腺癌整体声像图的表现是不会混淆的。但是,前列腺癌发生于高龄病人,这些病人多伴发前列腺增生,二者图像兼而有之,应仔细观察,增生主要在内腺,呈一个或多个大而规则、等回声的结节,而肿瘤位于外腺,可有多种回声,且内部回声不均匀。有下面两种情况二者鉴别较困难,一种是小病灶的前列腺癌可有等回声及强回声团块的出现,此时须与前列腺增生结节,尤其是突出的强回声小结节鉴别。另一种是前列腺增生症混合有前列腺癌的病变,此种情况在声像图上鉴别非常困难,常常是在病理解剖时得以证实。

17. 什么是前列腺特异性抗原

前列腺特异性抗原(PSA)是前列腺癌最具特异性的检查指标,是由前列腺上皮细胞所分泌,临床常用的 PSA 正常范围为 0～4ng/ml。PSA 只是前列腺上皮细胞的标记物,而不是前列腺癌细胞的标记物。除前列腺癌可引起 PSA 水平升高外,前列腺良性增生、前列腺炎性病变及梗死等均可使其升高。

18. 前列腺酸性磷酸酶是什么

酸性磷酸酶（PAP）广泛存在于前列腺、肝、脾及红细胞等组织中，男性血清中酸性磷酸酶主要来源于前列腺。前列腺上皮细胞产生的酸性磷酸酶称为前列腺酸性磷酸酶，大部分分泌到精液中，少部分进入血循环中。主要用于前列腺癌治疗前后的监测和随访。

19. 超声在前列腺肿瘤检查中有什么作用

超声检查是无创性检查方法，可较早发现前列腺内的结节样改变，有助于前列腺癌的早期诊断及连续观察治疗效果。超声检查可经腹部、尿道及直肠进行，尤以经直肠检查效果最佳。前列腺癌超声检查的典型表现为前列腺外周带的低回声占位。目前超声检查是前列腺癌诊断及分期的重要手段。在超声引导下经直肠或经会阴行前列腺系统穿刺活检已成为临床常规检查方法。

20. 超声引导的经直肠前列腺活检有什么意义

前列腺癌的绝对诊断依赖于组织的显微镜检查，在出现局部扩散和远处转移之前，只有局部硬结时，活检可以做出早期诊断。当病灶很小时，以盲穿获得病变组织的成功率很低，在超声引导下，可以清晰地显示病灶，提高穿刺准确率和成功率。经直肠活检的并发症并不比经会阴穿刺严重，其出血和感染的发生率均较低，也会发现癌细胞是否扩散，因而是精确穿刺前列腺肿瘤的方法。

21. 经直肠超声造影辅助前列腺穿刺活检有什么优点

经直肠超声造影可充分显示前列腺组织中的血流情况，弥补了彩色多普勒血流图不能显示前列腺组织中的低流量血管,特别是组织微灌注情况的不足,可初步判断是否存在前列腺癌,并大致确定癌灶的范围,针对癌灶进行定向穿刺,减少了穿刺中因癌灶较小造成的漏检,减少了穿刺针数、提高了单针阳性率。

22. 发现了前列腺肿瘤,还要进行什么检查

(1)直肠指诊:在所有前列腺癌的检查中,直肠指诊是最简单、有效的检查方法,非常重要,特别是对无症状的患者。认真、仔细的直肠指诊对前列腺癌的诊断和分期均具有重要意义。

(2)同位素骨扫描:全身同位素骨扫描可发现前列腺癌的骨转移灶,文献报道,其可比 X 线片早约 6 个月发现骨转移灶。但因其假阳性率较高,故依据其下诊断时宜慎重。

(3)X 线检查:前列腺癌患者行胸部及骨骼 X 线检查,可发现肺及骨骼转移灶。

(4)CT 及 MRI:两种方法都能显示前列腺与周围组织结构的解剖关系,一般无法行定性诊断,而仅作为分期诊断的方法。两者对于早期病变的诊断都有局限性,一般认为 MRI 较 CT 更有诊断价值,分期更为准确。近来有报告认为,MRI 发现骨转移灶要早于骨扫描,所以临床上应对患者先行骨扫描检查,发现可疑转移灶后再行 MRI 检查以确诊。

(5)淋巴结检查:在放疗或根治性前列腺切除术之前,切取淋巴结进行检查,对了解临床分期,意义重大,当出现淋巴转移时,一般不采取根治术,只进行冷冻疗法或放疗,直到出现梗阻症状或转移征象时才给予进一步治疗。

23. 前列腺癌如何治疗

前列腺癌的治疗必须因人而异,治疗方法需与患者的预期寿

命、社会关系、家庭及经济状况相适应。目前仅手术和放疗有希望治愈前列腺癌,且只适于数量有限的患者,很多疗法仅仅是姑息性的,仅能缓解症状。但由于前列腺癌患者自然病程较长,肿瘤生长速度相对较慢,老年人预期寿命较短等,疾病的缓解对许多患者意味着治愈。

24. 前列腺癌治愈率是多少

早期前列腺癌治愈率达到 60% 以上,为了进一步提高治愈概率,关键要做到早期发现、早期诊断和及时采取适当的治疗手段。专家指出,由于前列腺癌在早期甚至中期都可毫无症状,很难引起患者的警惕,当患者意识到问题到医院就诊时大多已为晚期,此时无治愈可言。

25. 前列腺肿瘤的预后如何

前列腺癌一般发展缓慢,预后较好,对早期的前列腺癌积极治疗可获得长期生存。前列腺肉瘤病程发展极快,预后不良,儿童尤其差。横纹肌肉瘤的恶性程度更高。

26. 前列腺癌的内分泌疗法有哪些

前列腺癌分为激素依赖性及非激素依赖性两类,两者分别约占 90% 及 10% 左右。目前大家普遍接受的首选内分泌治疗是全激素阻断疗法,即药物去势(LHRH 激动剂)或手术去势(切除睾丸)加服抗雄激素药物。其次是单纯去势疗法,药物去势患者必须同时加服 1 个月抗雄激素药物,以避免睾酮水平反跳致病情恶化。再其次是单独使用抗雄激素药物。

27. 内分泌治疗前列腺癌的具体方法

目前,多数学者认为内分泌治疗以全激素阻断效果最佳。依不同内分泌治疗的疗效由强至弱并结合患者的易接受程度依次排列为:LHRH 激动剂+抗雄激素药物→睾丸切除术+抗雄激素药物→单用 LHRH 激动剂(需加用 1 个月抗雄激素药物以避免血清睾酮反跳致病情恶化)→睾丸切除术→单用抗雄激素药物。

28. 前列腺癌的放射疗法如何进行

放疗可达到治愈前列腺癌的目的,虽然只是部分患者。国内外均有较广泛应用。其较为严重的并发症如放射性直肠炎、膀胱炎致刺激症状及溃疡等。放射治疗包括内放射治疗、外放射治疗及姑息性放疗等。近年来国外开展较多的是内放射治疗(粒子植入),可通过在 B 超或 CT 监视下将小的放射性棒均匀地置于前列腺内而达到治疗作用。骨转移病灶局部放疗可以缓解转移灶引起的骨痛。

29. 前列腺癌的手术疗法有哪些

包括根治性手术和姑息性手术等。对晚期肿瘤患者为解除其膀胱颈部梗阻可行姑息性的经尿道电切除术,目的仅在于缓解梗阻症状,改善患者的生存质量,无治愈意义。对临床分期为 A2期、B 期甚至 C1 期的患者均可行根治性前列腺切除术,其中包括保留神经的根治术、扩大的根治术等,手术途径可经耻骨后、经会阴开放手术及经腹腔镜下根治切除术,但手术限于预期寿命大于10 年的患者。

30. 前列腺癌的冷冻疗法是什么

早期主要用于治疗良性前列腺增生症,后来渐用于治疗前列腺癌。局部冷冻治疗既可经尿道亦可经会阴,可以直接抵达原发肿瘤病灶处,有可能完全消除局部肿瘤组织,而又不广泛切除组织。其主要并发症是暂时性尿道皮肤瘘。

31. 如何选择前列腺癌的治疗方法

(1)A1 期:密切随诊观察。

(2)A2 期、B 期:患者年龄小于 73 岁(包括 73 岁),根治性前列腺切除术＋辅助性放疗或化疗;患者年龄大于 73 岁,内分泌治疗＋辅助性放疗或化疗。

(3)C 期、D 期:内分泌治疗＋辅助性放疗或化疗,其中 C1 期可视患者具体情况确定是否可行根治性前列腺切除术。前列腺肉瘤好发于年轻人,恶性程度高,预后极差,可行肿瘤切除甚至全盆腔脏器切除。

32. 如何预防前列腺癌

多晒阳光可以预防前列腺癌,因为阳光可增加维生素 D 的水平,后者可能是前列腺癌的保护因子。在前列腺癌低发的亚洲地区,绿茶的饮用量相对较高,绿茶可能为前列腺癌的预防因子。少食红色肉类(猪肉、牛肉、羊肉等),多食白色肉类(鸡肉、鱼肉等),减少脂肪摄人。

33. 如何护理前列腺癌患者

(1)关注体征变化:因患前列腺肿瘤的多数是老年人,且多患高血压、心血管疾病，应注意观察病人血压、脉搏的变化，及时随访。

(2)严格掌握拔尿管的最佳时机：国内拔尿管应在术后 3 周左右，但各医院、医生相差较大，应遵医嘱。

(3)加强拔尿管后护理：术后可能出现尿失禁，应注意进行盆底锻炼。必要时应用人工括约肌治疗。

第九章　阴囊疾病超声报告解读

一、睾丸发育异常

1. 病例报告

患者,男,28岁,以性功能障碍就诊,自述平时性欲低,阴茎小,不能勃起,否认外伤史。体检,发现双侧乳房女性化,喉结小,左侧睾丸容积约4ml,右侧睾丸未触及。精液常规结果提示:精子浓度为 $5.0 \times 10^6/ml$,前向运动精子百分比为 45%,畸形率为 65%。行阴囊超声检查,发现左侧睾丸小,右侧阴囊内未发现睾丸,诊断为男性原发性小睾丸症,重度少精子症,隐睾症。

2. 超声检查

超声所见:

左侧睾丸大小为 $3.0cm \times 2.1cm \times 1.1cm$,形态规则,内部回声尚均匀,其内未见明显异常回声。彩色多普勒显示:血流信号尚可。右侧阴囊内未探及睾丸回声。

左侧附睾大小正常,形态规则,内部回声分布尚均匀,其内未见明显异常回声。彩色多普勒显示:血流信号好。右侧阴囊内未探及附睾回声。

右侧腹股沟下环口处可见一大小约为 $2.1cm \times 1.3cm \times 1.1cm$ 的中低回声光团,边界清,形态规则,内部回声尚均匀,其内未见异常回声。彩色多普勒显示:血流稀疏。

超声提示:

左侧小睾丸,右侧阴囊空虚

右侧腹股沟区中低回声,考虑为隐睾

3. 睾丸发育异常包括哪些疾病

睾丸发育异常,包括隐睾症、小睾丸、睾丸缺如、多睾症、异位睾丸。其中隐睾症见独立的章节讨论,不在本章内。

4. 什么是睾丸发育不全

睾丸发育不全也称为小睾丸,是指睾丸体积明显变小,从而影响睾丸产生精子和合成睾酮的功能。我国正常人睾丸体积为15~25ml,如小于10ml,特别是6ml以下,即明确诊断为小睾丸。

5. 睾丸大小的正常值是多少

成人睾丸的正常测值一般为4cm×3cm×2cm,可有一定的个体差异。

6. 小睾丸的病因是什么

小睾丸是一组性腺发育不全的疾病造成睾丸功能减退所引起的。分为原发性和继发性睾丸功能减退:

(1)原发性睾丸功能减退:又称为高促性腺激素性性腺功能减退。包括睾丸炎症、创伤、扭转和血液循环障碍后期导致的睾丸萎缩,以及 Klinefelter 综合征等遗传性疾病所致的睾丸发育不良。

(2)继发性睾丸功能减退:又称为低促性腺激素性性腺功能减退。包括孤立性促黄体生成素(LH)缺乏症,由于腺垂体缺血坏死、颅内肿瘤、垂体放疗或手术、颅脑外伤或炎症等原因引起的成人腺垂体功能减退，以及 Kallman 综合征等。

7. 小睾丸有什么临床表现

小睾丸的临床表现为乳房女性化，双侧睾丸小、喉结小，呈类阉体形，患者常伴有甲状腺功能异常，对甲状腺激素反应降低，放射碘吸入减少，有时可伴有轻度糖尿病。血浆睾酮值低，性功能障碍，生育能力低下，畸形精子症，无精子症。

8. 如何诊断小睾丸

（1）睾丸大小测定：超声检查可直观清晰地测量睾丸大小，也可用 Prader 睾丸测量器、Schirren 剪式睾丸测量尺及规式睾丸测量尺测量。当睾丸小于 4cm×3cm×2cm 或睾丸小于 10ml，特别是 6ml 以下，即可诊断为小睾丸。

（2）激素测定：青春期前患者须做绒毛膜促性腺激素（HCG）刺激试验以确定有无原发性腺疾病；青春期后可做血清男性生殖激素测定，包括促卵泡生长激素（FSH）、促黄体生成素（LH）、睾酮、泌乳素（PRL）和雌激素，以鉴别患者下丘脑-垂体-性腺是否正常，判断是原发性睾丸病变引起的睾酮合成障碍，还是睾酮的利用缺陷。

（3）染色体检查：对判断有无遗传因素有一定价值。

（4）睾丸活检：有助于明确睾丸功能减退的原因。

（5）疑有下丘脑、垂体病变：患者需行头颅 CT 或 MRI 检查。

9. 小睾丸有什么危害，小睾丸都会造成患者不育吗

因小睾丸的病因较复杂，诊断及治疗也较为棘手。如得不到

及时诊断及治疗,可影响儿童生长发育和心理健康,并影响其成年后的生育能力和生活质量。有研究表明,睾丸容积在 8～10ml 的小睾丸患者仍然有 30％的精子活检检出率。因此,一部分小睾丸患者可以通过辅助生殖技术进行生育。

10. 小睾丸从何时开始治疗为宜

以前临床多建议在 12～13 岁达青春期后才开始治疗,近年来,建议在男婴出生到 6 个月龄这一时期进行治疗。总之,早期诊断、早期进行治疗,患者的生育功能有望得到更好的改善。

11. 小睾丸的治疗方法有哪些

(1)促性腺激素释放激素(GnRH)微量泵:对下丘脑病变患者可用 GnRH 微量泵治疗,能改善垂体分泌促性腺功能。其模拟下丘脑脉冲分泌模式,每 90 分钟发射 1 次脉冲,每次 5～20g(GnRH)。此治疗方法能使制造雄激素和精子生成 2 项功能都得以恢复,长期规则治疗疗效肯定。

(2)促性腺激素:低促性腺激素性性腺功能减退患者在青春期内可用促卵泡素释放激素(rh-FSH)和促黄体生成素释放激素(rh-LH)治疗,治疗剂量需检测患者血清 FSH 与 LH 正常值。FSH 联合 HCG 治疗除能促使青春期第二性征发育,也可部分恢复睾丸产生雄激素和生成精子 2 项功能,优于单纯使用一种药物。HCG 可直接作用于睾丸 Leydig 细胞的 LH/HCG 受体,使体内 T 合成分泌增多,临床常用其治疗促性腺分泌不足所致的小睾丸,可诱发第二性征,有较好的疗效。剂量可从 1 000U 起,每周 2 次,肌内注射。

(3)雄激素:早期使用雄激素治疗是否能改善将来的生殖功能尚不能确定。随着年龄的增长,长期雄激素不足会在代谢及心理方面产生不良影响。雄激素治疗能使患者的身高和第二性征逐渐发育,但不能使睾丸达到预期的效果。并且雄激素使用时间过长、剂量过大,会抑制下丘脑-垂体-性腺轴,并可促使骨骼过早闭合。治疗方法:十一酸睾酮 250mg,每月注射 1 次或口服每次十一酸睾酮 40mg,每天 2～3 次。

12. 中医如何治疗小睾丸

(1)中药方中,淫羊藿具有雄激素样作用;何首乌,含有丰富的微量元素,具有抗衰老,促进肾上腺皮质的功能;枸杞子,补肝肾、益精血;五味子,收敛固涩、益气生精、补肾宁心;菟丝子,滋补肝肾、固精缩尿;当归,活血补血;韭菜子,补肝肾、暖腰膝,助阳,固精;赤芍行瘀、止痛、凉血、消肿。以上中药可以促进性腺分泌或改善男性性器官靶细胞的活性,使其对较低的性激素水平产生生物学效应,促进性器官的发育和性腺分泌睾酮,使小睾丸症得到治疗。

(2)萸杞参归汤:山萸萸 12g,枸杞子 12g,党参 10g,当归 10g,甘草 2g。随证加减:①肾阳虚者,加附片、肉桂、肉苁蓉、淫羊藿、菟丝子。②肾阴虚者,加女贞子、墨旱莲、何首乌、生地黄、熟地黄。③肾气虚者,加菟丝子、覆盆子、韭菜子、五味子。④气虚者,加黄芪、白术、茯苓、淮山药。⑤兼湿热者,加白术、栀子、黄柏、黄芩。⑥兼血瘀者,加牡丹皮、丹参、路路通。⑦精液量少者,加麦门冬、天门冬、生地黄、熟地黄。1 剂/日,水煎 300ml,分 2 次口服。根据病情,治疗 1 个月可停药。

13. 什么是单侧睾丸缺如

单侧睾丸缺如为罕见的生殖腺发育障碍,本病是由于胚胎发育期中睾丸原基受某种因素损害未能发育或停止发育造成的。

单侧睾丸缺如可为一侧睾丸缺如，另一侧为隐睾；也可一侧为睾丸，另一侧为卵巢，即两性畸形。单侧睾丸还须鉴别是否为两个睾丸在阴囊内融合为一体。如两侧睾丸融为一体，则在睾丸的两侧各有一套附睾、精索及输精管。

14. 什么是双侧睾丸缺如

胎儿发育 12～14 周，双侧睾丸因某种原因未能发育或停止发育。发现双侧睾丸不能触及时，若尿促卵泡素及黄体生成素增高，注射 HCG 后，睾酮水平不提高，可诊断为无睾症，不必手术探查。

15. 什么是多睾症

多睾症是一种罕见的发育异常，是由于在睾丸发育过程当中，因睾丸原基分裂形成的一侧有两个或两个以上的睾丸畸形。一般左侧比右侧多见。多余的睾丸可有附睾和输精管，或者和主睾共有一个附睾。它常位于睾丸下降途中的任何位置，如在阴囊、腹股沟管或腹腔内。在阴囊内的睾丸可正常产生精子，而在阴囊外的睾丸，可产生异常精子或不产生精子。患有多睾症的患者都没有性征、内分泌、性生活或生育能力上的异常。

16. 什么是异位睾丸

睾丸下降过程中，出皮下环后未入阴囊而转位于腹外斜肌浅面的腹壁皮下组织内或会阴部，大腿内侧皮下，或对侧阴囊内，称为异位睾丸。其治疗原则同隐睾，预后也较隐睾好。

17. 睾丸发育异常，超声检查有什么优点

临床上对睾丸疾病诊断很少采用 X 线、CT 和磁共振等具有

放射性辐射的影像检查方法,且价格较昂贵,操作不方便,况且这些影像检查的图像分辨力未达到比较理想的地步。而超声检查可利用其静态灰阶成像技术,清晰地观察睾丸的大小、形态、结构等情况。也可动态观察睾丸病变的大小、形态、变化情况等。近年来,随着实时高频和彩色多普勒技术的发展,超声检查可观测睾丸及其周边组织内血管的变化情况、睾丸内病变的血流分布情况,且超声检查价格低廉,操作方便,已成为目前诊断睾丸疾病的首选方法。

二、睾 丸 炎

1. 病例报告

患者,男,19 岁,因双侧耳垂下持续性胀痛,张口及咀嚼食物时加重 1 天就诊。查体:体温 37℃,双侧腮部以耳垂为中心,向前、后、下方轻度胀痛,左侧下颌肿大,边缘不清,质韧,有压痛,表面皮肤无充血,皮温不高。双侧腮腺管口无红肿,压迫腮腺体时未见脓性分泌物排出。血常规提示:WBC4.6×10⁹/L,血淀粉酶 566U/L,尿淀粉酶正常,诊断为流行性腮腺炎。立即给予治疗。4 天后,患者出现发热,双侧睾丸肿痛症状,检查后诊断为急性腮腺炎并发睾丸炎。则入院进行全面治疗。

2. 超声检查

超声所见:

双侧睾丸增大,表面光滑,睾丸实质内回声均匀减低,彩色多普勒显示睾丸白膜及实质内可见丰富的血流信号。

超声提示:

急性睾丸炎

3. 什么是睾丸炎

是指患有尿道炎、膀胱炎、前列腺炎、前列腺增生切除术后及长期留置导尿管的患者,其致病菌经淋巴、输精管或血液扩散至睾丸,引起炎症。常见的致病菌为大肠埃希菌、变形杆菌、葡萄球菌及铜绿假单胞菌等。

4. 什么是原发性睾丸炎

指细菌经血行播散至睾丸所形成的急性睾丸炎,临床上较少见。典型的急性原发性睾丸炎多有全身感染症状,并在感染后迅速形成脓肿。近年来由于抗生素的广泛应用,该病的典型症状和体征常被掩盖。睾丸炎在炎症被控制后,常在睾丸上有一硬块,3个月内多不消退,不易与肿瘤鉴别。

5. 什么是病毒性睾丸炎

又称流行性腮腺炎性睾丸炎。多见于青春期后期的男性。典型病例在患腮腺炎后几天内,睾丸发生肿胀并有疼痛,症状可持续1～2周,在腮腺炎流行时,患者可在腮腺无肿胀情况下出现睾丸炎。

6. 什么是梅毒性睾丸炎

患者有睾丸肿大,梅毒血清试验阳性者应考虑梅毒性睾丸炎。梅毒性睾丸炎多同时有睾丸霉毒瘤,由纤维组织和坏死组织组成,应及时切除。

7. 急性睾丸炎的临床表现有哪些

感染多为单侧，患侧睾丸疼痛，并向腹股沟、同侧下腹放射、睾丸肿大，压痛明显，阴囊皮肤发红、肿胀，伴有热感和触痛，或有少到中量鞘膜积液。周身表现有畏寒、发热、恶心、呕吐等症状。继发于附睾炎和腮腺炎者，伴有睾丸肿大压痛和腮腺肿大等表现。

8. 睾丸炎需做哪些检查

(1)血常规：显示白细胞增多。

(2)尿常规：一般正常，有时有蛋白或镜下血尿。腮腺炎性睾丸炎急性期可在尿液中发现致病病毒。

(3)超声检查：可清晰显示患侧睾丸病变的情况，是无创、简便、安全、经济的检查方法。

9. 睾丸炎的超声表现有哪些

(1)睾丸普遍肿大，表面整齐光滑。

(2)睾丸实质回声均匀减低或呈中等回声；化脓性睾丸炎可有局部不规则低回声或无回声区，睾丸实质回声不均匀。

(3)可伴有继发性少量鞘膜积液，表现为睾丸周围新月形无回声区，位于睾丸外周的化脓病变破入鞘膜腔时，可引起多量积液和鞘膜积脓征象。

(4)彩色多普勒血流成像显示睾丸白膜和实质内极其丰富而且分布规则的血流信号，代表普遍扩张的动静脉及其分支。彩色血流信号在化脓性睾丸炎的坏死灶和脓肿区减少，周边血流信号增多而且血流分布紊乱。

10. 超声对诊断病毒性睾丸炎有什么优势

高频超声对睾丸细微结构显示清晰,尤其是彩色多普勒配合能量多普勒对睾丸的血流变化非常敏感,这些都对睾丸炎的诊断至关重要。急性原发性睾丸炎较少见,常见的有急性化脓性睾丸炎和急性腮腺炎睾丸炎两种,声像图表现类似。超声检查发现,睾丸体积均不同程度增大,回声类型分 3 类,睾丸回声弥漫增强,回声不均;睾丸回声强弱不均,以片状回声多见;睾丸回声均匀减低。这些细微结构的改变均有赖于高频超声的高分辨率。彩色多普勒可以显示患侧睾丸内血管数目、长度增加,尤其是动脉血流增加,且增加的动脉血管呈"栅栏样"排列,这些都是睾丸炎的特异性表现。因此,超声检查对睾丸炎的诊断具有重要的意义。

11. 病毒性睾丸炎有什么危害

大多数患者仅有一侧睾丸发炎,约有 15% 是双侧发病。用非手术疗法治疗后约有 50% 的睾丸发生萎缩。如为双侧睾丸炎并全部萎缩,导致男性不育症的可能性较大。因此,双侧睾丸炎所致的病变引起睾丸生精活动的破坏是不可逆的。

12. 急性睾丸炎与急性附睾炎如何鉴别

急性附睾炎常与急性睾丸炎并发,至疾病后期鉴别已无意义,因睾丸、附睾均已受累。一般附睾炎伴随膀胱刺激症状较重,睾丸肿胀发生较晚。阴囊超声可根据附睾肿大伴有回声异常,附睾彩色多普勒血流信号显著增加,以及是否累及睾丸实质等提供重要的诊断及鉴别诊断依据。

13. 急性睾丸炎与急性睾丸扭转如何鉴别

睾丸扭转可引起阴囊痛,少数患者可出现低热和白细胞增多。因此,临床上有时很难鉴别。超声检查尤其是彩色多普勒能够提供可靠的依据。睾丸炎患者因睾丸内血管扩张,呈现丰富的血流信号。睾丸扭转患者因睾丸组织梗死、坏死,睾丸内无血流信号或极少血流信号,睾丸周边反应性充血,睾丸周围血流信号增加。

14. 睾丸炎如何治疗

(1)主要为抗生素治疗。

(2)卧床休息,垫高阴囊,局部冷敷或热敷以减轻症状,必要时可用1%利多卡因20ml低位精索封闭,此法有改善血液循环,保护睾丸生精功能的作用。

(3)因长期尿道内留置导尿管而引起睾丸炎者,应尽早将导尿管除去。

(4)急性非特异性睾丸炎实际上多为附睾睾丸炎,故必要时可在药物控制下将附睾切除,继发的睾丸感染可逐步恢复。睾丸完全被破坏时也可行睾丸切除术。

(5)若确定为腮腺炎性睾丸炎,则抗生素无效。除支持、对症治疗外,还可根据情况选用腮腺炎患者康复血清(3~4个月内的血清)、丙种球蛋白、可的松等减轻症状。

15. 中医如何治疗睾丸炎

(1)龙胆泻肝汤加减方:用龙胆草大苦大寒,上泻肝胆实热、下清下焦湿热,为本方泻火除湿两擅其功的君药。黄芩、栀子具有苦寒泻火之功,在本方配伍龙胆草,为臣药。柴胡是为引诸药入肝胆而设;川楝子、荔枝核行气止痛;桃仁、红花、赤芍、牡丹皮活血散瘀、消滞止痛;夏枯草清热散结。在治疗腮腺炎同时,取以上诸药煎汁熏洗睾丸,促进睾丸血液循环,从而使腮腺炎病毒无法在睾丸处滞留。

(2)如意金黄散为中药复方制剂:由姜黄、大黄、黄柏、苍术、厚朴、陈皮、甘草、生天南星、白芷、天花粉组成,具有清热解毒、散瘀消肿、镇痛止痛、疏通气血等作用。方剂中生天南星、白芷、天花粉,活血化瘀、散结消肿止痛;姜黄、大黄、黄柏,清热燥湿,凉血解毒,通经止痛;苍术、厚朴、陈皮、甘草,化湿消肿,解毒散结。诸药合用,活血化瘀、疏经通络,共奏解毒、消炎、散结、止痛之功效,蜂蜜药性温和,渗透性良好,采用蜂蜜将上述药方调和后外敷不会对炎性阴囊皮肤造成刺激与损害,有利于药效发挥。

16. 睾丸炎患者有哪些康复指导

(1)睾丸发生感染后,对生育及性生活均会产生一定的影响,部分患者由于传统封建思想观念等诸多因素存在,多有羞怯心理,不愿意叙述,这会引起患者对治疗和生活信心不足等不良心理反应,因此应对患者进行心理疏导。护理人员要做好疾病知识宣教,鼓励患者说出自己的感受,并告之睾丸炎只要不是双侧同时感染,并及时治疗,还有一定的生育能力,一侧睾丸可代偿工作,不会影响第二性征及生育,消除患者的疑虑。在生活上尽量做到体贴关怀,满足其需要,最终取得其信任,促进患者振作精神并认识到治疗的必要性和重要性,从而以良好的心态积极主动配合治疗。

(2)术后指导:有些化脓性感染如睾丸脓肿、睾丸结核、梅毒等常需切除睾丸或附睾。首先,术后应密切观察患者体温、呼吸、心率、血压等生命体征变化。同时护理人员要指导患者卧床休息,阴囊下垫用软性布料使患侧抬高,减轻阴囊水肿,以利切口愈合。同时每 2 小时翻身 1 次,嘱其深呼吸及咳嗽,预防压疮和坠积性肺炎的发生。

保持切口清洁、干燥,有利于切口的早期愈合。如为睾丸结核,切除睾丸后应同时观察健侧睾丸,若有结核灶逆行蔓延至健侧,应及时通知医生,加强全身治疗和抗结核治疗,谨防健侧结核性睾丸炎形成。

(3)术后并发症指导:术后常见并发症为阴囊内出血和切口内感染。阴囊内出血多为术中止血不彻底和患者过度活动引起,出血少的可引流、局部冷敷,加压包扎、使用止血药物,出血多能停止。若有大量出血应及时通知医生行阴囊探查止血,扩大引流。阴囊血肿后期,应给予局部理疗。阴囊内感染使用足量抗生素控制,一旦化脓应及早切开引流。

(4)出院指导:出院后注意阴囊局部卫生,节制房事,加强营养,增强抵抗力。

三、睾丸囊肿

1. 病例报告

患者,男,60 岁,因右侧阴囊坠胀、不适 3 个月就诊,患者无发热、盗汗,无尿急、尿频、尿痛。否认有结核、外伤史。查体:右侧阴囊略大于左侧,未扪及明确肿块。临床拟诊右侧睾丸鞘膜积液。超声检查后诊断为右侧睾丸囊肿。术中见囊肿壁薄,睾丸组织被挤压,切除囊肿,剖开囊肿,内可见澄清的淡黄色液体。病理诊断:睾丸单纯性囊肿。

2. 超声检查

超声所见：

右侧睾丸增大,其内可见 4.5cm×3.6cm×3.3cm 的囊性无回声区,占据睾丸大部,边界清晰,内部透声好,睾丸组织受压变薄仅厚 3~5mm。彩色多普勒显示:囊内无血流信号,囊肿周围的睾丸实质内可见点状血流信号。

左侧睾丸大小正常,形态规则,内部回声均匀,其内未见明显异常回声。彩色多普勒示:血流信号尚可。

超声提示：

右侧睾丸囊肿

左侧睾丸未见异常

3. 睾丸囊肿的分类

睾丸非肿瘤性囊肿主要有两种,一种是白膜囊肿,一种是睾丸内囊肿,均属良性,通常无症状。睾丸内囊肿分为良性单纯性囊肿和良性表皮样囊肿。

4. 什么是睾丸白膜囊肿

老年人多见,位置表浅,位于睾丸包膜表面,呈圆形或椭圆形,体积一般较小,可单发或多发,多是继发于先前的感染和外伤,其发病机制为表皮包含物及生精小管或睾丸网的鳞状上皮化生。

5. 什么是睾丸内囊肿

多见于青壮年,发生于睾丸网,位于睾丸实质内,直径多较大,边界多清晰,整齐,表面光滑,多是由于在胚胎发育过程中中肾管或副中肾管的残留或肾小管的盲端扩张引起。

6. 什么是睾丸表皮样囊肿

是一种真性实质性肿瘤,边界清楚,较小,无痛,一般为单侧单发,右侧多于左侧,呈圆形或卵圆形,临床上不易与恶性肿瘤相鉴别。

7. 睾丸表皮样囊肿的诊断标准是什么

(1)囊肿位于睾丸实质内。

(2)囊内含大量角化屑或无定形物质。

(3)囊壁有完整或不完整的纤维结缔组织包膜,内层被覆鳞状上皮。

(4)囊内无毛囊、皮脂腺等皮肤附属器或其他畸胎瘤成分。

8. 睾丸白膜囊肿与睾丸内囊肿如何鉴别

睾丸内囊肿位于睾丸实质内,位置较深,通常不能触及,体积较大,双侧多发,常伴有附睾囊肿;睾丸白膜囊肿位置表浅,一般位于睾丸包膜表面,体检时易触及,体积较小。

9. 睾丸内囊肿的超声表现是什么

(1)位于睾丸实质内,通常呈圆形(图9-1)。

(2)直径 2～18mm 不等,边界清晰、整齐、光滑。

(3)内部无回声,或可见少量沉淀产生底部的低回声。

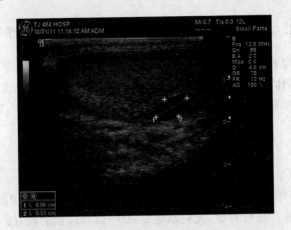

图 9-1 睾丸囊肿

10. 睾丸白膜囊肿的超声表现是什么

(1)位置表浅,位于睾丸包膜浅层,呈小圆形或卵圆形结节。

(2)体积小,只有 2~5mm 大小,边界清晰,常有局部隆起,内无回声。

(3)可单发或多发,通常为单房性。

11. 睾丸囊肿与睾丸恶性肿瘤伴有囊肿超声表现有何不同

睾丸恶性肿瘤伴有的囊肿,为大小不一的复合囊肿,在靠近囊肿处有肿瘤实质性成分,尤其在畸胎瘤和胚胎癌中可清楚地见到囊肿,另外其他类型肿瘤也可因浸润睾丸网而导致继发性囊肿。彩色多普勒显示:恶性肿瘤继发的囊肿周边呈丰富的血流信号,与睾丸囊肿相比,彩色血流成倍增加。

12. 睾丸囊肿与附睾囊肿超声表现有何不同

附睾囊肿多在附睾头部可见类圆形液性暗区,位于睾丸实质外,附睾体、尾部较少发生且大多无后壁回声增强;睾丸囊肿多位于睾丸实质内,囊肿后方多伴有后壁回声增强。

13. 如何治疗睾丸囊肿

(1)如因感染及外伤引起,应积极治疗原发病。

(2)如睾丸囊肿较大,压迫周围正常组织,应手术切除,由于睾丸囊肿是良性肿瘤,无局部复发和转移,所以预后较好。

(3)中医治疗:①大黄 9g,薏苡仁 18g,桃仁 6g,小茴香 3g。水煎服,每日 1 剂。功效:活血化瘀,软坚散结。②昆布、海藻、橘核、小茴香、猪苓、泽泻各 9g,荔枝核、吴茱萸、川厚朴各 6g,白胡椒 8 粒。水煎服,每日 1 剂。功效:化瘀立湿散结。③虎杖 20g,夏枯草、乳香、没药、白芍、桃仁、当归各 10g。水煎服,每日 1 剂。功效:理气散结。④肉桂 9g(另研为细粉),生黄芪 20g,橘核 15g,苍术 15g。用法:后 3 味药煎取药汁,每日 1 剂分 2 次服,每次冲服肉桂粉 4.5g。功效:理气通络散结。

14. 治疗睾丸囊肿的民间验方

(1)马鞭草 30g,刺茄根 10g,灯笼草根 15g,青壳鸭蛋 1 枚。同入砂锅加水炖煮至蛋熟,吃蛋喝汤,每日 1 剂,连服 5～7 天。

(2)两百金 30g,荔枝核(盐水炒)14 枚。水煎,每日服 3 次,每日 1 剂,连服 3～5 天。

(3)黄药子 12g,猪瘦肉 100g。将瘦肉洗净切片,与药同入砂锅,用文火炖至瘦肉熟烂,分 2 次吃肉喝汤。每日 1 剂。

(4)矮地茶根 30g,鸡蛋 2 枚。加水共煮 10～15 分钟后,将蛋去壳再煮,分 2 次吃蛋喝汤。每日 1 剂,连服 3～5 天。

(5)马兰鲜根 60g,荔枝核(盐水炒)10 枚。水煎,每日服 3 次,每日 1 剂,连服 5 天。

(6)老生姜 500g,洗净,横切成 0.2cm 厚的均匀薄片。每次用 6～10 片外敷患侧阴囊,并盖上纱布,兜起阴囊,每日或隔日更换 1 次,直至痊愈。

(7)马鞭草、败酱草、鱼腥草各 30g。煎汤浸洗患处,每日 1 剂,每次浸洗 20～30 分钟。每日 3 次。

四、睾丸扭转

1. 病例报告

患者,男,18 岁,于入院 8 小时前睡觉时感右下腹痛,为持续性隐痛,无法入睡,伴恶心,无呕吐,无发热,无腹泻,肛门排气,大便未解,小便正常。到街道诊所就诊,诊断为"阑尾炎",给予静滴抗炎药物,右下腹痛无缓解,并出现低热,遂到医院就诊。查体:体温:37.3℃,表情痛苦,腹肌软,Murphy 征阴性,右下腹压痛,无反跳痛,双肾区无叩击痛,肠鸣音正常。外生殖器检查发现:右侧阴囊肿大,有触痛,Prehn 征(＋),左侧阴囊未见异常。阴囊彩超诊断为睾丸扭转。遂行右侧阴囊探查术,术中见右侧睾丸鞘膜内有暗红色血性积液,睾丸、附睾肿胀,已经发黑坏死,睾丸上方精索扭转约 180 度。术后病理显示:右侧睾丸坏死。

2. 超声检查

超声所见:

右侧睾丸、附睾肿大,内回声减低,其内可见不均匀无回声区,精索增粗。彩色多普勒显示:睾丸内血流明显减少至消失。

左侧睾丸未见明显异常回声。

超声提示:

右侧睾丸扭转

左侧睾丸未见异常

3. 什么是睾丸扭转

睾丸扭转又称精索扭转,是由于睾丸和精索本身的解剖异常或活动度增加而引起的扭转,使精索内的血液循环发生障碍,引起睾丸缺血、坏死,是青少年阴囊急性肿痛的重要原因。精索扭转方向多由外向内,一般为 90~360 度。睾丸扭转常需要泌尿外科急诊处理。

4. 引起睾丸扭转的病因有哪些

正常情况下,睾丸在阴囊内有一定活动度。在下列情况下睾丸的活动度会增加,与睾丸扭转的发生有关:

(1)睾丸发育不良及睾丸系膜过长,远端精索完全包绕在鞘膜之内,睾丸悬挂在其中,活动度过大。

(2)睾丸下降不全或腹腔内睾丸,睾丸呈水平位。

(3)睾丸仅与睾丸上、下极的某一极附着。

(4)睾丸、附睾被鞘膜完全覆盖,使睾丸在鞘膜腔内的活动度加大。

(5)睾丸扭转多发生在睡眠中或者睡眠后刚起床时,约占睾丸扭转的 40%。这是由于在睡眠中迷走神经兴奋,提睾肌随阴茎勃起而收缩增加,使其位置被迫发生改变,也是引起睾丸扭转的诱因。

5. 睾丸扭转的临床表现是什么

突发性一侧阴囊内睾丸疼痛,常在睡眠中突然痛醒,起初为隐痛,继之加剧并变为持续性剧烈疼痛。疼痛有时向腹股沟及下腹部放射,伴有恶心、呕吐,无肉眼血尿;睾丸肿大,上移呈横位,精索增粗缩短,抬高阴囊时睾丸疼痛加剧;患侧提睾肌反射消失,健侧提睾肌反射存在。

6. 睾丸扭转如何诊断

详细而完整的病史是明确诊断的重要依据。少数患者有阴囊外伤史,但多数患者并无明显诱因:

(1)可根据患者症状诊断:如发现突发性一侧阴囊内睾丸疼痛,向腹股沟及下腹部放射,在睡眠中突然痛醒,起初为隐痛,继之加剧并变为持续性剧烈疼痛,伴有恶心、呕吐时,应怀疑睾丸扭转。

(2)阴囊肿大、皮肤红肿:睾丸位置上移并固定于异常位置,或呈横位。触痛明显,精索呈麻绳状扭曲缩短。提睾肌反射消失。

(3)普雷恩征阳性:因托起阴囊或移动阴囊时,扭转程度加重,而使疼痛明显加剧。

(4)洛希征阳性:因精索扭转而缺血,使睾丸、附睾均肿大,界限不清,难以辨别。

对阴囊内睾丸缺如的急腹症患者,要高度怀疑隐睾扭转的可能。

7. 睾丸扭转可做哪些检查

(1)实验室检查:睾丸扭转患者在血常规检查时可见轻度白

细胞计数增高。

（2）多普勒超声检查：在睾丸扭转时彩色多普勒超声可提示睾丸肿大，呈中等或低回声。睾丸血流量减少或消失。

（3）放射性核素（99Tc）睾丸扫描：显示扭转的睾丸血流灌注减少，呈放射性冷区，其确诊率达94％。

8. 睾丸扭转的超声表现

睾丸扭转的二维声像图改变与扭转发生的时间有关，扭转6小时内睾丸及附睾回声可表现为正常或弥漫性高回声；扭转超过6小时，由于出血、坏死、水肿可导致睾丸回声不均匀。睾丸非完全扭转在早期仅有少量鞘膜积液和阴囊壁增厚，数小时后，睾丸肿大且回声减低，继而睾丸附睾内呈现不均匀低回声区，精索增粗，CDFI显示睾丸内血流明显减低或消失，提示睾丸扭转。

9. 超声检查对诊断睾丸扭转有何意义

多普勒超声检查可发现扭曲增粗的精索是诊断睾丸扭转的重要指标之一。它能显示阴囊内各种结构变化，而且能随时观察病情变化。彩色多普勒检查可动态观察到睾丸内血流信号减少或消失，是诊断睾丸扭转的可靠指标。彩色多普勒超声评价睾丸扭转的准确率较高，对临床治疗方案选择有重要指导意义，能准确判断睾丸扭转的程度和病情发展，且为无创检查，价格低廉，操作简便，可作为诊断睾丸扭转的首选辅助检查方法。

10. 超声造影对诊断睾丸扭转有何意义

睾丸扭转主要是精索扭转，早期睾丸扭转时最先阻断的是输出静脉，睾丸瘀血、水肿，而睾丸动脉阻断不明显，彩色多普勒超声主要观察睾丸内动脉血流变化，因此早期睾丸扭转时，其血供减少不明显甚至增多,因此无法做出正确的诊断。而超声造影为经静脉注入微泡造影剂,以睾丸内灌注造影剂的多少反映睾丸内的血流灌注量,不受其他因素的干扰,完全避免产生假阳性血流,更准确地反映睾丸组织内的血供情况,为睾丸扭转的诊断提供更丰富的信息,为及时手术争取了时间,具有较高的临床应用价值。

11. 三维超声成像技术对观察睾丸扭转有何价值

彩色多普勒超声检查具有快捷、无创及特异性高的优势,成为睾丸扭转的首选检查方法。超声造影等检查的发展亦可以对睾丸内血供进行定量及半定量分析,但这些方法提供的只是病灶某些切面的信息,由于病变的不规则性和不均匀性,所获得的信息不能反映整个睾丸的情况。三维超声可以对整个病灶进行较全面、客观、定量的分析,它可以自动定量计算出血流量和血流强度数据,反映睾丸血供情况,为日后扭转后睾丸功能恢复情况提供相关的定量信息,以帮助了解扭转睾丸血供减少程度与复位后睾丸功能的关系。

12. 睾丸扭转有什么危害

睾丸损害的程度与睾丸扭转的程度和时间有关。睾丸缺血4~12小时即可发生不可逆损害,发病24小时后绝大部分睾丸会坏死。睾丸扭转发生后,无论是采取睾丸复位固定,还是睾丸切除,均会造成不同程度的睾丸功能减退。即使睾丸扭转复位成功,生精细胞仍难免凋亡,并可诱导抗精子抗体形成,抗体随血液循环通过血脑屏障造成对侧睾丸损害,一旦双侧睾丸损害,会导致男性不育。

13. 睾丸扭转如何与急性附睾炎鉴别

(1)急性附睾炎多发生在成年人,而睾丸扭转多发生于青少年。

(2)睾丸扭转起病急,局部症状较重,全身症状较轻。急性附睾炎起病缓慢,常伴有发热、外周白细胞增多。

(3)附睾炎能比较清楚地触及肿大和疼痛的附睾轮廓,而睾丸扭转时,睾丸轮廓触不清楚。

(4)睾丸扭转时睾丸上提呈横位,附睾炎时睾丸常呈下垂状。

(5)附睾炎患者抬高其阴囊时睾丸疼痛缓解,睾丸扭转时疼痛加剧。

14. 睾丸扭转如何与嵌顿性腹内疝鉴别

腹内疝具有典型的恶心、呕吐等肠梗阻症状和体征。腹腔隐睾扭转,没有肠梗阻的体征,而且疼痛点比较固定,甚至在轻柔手法下可触及腹腔内肿大的睾丸。

15. 睾丸扭转如何与输尿管结石鉴别

输尿管结石为突发性腰腹部绞痛,并可放射至股部、会阴部、阴囊,伴恶心、呕吐,尿常规检查可见红细胞,腹部 X 线片可见结石阴影,而阴囊及其内容物均为正常。

16. 睾丸扭转如何与睾丸附件扭转鉴别

睾丸附件一般指苗勒管残余,包括旁睾、迷管、哈勒器官,这些都是中肾的残余。睾丸附件扭转起病较急,好发于青少年,但睾丸本身无变化,仅于睾丸上方或侧方扪及豌豆大的痛性肿块。

17. 睾丸扭转如何与腹股沟淋巴结炎鉴别

腹股沟淋巴结炎患者,其腹股沟可触及大小不等的包块,皮肤无改变,睾丸无异常体征。

18. 睾丸扭转的治疗方法

治疗的目的是挽救睾丸。挽救睾丸的关键在于患者从发病到就诊的时间,以及确诊率,一旦确诊首先手法复位,手法复位失败可行手术切开复位。术中应切开白膜,评估睾丸是否已坏死,决定是否行睾丸切除术。将扭转精索复位后,应行双侧睾丸固定术。

(1)手法复位:在发病初期,可尝试手法复位。将处于横位并上提的睾丸进行轻柔的手法复位。根据睾丸扭转方向,反向手法旋转360度,若睾丸手法旋转复位位置稍下降,睾丸上提的紧张感松弛下来,则说明复位成功,用"丁"字带托起阴囊,让患者充分休息。

(2)手术复位:手术复位力争在出现症状6小时内完成手术。在手术探查中,一旦明确为睾丸扭转,应立即将睾丸复位,并用温热盐水纱布湿敷10～15分钟。若睾丸血液循环恢复良好,色泽转润,应予以保留,并将睾丸、精索与阴囊内层鞘膜间断缝合固定,防止再次扭转。若经上述处理后,睾丸色泽、血液循环无明显好转,则应切除睾丸。

19. 中医如何治疗睾丸扭转

(1)肝经瘀滞证:本证由睾丸扭转、瘀血蓄积肝经,睾丸疼痛为主症的一种证候。方剂选要:①首选方剂。血府逐瘀汤。当归、川芎、桃仁、红花活血祛瘀;生地黄养血和血,使瘀去而不伤阴血;柴胡、川楝子、香附疏畅肝气,使气行则血行;牛膝引药下行,甘草调和诸药。合而用之,血行则瘀去,气畅则肝疏,诸症可愈。②备用方剂。少腹逐瘀汤,当归、赤芍、没药、川芎、蒲黄、五灵脂活血化瘀;干姜、肉桂温经而散寒湿;小茴香、延胡索理气止痛,合而用之。功能:活血化瘀,温经止痛。若为瘀血发热者,去干姜、肉桂,加黄柏、牡丹皮等。③百宝丹。主治一切跌打损伤,活血化瘀,理气止痛,生血和血,止血归经,无论内服或酒调外敷均有效果,适用于各种内外损伤。④七厘散。活血化瘀,定痛止血,力专活血行瘀。朱砂安神,以心主血脉,神安则血和;麝香、冰片芳香,善走透窍,宣畅血脉,止痛如神。凡跌打损伤,瘀滞作痛皆可用之。

(2)寒凝气滞证:本证由睾丸扭转复位或手术后,感觉寒湿,积于下焦,造成肝络失和,气滞不行,而以睾丸疼痛为主症的一种证候。方剂选要:①首选方剂。暖肝煎加减,佐服七厘散 0.2g,方中肉桂、小茴香助阳补火以暖肝;乌药、沉香顺气降逆以疏肝;当归、枸杞子补血以养肝;茯苓、生姜利湿散寒降逆。佐服七厘散,意在祛瘀行血。②备用方剂。天台乌药散。方中乌药、木香辛温香窜,行气止痛;茴香、高良姜散寒而暖下焦;青皮疏肝;槟榔导积下行;川楝子用巴豆麸皮炒,弃巴豆、麸皮不用,意在借二味之性,通达肝经,散寒凝而疏肝气。

(3)肝经湿热证:本证由睾丸扭转复位或手术后,感觉湿热之邪。蕴积下焦,而表现为睾丸肿痛,阴囊红肿为主症的一种证候。方剂选要:①首选方剂。龙胆泻肝汤。方用龙胆草、黄芩清肝胆实火,龙胆草之力尤宏;柴胡疏肝,以泄郁热;木通、车前、泽泻利尿泄湿,以期湿热从小便而泄;生地黄、当归滋阴养血,防火盛伤阴,祛邪而不伤正;甘草调和诸药。②备用方剂。当归芦荟丸。本方为肝胆实火证而设。黄连、黄柏、黄芩、大黄等清火解毒品同用,可直折火势,解散热毒;胆草、芦荟、青黛直入肝胆经,清泄肝胆实火;当归养血柔肝,防苦寒太甚而伤阴。

20. 如何护理睾丸扭转患者

（1）由于该病易被误诊，首先应提高对该病的理解和认识程度，严密观察病情。一般睾丸扭转患者无发热，疼痛比较突然，而且托起睾丸时疼痛会加重。

（2）本病的发病患者多为青少年，有些患者处于青春期，对疾病羞于启齿甚至不愿意配合检查，护理人员应态度诚恳，消除患者戒备心理，鼓励患者说出自己的感受，认真倾听患者的主诉，尤其是家长要理智对待孩子的疾病，切不可过度担忧造成孩子的心理压力，说服患者积极配合，为治疗疾病争取时间。护理人员应多与其亲近，消除患者恐惧感，取得家长信任与合作。

（3）对于手法复位失败者，分秒必争，做好术前准备，尽早手术以挽救患者睾丸。睾丸复位手术后应观察阴囊皮肤颜色，如发生红肿、疼痛，立即报告医生处理，术后卧床休息1周，抬高阴囊，避免健侧阴囊水肿，保持阴囊伤口敷料干燥，密切观察睾丸复位后有无睾丸缩小、变硬或阴囊空虚。对行睾丸切除患者，术后要保护患者隐私，做好心理疏导。

（4）出院指导：患者1个月内避免骑跨运动，避免阴囊局部剧烈震荡及其他剧烈活动，出院后建议患者使用提睾带3～4周。损伤的睾丸由于缺血再灌受损，不仅会影响患侧睾丸功能，而且可诱导抗精子抗体的产生而损伤对侧睾丸，一般在术后3～6个月，必须检测性激素水平和患侧复位睾丸恢复情况。

五、睾丸肿瘤

1. 病例报告

患者，男，35岁，6年前因"自幼双侧阴囊空虚"诊断为双侧隐睾,双侧斜疝。行双侧睾丸下降固定术及双侧斜疝修补术。术后定期复查 B 超,一直未育。多次精液常规检查为无精症。4 个月前出现左侧睾丸胀痛,3 个月前发现左侧睾丸肿块。查体左侧腹股沟淋巴结肿大。CT 检查示双侧睾丸多发结节样改变。

2. 超声检查

超声所见:

双侧睾丸体积较小,内回声欠均匀,可见点状强回声,彩色多普勒显示仅有少量星点状血流信号。左侧睾丸内探及多个大小不等的低回声结节,边界清晰,形态不规则,内回声欠均匀,彩色多普勒显示血流信号较丰富。

超声提示:

双侧隐睾

双侧睾丸发育不良

左侧睾丸多发肿物

术后病理诊断:左侧睾丸胚胎

3. 睾丸肿瘤有什么表现

睾丸肿瘤早期症状多不明显,一般表现为阴囊内无痛性肿块,伴有睾丸肿大,少数患者出现阴囊钝痛或下腹坠胀不适,极少数患者还会出现男性女乳症,尤其是非精原细胞瘤。晚期睾丸表面可触及不规则结节,触摸不光滑,常伴有邻近部位如腹股沟淋巴结肿大。

4. 睾丸肿瘤有哪些类型,哪种较为常见

睾丸肿瘤较为少见,分为生殖细胞肿瘤和非生殖细胞肿瘤。睾丸肿瘤中生殖细胞肿瘤占 90%~95%,非生殖细胞肿瘤占 5%~

10％。生殖细胞肿瘤中,精原细胞瘤最多,约占睾丸肿瘤的60％,发病年龄高峰在30～50岁,罕见于儿童。良性肿瘤常见的有睾丸纤维瘤、睾丸表皮样囊肿、睾丸畸胎瘤、睾丸支持细胞-间质细胞瘤等。恶性肿瘤在病理类型上可分为精原细胞瘤、混合生殖细胞瘤、胚胎癌等,在临床中良性肿瘤以睾丸纤维瘤较多见,恶性肿瘤以精原细胞瘤较为常见。

5. 超声诊断睾丸肿瘤有哪些优势

高频彩色多普勒超声检查在睾丸肿瘤临床诊断中的价值分析结果显示,超声诊断的准确率为94.59％,这说明高频彩色多普勒超声检查能够较为准确地对睾丸肿瘤进行诊断。对睾丸进行超声检查不仅能够及时发现肿瘤的存在,而且还能对肿瘤的血流动力特点进行反映,从而为诊断肿瘤的恶良性提供参考,并且多普勒超声检查的探头还能够对患者腹膜和腹股沟等部位进行扫查,以便发现淋巴结转移症状,为睾丸肿瘤的临床治疗提供决策依据。研究表明,在对睾丸肿瘤进行临床分期诊断中,高频彩色多普勒超声诊断的分期准确性明显优于CT诊断和MRI诊断,这说明超声检查对睾丸肿瘤临床分期和治疗方案的确定具有重要价值。

6. 不同类型睾丸肿瘤的超声声像图有什么不同特点

精原细胞瘤在超声图像上主要表现为睾丸体积增大,内部回声较低,或出现等回声,血流信号较为丰富,部分患者病灶内出现钙化现象。而胚胎癌在超声图像上则表现为内部不均匀低回声,肿瘤边界较为清晰。卵黄囊瘤在超声图像上则主要以低回声或等回声为主,回声欠均匀,彩色多普勒显示血流信号丰富。

7. 睾丸肿瘤与睾丸血肿如何鉴别

睾丸血肿有明确外伤史,疼痛明显,体检可见睾丸肿大,触痛明显。超声可见包膜光整,形态失常,内部及边缘可见单个或多个不规则无回声区,后方回声增强,鞘膜腔内可见无回声暗区,暗区内透声差,可见散在点状回声,并可见絮状漂浮物。彩色多普勒显示睾丸周围及内部血流信号明显增多。睾丸肿瘤主要表现为睾丸内部出现不均匀等回声或偏低回声结节,形态多不规则,彩色多普勒超声显示血流信号丰富。

8. 睾丸肿瘤与睾丸结核如何鉴别

睾丸肿瘤主要表现为睾丸内部出现不均匀等回声或偏低回声结节,形态多不规则,彩色多普勒超声显示血流信号丰富(图 9-2)。

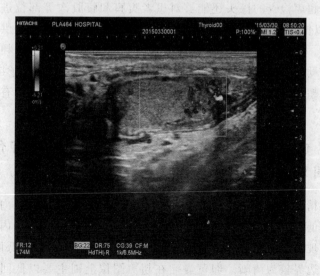

图 9-2　睾丸肿瘤

睾丸结核超声表现为睾丸内低回声区,边界不规则,暗区内部有稀小光点。

(1)肿块型:病变呈单发实性肿块或结节样改变,边界清楚,边缘不规则,内部回声不均匀,可见微小钙化灶。

(2)脓肿液化型:病灶呈圆形,边界清楚,内壁毛糙,内透声差,可见密集的点状回声。

(3)弥漫结节型:超声表现睾丸肿大,实质回声不均匀,其内可见散在小低回声结节,分布不均匀。

(4)窦道型:表现为睾丸内低回声包块,形态不规则,内见无回声区,透声差,部分可见钙化,形态僵硬,粘连广泛不易推动。挤压时出现光点移动并向皮肤外溢出。

(5)混合型:为两种以上表现并存,较为常见的为弥漫结节型和窦道型并存、肿块型和窦道型并存。病灶内部少有血流信号显示。

9. 睾丸肿瘤与急性睾丸附睾炎如何鉴别

睾丸附睾炎多发生在成年人,患侧阴囊增大,皮肤红肿,精索增粗触痛,且能较清楚地触及肿大和疼痛的睾丸、附睾轮廓。患侧睾丸常呈下垂状,附睾炎多从附睾尾部开始,蔓延至体部和头部,侵及睾丸时可引起附睾睾丸炎,其声像图表现:附睾肿大,以尾部为著,呈类球状,体部、头部也可增大,回声减低不均匀,部分尾部中心见无回声区(坏死液化)。多伴有少量鞘膜积液。睾丸肿瘤主要表现为睾丸内部出现不均匀等回声或偏低回声结节,形态多不规则,彩色多普勒超声显示血流信号丰富。

10. 睾丸肿瘤会遗传吗

睾丸肿瘤的发病原因尚不清楚,根据研究认为其发生与睾丸创伤、内分泌障碍、感染及遗传均有关。其发生的危险因素包括：隐睾病史或睾丸发育不全、睾丸肿瘤家族史、对侧睾丸肿瘤及不育等。有研究发现睾丸精原细胞瘤具有家族聚集性。所以认为睾丸肿瘤具有遗传倾向。

11. 睾丸肿瘤如何治疗

经腹股沟的睾丸与精索切除术是睾丸肿瘤的标准手术方法，也是睾丸肿瘤诊断的重要环节。在诊断不明确的情况下可以术中行冰冻切片组织学检查。在某些肿瘤广泛扩散，存在危及生命转移灶的患者可以先行化疗，再行睾丸切除。当存在双侧睾丸肿瘤或者唯一的睾丸发生肿瘤时可以考虑保留器官的睾丸切除术，前提是肿瘤的体积不超过睾丸体积的 30%。精原细胞瘤对放射线高度敏感，故在睾丸高位切除术后行区域性淋巴结的放射治疗。少数有 AFP 和（或）HCG 增高和对放射治疗效应不佳者考虑行腹膜后淋巴结扩清术和化疗。非精原细胞瘤由于对放射线不如精原细胞瘤敏感，故治疗上行睾丸高位切除术和腹膜后淋巴结扩清术，然后行系统化疗。首程放疗以后再发生第二原发睾丸肿瘤的病人，不宜行腹腔照射，须考虑脊髓等正常组织的耐受性，而改用联合化疗。

六、隐 睾 症

1. 病例报告

患者，男，28 岁，因左下腹痛数月来诊。平时疼痛较轻，局部加压加重，与进食、排便等无关。既往体健，无发热、尿频、尿痛等特殊病史。泌尿外科医生查体于左下腹扪及包块，大小约 3.0cm×2.0cm，质韧，无明显移动。要求超声检查泌尿生殖系统。

2. 超声检查

超声所见：

双肾形态大小未见异常，双肾盂及双侧输尿管未见扩张。膀胱充盈好，内未见明显异常回声。前列腺形态大小正常。左侧腹股沟区可见低回声结节，探头加压有压痛。高频探头扫查，结节大小约 2.7cm×1.8cm，边界清，椭圆形，内部回声不均匀，内可见点状强回声，彩色多普勒超声显示该低回声内部可见少量点状血流信号。患者右侧阴囊内可见睾丸回声，大小形态未见异常；左侧阴囊空虚，仅见少量液性暗区。

超声提示：

左侧阴囊内未见睾丸回声（疑睾丸缺如）

左侧腹股沟实性结节（疑隐睾）

双肾、膀胱及前列腺未见异常

术后诊断：左侧腹股沟隐睾

3. 什么是隐睾症

隐睾是男性泌尿生殖系统常见的先天畸形之一，是指睾丸未能从腰部腹膜后下降至阴囊而是停留于正常下降的途径中。包括下降不全和异位的睾丸。常见部位在腹股沟，右侧较左侧多见。隐睾可以发生扭转、炎症及恶变，双侧隐睾可导致不育。

4. 隐睾症的发病率高吗

隐睾是较常见的泌尿生殖系统异常，尤其是在早产儿中发病率较高，早产儿隐睾的发生率约为 30%，新生儿为 4%，成人为 0.3%。出生后睾丸仍可下降，至 1 岁后，下降的机会明显减小。

5. 隐睾症的病因有哪些

(1)内分泌障碍:母体妊娠期缺乏足够的促性腺激素,可能影响睾丸正常下降。某些双侧隐睾经促性腺激素治疗后睾丸可以下降,表明激素与睾丸下降的关系。

(2)睾丸本身有某种缺陷:不能对促性腺激素产生反应,或精索本身发育障碍,睾丸不能正常下降。

(3)解剖上的发育异常:如睾丸系膜太短、睾丸系膜与腹膜粘连、睾丸血管发育异常,睾丸引带缺如、太短或固定,腹股沟过窄、皮下环过紧等均阻碍睾丸下降。

6. 隐睾症有哪些常见症状和体征

(1)常见于婴幼儿,一般无明显隐睾症的症状。由于鞘状突未闭导致腹股沟疝,则可出现腹股沟可复性肿物。

(2)患侧阴囊扁平,双侧隐睾症常伴有阴囊发育不全,阴囊内不能触到睾丸。

(3)部分患儿可在腹股沟处触及睾丸。

(4)并发嵌顿疝、睾丸扭转时出现阴囊或腹股沟急性疼痛和肿胀等小儿阴囊急症的隐睾症症状。

7. 隐睾症有什么危害

(1)产生心理障碍:阴囊里没有睾丸,外生殖器形态的变化会促使患者产生自卑心理,出现心理异常,如不愿去公共浴池洗澡等。

(2)影响性功能:单侧隐睾由于一侧睾丸仍能分泌性激素,所以不影响性生活。双侧隐睾者两侧睾丸都没有下降到阴囊,故睾丸一般发育不良,性激素分泌不足,则可影响性功能。

(3)易发生恶变:隐睾由于睾丸生长环境改变及发育障碍,可使睾丸细胞发生恶变而形成恶性肿瘤,发生恶变的可能是正常睾丸的数倍。

(4)容易发生损伤:由于睾丸隐在上方位置表浅,稍有撞击或外伤容易损伤睾丸。

(5)导致男性不育:因为腹腔内温度比阴囊高 1℃~2℃,而高温对睾丸的损伤是不可逆的,尤其是对睾丸的生精功能损害严重,造成男性不育。

8. 隐睾症超声检查有什么优点

隐睾症是泌尿外科的一种较为常见的疾病,位于腹腔内或盆腔的睾丸体积很小,临床检查较为困难。超声检查则有特殊优势。由于隐睾绝大部分停留在腹股沟管内环口附近、阴囊上部或髂前腹壁肌层后等处,位置相对表浅,超声能较好地显示发育相对良好的隐睾。超声诊断隐睾方法简单,费用低,且具有较高的诊断准确率,已可作为隐睾诊断的首选检查方法。

9. 如何诊断隐睾症

隐睾症诊断有一定困难,患者一般无症状,主要表现为患侧阴囊明显发育不良。体征对诊断至关重要,对扪不到的隐睾,须通过辅助检查如超声检查、CT、腹腔镜探查等才能确诊。

10. 超声如何检查隐睾症

超声检查隐睾患者以平卧位为主,辅以站立位、坐位或侧卧位,两腿分开外展,由阴囊向腹股沟区至髂前上棘扫描,必要时可延伸至髂血管再至肾门处进行扫描。为有利于提高隐睾显示率,隐睾超声检查时可注意采用以下方法:

(1)超声检查前的扣诊,通过在腹部自上而下的挤压,将睾丸从隐匿处压至尽可能低的位置,可明显提高超声的检出率。

(2)膀胱中度充盈,有利于显示腹内型隐睾。

(3)根据隐睾位置不同选用不同频率的探头,可以弥补单一探头的不足。

(4)改变体位或增加腹压有助于近内环口处及合并斜疝的隐睾的显示。

11. 超声如何鉴别隐睾与肿大的淋巴结

腹股沟区、髂血管前方及腹主动脉周围是局部或全身肿大淋巴结的好发部位,腹股沟区的肿大淋巴结多分布于股动脉和股静脉周围,可为多个,大小不等,外形多呈类圆形或椭圆形。肿大淋巴结的长轴呈周边回声低中央稍高的类似"肾形"图像,与腹股沟区隐睾容易分辨。而位于腹膜后、腹股沟区的发育不良的隐睾与淋巴结较难分辨,该类隐睾较正常睾丸体积小,内部血流显示为低阻力型动脉频谱。

12. 隐睾症如何治疗

(1)激素治疗:用绒毛膜促性腺激素、促性腺激素释放激素、促间质细胞激素释放激素作为激素疗法,临床治疗证明有效,其作用机制尚不清楚,可能对精索或提睾肌有一定作用。

(2)手术治疗:隐睾的最佳手术年龄一般认为应是 1 岁以内,最迟不超过 2 岁。手术方式主要分为:①可触及睾丸的固定术。如睾丸可以触及,睾丸离阴囊很近,或睾丸很容易被推到阴囊中,常规游离精索行睾丸固定术。②分期睾丸固定术。如果用手法和精索离断仍长度不够,可先充分游离输精管,把睾丸先固定在最低部位,术后 6~12 个月再二期牵引固定。

七、附睾炎

1. 病例报告

患者,男,28 岁,2 周前感右侧阴囊坠胀不适,近 1 周出现疼痛,活动后加重,来院就诊。查体体温、脉搏、血压均正常,白细胞及中性粒细胞轻度增高,尿常规红细胞(+),白细胞偶见,无尿少、水肿,无腰痛、尿频、尿急。专科情况:双侧睾丸大小正常,右侧附睾触痛(+),局部皮肤无红肿、破溃。

2. 超声检查

超声所见:

左侧睾丸大小为 4.2cm×1.9cm,内光点细小密集,分布均匀,于实质内可见一大小 0.5cm×0.5cm 的类圆形无回声区,边界清,有包膜,透声好,其内未探及血流信号。左侧附睾大小为 1.1cm×0.8cm,回声未见异常。左侧附睾动脉流速 11cm/秒。

右侧睾丸大小为 4.2cm×2.1cm,内光点细小密集,分布均匀。右侧附睾大小为 2.2cm×1.7cm,回声低,分布不均,内可见 0.4cm×0.6cm 的类圆形液性暗区,边界不清,无包膜;彩色多普勒血流显像和彩色多普勒能量图均显示血供丰富,呈明亮细条状血流信号,右附睾动脉流速 23cm/秒,阻力指数 RI:0.59,流速较左侧明显加快。双侧睾丸鞘膜内均未见明显液性暗区。

超声提示:

左侧睾丸囊肿

右侧附睾炎

右侧附睾囊肿

右侧睾丸未见异常

3. 什么是急性附睾炎

急性附睾炎是泌尿科一种常见疾病，典型症状表现为突感阴囊部位疼痛难忍，并向精索放射。具体表现为附睾肿胀，并有高热，也可同时有睾丸肿胀，伴有尿液混浊、膀胱炎症。这是由于静脉回流受阻导致睾丸缺血缺氧，以及精索和附睾外筋膜顺应性变差使附睾因受到牵拉而引发剧烈疼痛。

4. 急性附睾炎有哪些常见病因

急性附睾炎是临床常见的男性泌尿系统疾病，发病原因多是感染，各种病原菌如大肠埃希菌、葡萄球菌造成的前列腺炎和精囊炎，随着病情的发展逐渐蔓延至附睾，该病多见于青中年男性，与不洁性交史、性病感染史密切相关。长时间的导尿管留滞、尿道器械操作也会造成急性附睾炎。

5. 急性附睾炎有什么危害

急性附睾炎症会造成充血和水肿，影响精索血供和氧供，同时容易与周围组织发生粘连，很容易发生附睾梗阻，所以若不能及时缓解炎症，最终会使睾丸坏死、不育。

6. 急性附睾炎超声表现有什么特点

患侧附睾弥漫性均匀肿大，也可局部肿大，多见于尾部，呈结节状，有球形感。内部回声不均匀，光点增粗，回声强度较睾丸低，境界模糊。部分可与阴囊壁粘连，阴囊壁增厚，常伴鞘膜积液。同侧精索增粗，精索静脉曲张。彩色多普勒血流成像显示血流信号明显增多,脉冲多普勒检测动脉血流速加快。

7. 急性附睾炎如何治疗

急性附睾炎一般是抗生素治疗,其缺点是疗效存在局限性,容易复发,治疗周期长,如有脓肿形成,则需切开引流。少数再发性附睾炎病例,可行附睾切除术。手术治疗的优势在于:

(1)快速缓解患者疼痛等症状。

(2)恢复患者睾丸、附睾的血供和氧供,避免相关组织的坏死。

(3)促进附睾炎性肿块的消除。手术治疗下患者睾丸存活率显著高于非手术治疗,对于有睾丸坏死可能的患者要行精索外膜切开减压,引流脓液,是睾丸存留的关键。引流排脓能促进炎症物质吸收,起到保护组织的作用,最大限度地保留和保存睾丸功能,采用药物治疗就无法做到引流排脓,炎症消除不到位,耽误患者病情恢复,从而造成不可逆的损伤。

8. 超声如何鉴别附睾炎与睾丸扭转

依据病史、症状体征对急性附睾炎、睾丸扭转鉴别诊断正确率为50%,而彩色多普勒血流成像的敏感性为86%~100%,特异性达100%。睾丸扭转好发于青少年,可能系睾丸纵隔附着先天性发育不良所致。扭转初期,静脉回流受阻,造成充血水肿,重度扭转可导致动脉供血障碍和睾丸缺血坏死。睾丸内回声减低,若同时伴有细网状或小蜂窝状改变,提示组织坏死。睾丸肿大,内部呈弥漫性低回声,彩色多普勒显示血流信号减少甚至消失,此有助于诊断。急性附睾炎时,病变附睾体积肿大,回声不均匀,以低回声为主,病变附睾彩色血流信号明显增加。值得注意的是,睾丸发生不完全扭转或扭转解除时可发生局部充血改变,从而导致炎症的错误判断,如果彩色多普勒信号仅位于阴囊内或睾丸周边并不能说明睾丸供血正常。

9. 超声如何鉴别附睾炎与附睾结核

附睾炎时,病变附睾体积肿大,回声不均匀,以低回声为主,病变附睾彩色血流信号明显增加。附睾结核与附睾炎在声像图上相似,回声不均,以低回声和中等回声为主,其鉴别要点如下:

(1)附睾结核病程较长者出现钙化强回声,伴有声影。

(2)附睾结核容易累及睾丸,在睾丸内出现低回声或中等回声病灶。

(3)附睾结核病程进展,可累及阴囊壁皮肤甚至破溃形成窦道。

10. 超声如何鉴别附睾炎与附睾肿瘤

附睾肿瘤非常罕见,原发性附睾肿瘤绝大多数为良性,其中腺瘤样瘤最常见,平滑肌瘤次之,其临床表现为无症状或轻微胀痛的附睾肿物,生长缓慢。附睾肿瘤超声表现为边界清楚的圆形或卵圆形低回声肿物,内回声尚均匀,彩色多普勒显示少见血流信号。附睾炎时,病变附睾体积肿大,回声不均匀,以低回声为主,病变附睾彩色血流信号明显增加。

11. 中医如何治疗附睾炎

中医称睾丸附睾为"肾子"。急性附睾炎属中医学"子痈"范畴。湿热内生是急性附睾炎的基本病机;龙胆泻肝汤为清利肝经湿热的经典方。龙胆草大苦大寒,上清肝胆实火,下泄肝经湿热,泻火除湿;黄芩、栀子苦寒、泻火解毒,燥湿清热;木通、车前子、泽泻,渗湿、泄热,湿热下行,从小便而去,使邪去有路;柴胡,疏利肝经;生地黄、当归,入肝肾,养阴血,防邪热伤阴;赤芍,活血凉血;甘草,清热解毒而和中。诸药相配,共奏清热利湿,消肿解毒止痛之功效。阴囊外敷硝黄散以助清热解毒,凉血消肿止痛。随证配伍苍术、黄柏,加强燥湿功效;配伍桃仁、红花、丹参增强活血消肿作用;配伍金银花、蒲公英以加强清热解毒功效;疼痛甚者加川楝子、延胡索行气止痛。诸药合用,具有较强的清热利湿、消肿止痛作用。内服龙胆泻肝汤加减,外敷硝黄散联合敏感抗生素治疗急性附睾炎疗效显著,具有安全、经济、方便等特点。

八、附睾囊肿

1. 病例报告 1

患者,男,63 岁,发现左侧阴囊肿大约 15 年就诊。查体:一般情况好,发育正常。左侧阴囊明显大于右侧,质软、无压痛。

2. 超声检查

超声所见:

右侧睾丸、附睾大小、形态及结构正常,左侧睾丸未见异常,其外后上方附睾区探及一 5.0cm×4.8cm 的液性暗区,呈椭圆形,包膜完整,后方可见增强效应。

超声提示:

左侧附睾囊肿

双侧睾丸及右侧附睾未见异常

3. 病例报告 2

患者,男,77 岁,因下腹胀痛、小便不利来院就诊。查体:右侧阴囊可触及大小约 8.0cm×6.0cm 肿块,质韧,无疼痛,按压不缩小,透光试验(+)。

4. 超声检查

超声所见：

双侧睾丸体积略增大，形态尚规则，双侧睾丸背侧实质内均可探及一个椭圆形无回声区，边界清晰，壁光滑，后壁回声增强，囊内透声良好，大小分别为：0.9cm×0.6cm（左侧），1.8cm×1.1cm（右侧）。右侧睾丸后下方探及大片液性暗区，范围约8.6cm×5.5cm，其内可见少量点状回声分布。左侧附睾头部探及一大小约1.2cm×0.5cm的无回声区，边界清晰，透声良好。

超声提示：

双侧睾丸囊肿

左侧附睾囊肿

右侧睾丸鞘膜积液

右侧附睾未见异常

5. 什么是附睾囊肿

附睾囊肿是指附睾内的囊性肿块。多位于附睾头部，大多由胚胎时期的肾小管退化过程中的残余组织发生。附睾囊肿常见类型有胚胎残留组织上皮性囊肿及单纯性囊肿（囊肿内衬附睾组织及柱状上皮）。前者为胚胎时期副中肾管（苗勒氏管）退化过程中的残余组织并发囊肿，后者为输送精子的管道部分发生梗阻，输出小管扩张而形成的潴留性囊肿，内含精子，也称精液囊肿。

6. 附睾囊肿有哪些常见症状和体征

附睾囊肿大多无不适症状。常由于常规体检偶然发现，或患者自我查体时发现阴囊内肿物。部分患者可有阴囊坠胀感，病变发展缓慢。附睾囊肿通常无任何症状，但如果囊肿体积较大，可能会引起阴囊局部疼痛或不适感。

7. 附睾囊肿会癌变吗

附睾囊肿又称精液囊肿,好发于青壮年,其发病原因可能是输精管阻塞而导致精液积聚。附睾囊肿发生的常见部位是附睾头部,体部及尾部很少发生。附睾囊肿起源于睾丸网输出小管的上皮细胞。附睾囊肿是一种良性病变,不会发生癌变。

8. 彩色高频多普勒超声对附睾囊肿诊断有何价值

高频彩色多普勒超声对阴囊组织有良好的分辨力,能清晰显示附睾囊肿的大小、部位、内部回声及其血流情况,因此高频彩色多普勒超声这种实时、动态、准确、无创性和可重复性的方法可作为附睾囊肿的首选影像检查方法,为临床诊断治疗提供准确依据,也可方便随访观察。

9. 附睾囊肿与睾丸鞘膜积液如何鉴别

附睾囊肿声像图表现为附睾部位出现圆形或类圆形小无回声区,囊壁薄而光滑,后方回声增强。附睾单纯性囊肿为无回声;附睾精液囊肿内可出现低水平回声,或少许沉淀样回声位于囊肿底部形成分层现象。彩色多普勒血流显像显示囊肿内部及周边无血流信号。睾丸鞘膜积液超声下可见睾丸周围被无回声区包绕,站立时无回声区增大。单纯性睾丸鞘膜积液时,睾丸和附睾的形态、大小、内部回声无异常。继发性鞘膜积液时,在无回声区常见浮动的点状低回声或细线样或多数分隔状不规则回声。精索鞘膜积液,也就是精索囊肿,表现为梭形或圆柱形无回声肿物,包膜完整清晰,与腹腔无通连关系。位置可高可低,或与睾丸相邻,触似上下两个睾丸,但睾丸和附睾的形态、大小、内部回声无异常。

10. 附睾囊肿与附睾炎如何鉴别

急性附睾炎是阴囊内最常见的感染性疾病,中青年多见,是急性睾丸疼痛的最主要原因,附睾炎多从附睾尾部开始,蔓延至体部和头部,侵及睾丸时可引起附睾睾丸炎,其声像图表现:附睾肿大,以尾部为著,呈类球状,体部、头部也可增大,回声减低不均匀,部分尾部中心见无回声区(坏死液化)。多伴有少量鞘膜积液。彩色多普勒血流成像可见睾丸和附睾区内动脉血管的大小、数量和密度增加,血管阻力减低,当睾丸血管阻力指数<0.5,附睾内或睾丸周围血管阻力指数<0.7时,应首先考虑炎症。附睾囊肿声像图表现为附睾部位出现圆形或类圆形小囊肿,囊壁薄而光滑,后方回声增强。囊内一般透声良好,附睾精液囊肿的囊内可出现低水平回声,或少许沉淀样回声。

11. 附睾囊肿与附睾肿瘤如何鉴别

附睾肿瘤极罕见。据报道80%的附睾肿瘤为良性,其中腺瘤样瘤最常见,平滑肌瘤次之,发病年龄多为40～50岁,其特点是临床表现为无症状或轻微胀痛的附睾肿物,生长缓慢。附睾肿瘤超声表现为边界清楚的圆形或卵圆形低回声肿物,内回声尚均匀,彩色多普勒超声少见血流信号。附睾囊肿B超声像图显示附睾头部出现圆形或近圆形小无回声区,直径数毫米至数厘米,通常1～2个,壁薄而平滑,囊内为无回声,透声良好,后方可见回声增强。

12. 附睾囊肿与附睾结核如何鉴别

附睾囊肿声像图表现为附睾部位(多位于附睾头部)出现圆

形或类圆形小无回声区,囊壁薄而光滑,内部透声良好,后方回声增强。附睾结核多位于附睾尾部,表现为无痛性硬结,边缘不规则,一旦继发感染则迅速增大、红肿热痛,伴明显触痛。晚期结核波及整个附睾及睾丸。形成脓肿并与阴囊皮肤粘连,破溃后则形成经久不愈的窦道。输精管受累则增粗变硬或呈串珠样变。附睾结核声像图上表现为边缘不规则的低回声或回声不均匀肿物,钙化时则有强回声,累及睾丸时可见睾丸破坏性改变。

13. 超声如何鉴别附睾囊肿与精索静脉曲张

精索静脉曲张在阴囊根部纵断扫描可见精索、附睾头部附近出现迂曲的管状结构,或似多数小囊聚集成的蜂窝状结构,管壁薄而清晰,管腔内呈无回声或见烟雾状活动的低水平回声。结合瓦氏试验可见吸气屏气瞬间出现的明显加码反流血流信号。附睾囊肿超声一般表现为附睾头部出现圆形或近圆形小无回声区,直径数毫米至数厘米,通常 1～2 个,壁薄而平滑,囊内为无回声,透声良好,后方可见回声增强。

14. 附睾囊肿如何治疗

(1)放射治疗:对于不再需要生育的中老年患者,可以接受小剂量的 X 线局部照射以促进囊肿的萎缩,但 X 线的不良反应使该法不适于年轻未育的患者。

(2)手术切除:手术治疗为附睾囊肿的主要治疗方法。虽然手术效果确切,可有效避免囊肿过度发展,但手术可引起一些并发症如感染、阴囊血肿、阴囊水肿、睾丸损伤、误切除或误伤附睾、精索损伤或误伤睾丸血供引起睾丸萎缩等导致不育。

(3)穿刺抽液及硬化法:目前随着治疗微创化的趋势,穿刺抽液硬化法日益被人们所接受和重视。硬化治疗就是在超声引导下穿刺进入囊肿,抽出囊液并注入硬化剂,破坏囊肿黏膜表层,使囊肿的分泌细胞失去活性功能,可致囊壁萎缩粘连而治愈,其疗效肯定,应用较广泛和成熟。常用的硬化剂有高渗葡萄糖(50%葡萄糖)、无水酒精、甲基泼尼松龙等。

九、鞘膜积液

1. 病例报告

患者,男,65岁,因下腹部胀痛伴左侧阴囊肿大3个月就诊。无发热、盗汗,否认有结核病史及外伤史。体格检查:左侧阴囊明显较右侧增大,平卧位无明显变化,左侧睾丸及附睾未触及。

2. 超声检查

超声所见:

左侧睾丸大小为3.2cm×1.5cm,回声均匀。左侧附睾头大小为1.0cm×0.4cm,回声均匀。

右侧睾丸大小为3.1cm×1.8cm,回声均匀。右侧附睾头大小为1.0cm×0.5cm,回声均匀。

左侧阴囊内可见深约为3.2cm的液性暗区,内透声可,未见分隔。右侧阴囊内未见明显积液回声。

超声提示:

左侧睾丸鞘膜积液

双侧睾丸及附睾未见异常

3. 什么是鞘膜积液

鞘膜积液是指在阴囊内的两层由腹膜下降而形成的鞘膜之

间积存过量液体。在正常情况下,可有少量液体起润滑作用。当某些原因使得鞘膜的分泌与吸收功能发生紊乱或者鞘膜囊与腹腔之间还留有不正常的通道时,则可形成鞘膜积液。

4. 形成鞘膜积液的原因有哪些

鞘膜积液为男性常见的生殖器疾病,小儿多见,多由于先天性腹膜鞘状突闭锁不全所致,成年后由于睾丸或附睾的感染、外伤、肿瘤或由血丝虫感染所致。

5. 鞘膜积液分几型

医学上可分为四种,即睾丸鞘膜积液、精索鞘膜积液、婴儿型鞘膜积液和交通性鞘膜积液。在这几种鞘膜积液中,睾丸鞘膜积液较常见。单侧好发,偶见双侧。

6. 鞘膜积液的临床表现有哪些

鞘膜积液是阴囊内常见病之一,可发生于各年龄。鞘膜积液的症状取决于积液囊肿的大小,囊内压力的高低,有无继发性感染而定。鞘膜积液轻者,一般肿胀感不明显。重者于立位或运动时出现牵拉感、下坠感,并有胀痛。巨大鞘膜积液,特别是双侧发病,可使阴茎内陷、缩小等。如伴有继发性感染时,常出现阴囊红肿、剧痛、行动受限等。

7. 鞘膜积液需要做哪些检查

有典型临床症状和病史的鞘膜积液诊断并不难。睾丸鞘膜积液呈球形或卵圆形,表面光滑,有弹性,无压痛,触不到睾丸和附睾。超声检查可于阴囊内探及液性暗区而确诊。辅助检查有透光试验(在暗室或用黑纸筒罩住阴囊,手电筒由阴囊肿物下方向上方照射,积液有透光性)阳性。

8. 小儿的鞘膜积液能否自愈,需要治疗吗

婴儿的鞘膜积液多可自行吸收消退,不需要手术治疗。成人较小的鞘膜积液无任何症状者,亦不需要手术治疗,较大的鞘膜积液伴有明显症状者,应行手术治疗。

9. 鞘膜积液治疗方法有哪些

对于鞘膜积液的最佳治疗方法目前尚存在争议,常见的治疗方法包括:鞘膜开窗术、鞘膜翻转术、Lord 手术、鞘膜切除术、开放性经腹股沟鞘状突高位结扎、腹腔镜下鞘状突高位结扎、单纯穿刺抽液减压。

10. 精索鞘膜积液的超声表现是什么

精索鞘膜积液位置较高,在精索部位显示一椭圆形的囊性暗区,液性暗区与睾丸鞘膜腔不相通,阴囊一般不增大。当精索鞘膜积液严重时,可致阴囊肿大,此时可在睾丸上方见一巨大的类圆形液性暗区,与巨大的附睾囊肿有时难以区别。

11. 睾丸鞘膜积液的超声表现是什么

表现为阴囊增大,睾丸的前方及左右两侧均可见大小不等的液性暗区,睾丸仅一蒂部与周围组织相连(图 9-3)。

12. 交通性鞘膜积液的超声表现是什么

交通性鞘膜积液的特点是液性暗区的大小随体位变化而改

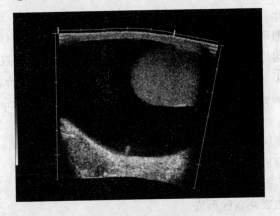

图 9-3 睾丸鞘膜积液

变,在仰卧位时阴囊内液性暗区较小,站立位时液性暗区徐徐增大,用手挤压阴囊后液性暗区变。

十、睾丸血肿

1. 病例报告

患者,男,25 岁,因会阴部外伤致右侧阴囊增大、肿痛 3 天就诊。经输液、抗炎对症处理后疼痛缓解。排尿通畅,尿色清亮,无尿频、尿痛,无发热。体格检查:右侧阴囊较左侧增大,右侧睾丸增大,表面尚光滑,有压痛,中下段触及结节,质硬,结构模糊,与睾丸粘连,左侧睾丸及双侧附睾精索触诊无明显异常。

2. 超声检查

超声所见:

左侧睾丸大小为 3.8cm×1.8cm,回声均匀。左侧附睾头大小 1.0cm×0.4cm,回声均匀。

右侧睾丸大小为 4.0cm×2.0cm,回声不均匀,于中部及下极实质内均可见一不均质低回声光团,边界不清,形态不规则,大小分别为 1.9cm×1.7cm×1.2cm、1.2cm×1.2cm×1.1cm,其内未探及明确血流信号。右侧附睾头大小为 1.0cm×0.5cm,回声均匀。

右侧阴囊内可见深为 1.8cm 的液性暗区,内透声可,未见分隔。左侧阴囊内未见明显积液。

超声提示:

右侧睾丸血肿形成

右侧睾丸鞘膜积液

左侧睾丸及双附睾未见异常

3. 睾丸损伤的超声表现有哪些

(1)睾丸实质内血肿:睾丸肿大,睾丸实质内出现单个或多个不规则的边界欠清楚的低回声区或液性暗区。

(2)睾丸自膜破裂:睾丸轮廓回声中断。

(3)睾丸断裂:睾丸失去正常形态,两断端相互分离且断面毛糙不规则。

4. 睾丸损伤的治疗有哪些

睾丸挫伤后常导致双侧睾丸萎缩、精子计数下降、性功能障碍。这可能是睾丸破裂后精子外溢而产生特异的抗精子抗体,这种抗体不仅作用于伤侧,也攻击对侧睾丸引起不育。睾丸挫伤行早期手术不仅大大降低睾丸切除率,而且可防止睾丸萎缩,从而保全性功能和生育能力,当存在较大的阴囊血肿或鞘膜积液时,更应尽早手术探查。

5. 睾丸损伤会影响生育吗

睾丸局部有轻度瘀血或皮下小血管有损伤,经修复后一般不影响生育。如果睾丸严重破裂,需经手术修补,睾丸愈合后,由于发生了纤维化,可能会保留一部分的生育能力,也可能完全丧失了功能;有些人的睾丸损伤并不严重,可是血生精小管屏障却遭到了破坏,使精子抗原进入血液循环而产生抗精子抗体,从而使精子凝集或制动而失去授精能力。这些情况都会影响生育。

十一、精索静脉曲张

1. 病例报告

患者,男,25 岁,因下腹部胀痛伴阴囊坠胀感半年,尿频、尿急 1 个月。经某社区医院诊断为"尿路感染",而给予输液消炎治疗,未见效果而转院。体格检查:站立位时,左侧阴囊内可扪及一软性团块,平卧位后消失。

2. 超声检查

超声所见:

左侧睾丸大小为 4.1cm×1.9cm,回声均匀。左侧附睾头大小为 1.3cm×1.0cm,回声均匀。

右侧睾丸大小为 4.2cm×1.9cm,回声均匀。右侧附睾头大小为 1.1cm×0.7cm,回声均匀。

左侧睾丸上方可见迂曲扩张的管状结构,最宽约为 0.3cm,瓦氏试验阳性。

双侧阴囊内未见明显积液回声。

超声提示：

左侧精索静脉曲张

双侧睾丸及附睾未见异常

3. 什么是精索静脉曲张

在男子阴囊内，左右分别连接着一条由动脉、静脉和输精管组成的精索。精索里的静脉即精索静脉。精索静脉曲张是指精索内蔓状静脉丛的异常伸长、扩张和迂曲。

4. 发生精索静脉曲张的原因有哪些

精索静脉发生曲张的原因：一是本身存在"先天不足"，精索内静脉管壁的解剖特点使之容易发生血流障碍：如静脉瓣膜发育不良或完全缺损，血管壁弹性差，静脉周围结缔组织薄弱，长期使静脉血液回流不畅或受阻而曲张。二是后天不良因素影响，如体力劳动或体育锻炼时用力过猛，长时间的行走、站立或过度疲劳等，从而诱发静脉曲张。

5. 精索静脉曲张的临床表现有哪些

病变轻时一般无症状，仅在体检时发现。病变重时，在阴囊部位可见到突出扩张的蔓状静脉丛，仿佛一团蚯蚓，患者自觉有坠胀感、隐痛，步行或站立过久则症状加重，平卧休息后症状缓解或消失。

6. 哪些人群容易患精索静脉曲张

(1)某些职业的从业人员，如教师、交通警察、装卸工人、汽车司机等，由于长时间站立或久坐影响血液正常回流，比其他职业的人发病率更高。

（2）性欲比较旺盛的年轻人，阴茎勃起和疲软的过程中，伴随着充血，所以比中老年人发病率高。

（3）还有些人没有养成良好的生活习惯，如喜欢在夏天出汗后立刻去冲凉，冷热的强烈刺激，也会导致自主神经紊乱，继而诱发精索静脉曲张。

7. 精索静脉曲张如何分级

根据静脉曲张的程度，可将疾病分为三个阶段。

（1）1度（轻度）：站立时看不到阴囊皮肤有曲张静脉突出，但可摸到阴囊内曲张的静脉，即像蚯蚓一样的团状软性包块，平卧时消失。

（2）2度（中度）：站立时可看到阴囊上有扩张的静脉突出，可摸到阴囊内有较明显的曲张静脉。患侧阴囊或睾丸有坠胀感或坠痛，患者自己可见阴囊肿大，站立时患侧阴囊及睾丸低于健侧。久站、步行后症状可加重，平卧时包块会逐渐消失。

（3）3度（重度）：阴囊表面有明显的粗大血管，阴囊内有明显的蚯蚓状扩张的静脉，静脉壁肥厚变硬，平卧时消失缓慢。有的患者可能伴随神经衰弱症状，如头痛、乏力、神经过敏等。还有少部分患者伴有性功能障碍。

8. 确诊精索静脉曲张需要哪些检查

精索静脉曲张的确诊并不难，除了站立及平卧位检查阴囊的外观外，还需要做一些简单的检查。

（1）体格检查：瘦长型的人发病率比较高。

（2）精液检查：3个月内连续2次精液检查，检测项目应包括：精液量、液化时间、pH值、精子密度、活动率等。

（3）性激素检查：包括睾酮、卵泡雌激素、黄体生成素等。

（4）彩色多普勒超声检查：彩色多普勒超声检查对精索静脉曲张的诊断具有重要价值，可以在不育患者中发现更多的亚临床型精索静脉曲张患者。

9. 精索静脉曲张超声表现是什么

精索内蔓状静脉丛扩张，内径超过 1.8mm，血管走行迂曲，走向杂乱，彩色血流图显示蔓状静脉丛内杂乱的逆向血流，瓦式试验脉冲多普勒频谱可检出反流频谱（图 9-4）。

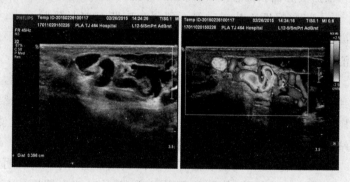

图 9-4　睾丸精索静脉曲张

10. 精索静脉曲张需要治疗吗

精索静脉曲张对治疗男性不育的意义、外科干预的价值、各种干预方式的优劣方面尚存争议。无症状或症状轻者，可用阴囊托带或穿紧身内裤即可；症状较重或影响生育者可进行手术治疗。通常采用腹股沟切口，做高位结扎精索内静脉，并切除阴囊内部分扩张的静脉。20 世纪 90 年代开始的腹腔镜下进行一侧或双侧精索内静脉高位结扎，手术创伤小，疗效好，恢复快。

11. 精索静脉曲张为什么多发生在左侧

据统计,99％的精索静脉曲张发生在左侧,这是因为:

(1)左侧精索静脉"行程"比右侧长,需横跨脊柱且呈直角汇入左肾静脉,血流阻力大。

(2)左侧精索静脉在行走过程中被降结肠下部或乙状结肠跨过,当这部分肠管充满粪便时,即会压迫静脉阻止血液回流。

(3)腹膜后肿瘤、肾肿瘤压迫精索静脉,癌栓阻塞肾静脉,使血液回流受阻,引起继发性精索静脉曲张。

12. 患了精索静脉曲张会影响生育吗

许多精索静脉曲张患者也可以正常生育,所以患有精索静脉曲张并不一定都会影响到生育。患者能否生育的关键在于疾病对睾丸的损害程度,这可以通过简单的睾丸检查和精液分析来判断。对于不生育者,如果精液检查结果正常,可以暂时不考虑手术治疗,每3～6个月定期进行精液常规检查。只要精液质量没有明显变化,可以一直观察下去,并注意寻找其他的不生育因素,尤其是对妻子生育能力的评价。

此外,对于那些患有精索静脉曲张且有精液质量异常者的男性不育患者,精索静脉曲张也未必就是不生育的唯一原因或主要原因,患者可能同时合并有其他疾病或异常而影响生育能力。只有那些未发现其他明显异常,而精液质量和精索静脉曲张的恶化程度相伴地进行性加重者,才高度怀疑是精索静脉曲张影响男性的生育能力,此时进行积极干预才可能获得较满意的疗效。

13. 怎样预防精索静脉曲张

(1)参加体力劳动或体育锻炼要量力而行,勿长时间负重,避免长时间站立或行走,以免腹压增高、阴囊牵拉、会阴静脉回流受阻。

(2)多吃新鲜蔬菜、水果,忌饮酒和辛辣刺激性食物,坚持每天定时排便,防止粪便积聚压迫左精索静脉。

(3)讲究睡姿,睡觉时取右侧卧位,下肢略弯曲,以减少被褥对阴囊的压迫,有利于精索静脉血液回流。

十二、睾丸微结石症

1. 病例报告

患者,男,35岁,因双侧阴囊坠胀1个月就诊。无发热、盗汗,否认有结核病史及外伤史,体格检查:双侧睾丸及附睾均未见异常。

2. 超声检查

超声所见:

左侧睾丸大小为 3.9cm×1.8cm,回声不均匀,其内可见多个强回声,较大的约为 0.2cm,无声影。左侧附睾头大小为 1.1cm×0.8cm,回声均匀。

右侧睾丸大小为 4.0cm×2.0cm,回声不均匀,其内可见多个强回声,较大的约为 0.2cm,无声影。右侧附睾头大小为 1.3cm×0.7cm,回声均匀。

双侧阴囊内未见明显积液回声。

超声提示:

双侧睾丸微结石

双侧附睾未见异常

3. 什么是睾丸微结石症

睾丸微结石症是以睾丸内多发钙化为特征的一种临床综合征。

4. 睾丸微结石症的病因有哪些

睾丸微结石症的病因仍然不清楚。一般与下列睾丸内疾病相伴有关：男性不育症、腮腺炎、精索静脉曲张、隐睾、睾丸萎缩、睾丸发育不良、睾丸肿瘤、睾丸炎、附睾炎、睾丸或睾丸附件扭转、附睾或精索囊肿、睾丸鞘膜积液、艾滋病、神经纤维瘤、克氏综合征、唐纳氏综合征和男性假两性畸形等。

5. 睾丸微结石症的发病机制是什么

睾丸微结石症的发病机制不明，对隐睾患者进行睾丸活检观察后，认为睾丸微结石症的形成原因主要为：

(1)含囊泡及固缩核细胞沉积于曲细小管并形成钙核。

(2)胶原纤维组织包绕钙核而形成睾丸微结石症。

6. 睾丸微结石症的超声表现有何特征

睾丸微结石症超声表现具有特征性，多数为双侧睾丸实质内弥散分布直径＜3mm 的点状强回声，后方无声影，类似暴风雪般"闪光点"（图 9-5）。也可单侧发生或累及附睾。彩色血流无特征性改变，其血流参数与正常血供无明显差别。其诊断标准为：

(1)每个切面均能发现多个直径＜3mm 的点状强回声，后方无声影。

(2)点状强回声是相互独立的，弥漫分布于睾丸实质内。

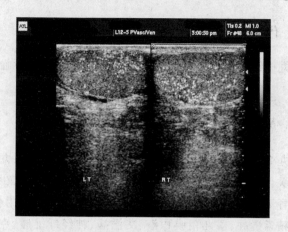

图 9-5　睾丸微小结石

7. 睾丸微结石症的临床表现有哪些

睾丸微结石症的患者一般无临床症状和体征,绝大多数患者是因原发疾病就诊,在行阴囊超声检查时发现的。故睾丸微结石症临床症状和体征多数和原发病有关,常见的临床症状和体征有:阴囊及睾丸疼痛或不适、阴囊肿胀、睾丸肿物、附睾结节、睾丸萎缩、鞘膜积液和睾丸下降不全等。

8. 睾丸微结石症是否与男性不育有关

睾丸微结石症是否与男性不育存在必然联系,其机制还不是很清楚,还有待积累更多资料进行研究。有专家认为,退化的曲精小管上皮细胞没有被及时清除将会阻塞曲精小管进而影响精子的生成,可能是睾丸微结石症导致不育的原因。

9. 睾丸微结石症是否与睾丸肿瘤有关

有专家提出睾丸微结石症是一种癌前期病变,但是目前仍未发现肯定的证据。绝大多数的睾丸微结石症患者无并发睾丸肿瘤,且随访一段时间后也未发现演变成睾丸肿瘤。

10. 睾丸微结石症需要治疗吗

由于目前尚无充分的证据说明睾丸微结石症是睾丸肿瘤的癌前病灶,多数认为没有必要对每一个睾丸微结石症的患者都进行各项昂贵及有创的检查,但对有发生睾丸肿瘤其他危险因素的睾丸微结石症患者,应进行必要的检查及随访。

11. 哪些睾丸微结石症的患者应定期复查

由于无症状健康男性B超检查睾丸微结石症的检出率比较高,认为对每个睾丸微结石症患者都常规进行复查并非必要,但对下列3种情况的睾丸微结石症患者应定期做必要的复查:

(1)一侧睾丸生殖细胞瘤,对侧睾丸检出微结石。

(2)隐睾及已行睾丸下降固定术的睾丸并发微结石。

(3)男性不育及生育能力低下患者并发双侧睾丸微结石症。

12. 睾丸微结石症患者的随访检查项目有哪些

(1)教会患者做自我睾丸体检。

(2)由专科医师做睾丸体检。

(3)睾丸B超检查。

(4)睾丸肿瘤的血清肿瘤标志物检查。

(5)腹部及盆腔CT。

(6)睾丸活检组织病理学检查。

第十章　精囊腺疾病超声报告解读

一、精囊腺炎

1. 病例报告

患者,男,32岁,近一周来自觉下腹及会阴部隐痛,伴有尿频、尿急、尿痛的症状,自服消炎药,症状无改善,并出现血精而就诊。

2. 超声检查

超声所见:

经直肠超声检查可见:双侧精囊腺增大、变形,左侧为 3.5cm×2.6cm,右侧为 3.7cm×2.8cm,囊壁增厚,毛糙不光滑,囊内可见多个小分隔,内部可见粗大斑片状强回声。彩色多普勒显示血供丰富,阻力指数偏低。

超声提示:

考虑急性精囊腺炎

3. 精囊腺炎的常见致病因素是什么,发病有何特点

精囊腺炎是男性泌尿生殖系统的一种常见病,大部分由葡萄球菌、链球菌、大肠埃希菌、类白喉杆菌等感染引起,少数为支原体、衣原体致病。由于紧邻前列腺,且精路连接前列腺,精囊腺炎

常与前列腺炎相继或同时发病,可单侧发病,也可双侧发病,双侧多见。发病年龄在 20～80 岁,多为 20～40 岁。

4. 精囊腺炎的临床表现是什么

精囊腺炎分为急性和慢性,慢性多由于急性迁延而来。共同临床表现为血精、射精痛、尿频、尿急、尿痛、排尿困难、尿道有灼热感、下腹痛、耻骨上区隐痛,久之还出现性欲减低、遗精、早泄等症状。急性病例可出现终末血尿,有明显的尿路刺激症状。不论急性或慢性精囊腺炎最显著特点是间断血精。

5. 什么是血精,造成血精的常见原因有哪些

血精是精液中混进了血液,精液由正常的乳白色变成了红色或混有血丝。由于出血的部位和出血量的不同,血精的外观也有所不同,从勃起时充血的尿道黏膜出的血呈鲜红色,不与精液混合,像混杂了血丝。炎症和外伤引起的血精混合均匀,呈红至咖啡色。

那么,血液来自何处呢? 是因为精子运行途径的某个组织发生了病变,如出血、炎症,也可能是肿瘤,精液除精子外,主要由精囊腺、前列腺、尿道球腺等的分泌物组成。精囊腺壁很薄,一旦充血,布满血管的囊壁就容易出血。精囊腺、前列腺、后尿道三者是相通的,炎症很容易从其中一处向其他两处蔓延。所以,血精的最常见原因首先为精囊腺炎,其次是前列腺炎、后尿道炎等。

6. 精囊腺炎常见的检查方法有哪些

(1)CT:具有一定的诊断价值,对软组织和占位性病变的分辨率高,对于观察精囊腺内部的细微结构不够理想。

(2)MRI:对软组织的分辨率高,图像清晰,可观察精囊腺内

部结构,对诊断有很大价值,但费用高。

(3)精囊腺穿刺:能较准确诊断精囊腺炎,但为介入性治疗,有创伤,价格昂贵,不宜重复检查。

(4)超声:经腹超声检查,操作简单,可显示精囊腺的轮廓大小及内部回声情况,但图像清晰度稍低,容易出现假阴性;经直肠超声检查,高频探头提高了图像分辨率,可以清晰显示精囊腺的轮廓、大小、内部结构,且价格较低,诊断准确率较高,是重要的检查手段。

7. 精囊腺炎的超声表现是什么

超声显示精囊腺增大变形,多以宽径增大为主(图 10-1),急性精囊腺炎增大明显,较慢性略大。增大与精囊腺炎症反应干扰收缩功能影响排泄有关。炎症使囊壁肿胀、充血、增生导致壁增厚,毛糙。急性精囊腺炎内部可见粗大斑片状强回声,囊内分室明显,慢性精囊腺炎囊内回声明显减低,不均匀,可见细小点状回声。彩色多普勒显示血流速度增快,血供增多,阻力指数略偏低。

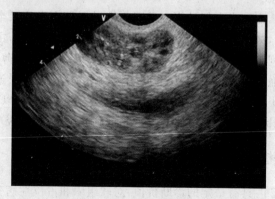

图 10-1　精囊腺炎

8. 经直肠超声与经腹超声检查精囊腺的特点是什么

经腹及经直肠超声均可显示精囊腺的大小及回声变化。经腹超声操作简单,检查范围广,图像较清晰,可扫描断面多,但可因腹部肥胖、瘢痕、气体及膀胱充盈度等因素影响检查准确性。由于精囊腺位置深且靠后,所以对周围结构关系明确度低。经直肠探头频率高,距精囊腺近,图像分辨率高,可清晰显示精囊腺壁及内部结构,与周围结构关系也可以清晰显示,图像质量明显优于经腹超声,且不受肥胖、瘢痕、气体等因素的干扰,因此经直肠检查准确率更高。但经直肠检查前需要清洁肠道,检查范围也相对较小。

9. 超声检查前需要做哪些准备

超声检查前 3 天禁止性交,射精后精囊腺可变小。经腹超声需要饮水 500~1 000ml,使膀胱充盈良好。经直肠超声检查前须口服药物清洁肠道,排空大便并清洗肛门及周围。

10. 精囊腺炎为什么会导致生育能力下降

精囊腺是男性生殖器官的附属腺,并且是参与分泌的器官,其分泌的精囊腺液同睾丸、前列腺、尿道球腺的分泌物及睾丸产生的精子共同构成精液。精囊腺产生的黏液为精子提供载体和营养物质,有利于精子的运送与储存。精囊腺炎时精囊腺管纤维增生造成精液滞留,精液滞留会影响精子的生存与活力,并且精囊腺炎时细菌会吞噬精浆中的营养成分,争夺氧气,释放毒素和代谢产物,使精子面临不利的环境,精囊腺炎时精囊腺分泌的果糖减少,果糖是精子游动的"能量",果糖减少精子的活力就不足,从而导致生育能力下降。

11. 怎样预防精囊腺炎

精囊腺炎是病原体侵入前尿道,蔓延到后尿道,然后通过射精管逆行侵入精囊腺,也可由大肠、前列腺等邻近器官的感染引起。因此最主要的原则是加强锻炼,增加抵抗力,避免上呼吸道感染,及时治疗龋齿与前列腺炎等。

(1)保持良好的生活习惯,不酗酒。

(2)要洁身自好,尽量不要自慰,性生活不要过频,规律的性生活为每周1~2次。

(3)注意个人卫生,勤换内裤,养成良好的卫生习惯,防止经尿道逆行感染。

(4)不宜长时间骑马、骑车和久坐,办公室人员最好1~2小时站起来活动几分钟。

(5)不要穿过紧的裤子,保证裆部宽松、透气。

12. 精囊腺炎如何治疗

急性精囊腺炎以抗生素治疗为主,慢性精囊腺炎以抗生素、坐浴、电疗、灌肠、对症、介入治疗等综合治疗为主。

(1)进行抗感染治疗:如使用头孢二代药物甲的西力欣进行治疗,待症状完全消失后,继续用药1~4周,以巩固疗效。

(2)进行局部治疗:①可使用1‰小檗碱液20ml,在便后进行灌肠。②可用1‰的小檗碱液浸湿纱布,然后垫于精囊腺炎患者的会阴部,并将直流电理疗器的阳极连接于纱布上,将阴极连接于患者的耻骨上,进行电疗,每次20分钟,每日1次至痊愈。③每日温水进行坐浴或热敷会阴部。以上方法可改善患者的会阴部血液循环,有助于炎症的消退。

（3）对症治疗：主要针对血精给予药物治疗。

（4）支持治疗：多卧床休息，保持大便通畅，忌烟酒及刺激性食物，避免房事过多，减少性器官的充血。

（5）介入治疗：药物直接作用于精囊腺，效果好。

13. 精囊腺炎的介入治疗方法有哪些

（1）附睾穿刺治疗：慢性精囊腺炎抗生素治疗效果不佳，可采用此方法。附睾穿刺治疗是将药物注入附睾后，药物经附睾、输精管、精囊腺管逆行进入精囊腺，增加局部药物浓度，促进杀菌和炎症吸收，从而使腺体分泌腺液增加，腺管引流通畅，效果较好。此方法简便安全。

（2）经尿道输尿管镜下逆行插管冲洗治疗：在腰麻或硬膜外麻醉下，输尿管镜进镜，将输尿管导管或硬膜外导管分别逆行插入射精管至两侧精囊腺，注入稀释的造影剂，在 C 型臂 X 线机下观察导管位置及精囊腺形状，用庆大霉素 16 万单位或细菌培养药敏试验敏感的抗生素，地塞米松 10mg，糜蛋白酶 8 000 单位，20g/L 浓度的利多卡因 5ml，生理盐水 80ml 混合冲洗两侧精囊腺，每日 1 次，持续 1 周，效果好。此方法操作简单，并发症少。

（3）经前列腺小囊精囊镜治疗：精囊镜经前列腺囊进入射精管、精囊腺检查，并在精囊腺内放置引流管局部灌注药物、引流，达到治疗目的。

14. 中药能治疗精囊腺炎吗

近年来，实践证明中医对精囊腺炎的治疗具有独特优势，中药方剂对精囊腺炎的治疗效果较好。清热利湿药可抑制过度炎症反应，改善局部炎症和组织损伤，且具有抗菌作用；活血化瘀药能扩张局部血管、促进炎症吸收；补虚药可增强机体抵抗力，增强白细胞吞噬作用,达到消炎的目的。中西医结合治疗疗效显著。

15. 血精的食疗方法有哪些

(1)鲤鱼汤:鲤鱼 1 条 200～500g,胡椒、小茴香葱、姜各适量。将鲤鱼去鳞、内脏,洗净后放适量的水煮汤,煮熟后加入调料即可食用。有清热利湿的功效,用于湿热下注引起的血精。

(2)猪肾煮黑豆:猪肾 1 对,黑豆 500g。将猪肾洗净剔除腺筋,和黑豆加水同煮,煮至豆熟而不烂即可。猪肾食用,黑豆取出晒干武火微炒,嚼食黑豆,每天 30～60g,15 天为 1 个疗程。有补肾益精之功,用于肾虚不固引起的血精。

(3)鲜藕粥:鲜藕 50g,粳米 50g。两者同煮成粥,加白糖适量调服。有清热凉血止血的功效,用于血热妄行引起的血精。

(4)莲子粥:莲子、粳米、砂糖各适量。莲子去皮,与粳米同煮成粥,放入砂糖调服。有补益心脾之功,用于气血亏损引起的血精。

(5)生地黄粥:生地黄汁 150ml 或生地黄 30～50g,陈仓米适量。两者同煮成粥,加适量白糖调服。有滋阴降火之功,用于阴虚火旺引起的血精。

(6)蹄筋血藤汤:猪蹄筋 80g,鸡血藤 50g,大枣 6 枚。先将猪蹄洗净,清水泡 1 夜,第二天用开水浸泡 4 小时,再用清水洗净,与鸡血藤、大枣同放入砂锅内加水煎煮,蹄筋熟烂后加盐调味,饮汤吃蹄筋、大枣。有活血通瘀之功,用于瘀血内阻引起的血精。

16. 精囊腺炎患者的饮食有哪些注意事项

合理的饮食安排对精囊腺炎的恢复有很大帮助,所以应引起重视。

(1)一定要忌吃辛辣食品,如辣椒、大蒜、大葱、生姜,或芥末等。还应禁烟酒,以免对直肠造成刺激,使盆腔充血,加重病情。

（2）多吃水果：以苹果为首选，避免大便秘结或腹泻。因为苹果对肠道有双相调节作用，大便干燥时苹果含有的纤维素可使粪便变得松软，苹果含有的丰富的有机酸可刺激肠道加强蠕动，保持大便通畅；在轻度腹泻时有收敛作用，使腹泻不治而愈。

（3）应多吃含铁丰富的食物：如菠菜、动物肝脏等，补充铁元素满足造血的需求。铜能辅助造血，参与血红蛋白的合成和催化，因此还应多吃含铜的食物，如豆类、芝麻酱、虾及鱼类。

17. 精囊腺炎患者的注意事项有哪些

（1）出现血精不要恐慌，不要背思想包袱，要及早治疗。一般来说，病程越短治疗效果越好，病程越长治疗效果越差。

（2）在急性期应避免做前列腺、精囊腺的按摩。因为会刺激精囊腺和输精管、前列腺，加重病情。

（3）要戒除手淫，尽量避免性冲动。特别是急性期，要禁止性生活。性交和性冲动会使前列腺、精囊腺充血，加重病情。

（4）慢性期，出血已不太严重，可用热水坐浴，或中药熏洗坐浴，促进炎症吸收。坐浴水温不宜过高，以 40℃ 为宜。每日 1～2 次，每次 20 分钟。

（5）治疗期间，加强锻炼，避免感冒等上呼吸道感染。及时治疗龋齿、腹泻，以及身体其他部位的感染。

（6）不宜长时间骑车和久坐，因不利于盆腔血液循环。

二、精囊腺囊肿

1. 病例报告

患者，男，33 岁，因会阴部胀痛，偶有血精，尿频、尿急、尿流变细 2 周入院。有便秘、大便次数增多病史 1 年。入院后检查血、尿常规、肝肾功能、血清前列腺特异抗原(PSA)均未见异常。

2. 超声检查

超声所见：

左肾大小形态正常，皮髓对比清晰，集合系统光点分离。右肾区未探及肾脏结构。

前列腺大小正常，形态规则，边界清，内回声均匀。

左侧精囊腺大小形态正常，其内未见异常回声。膀胱后方、前列腺右上方可见一大小为 6.2cm×5.1cm×3.8cm 的无回声区，形态欠规则，壁不厚，尚光滑，其内未探及明显血流信号。

超声提示：

右肾未探及，右肾缺如？

考虑右侧精囊腺囊肿

左肾及前列腺结构未见异常

左侧精囊腺未见异常

3. 精囊腺囊肿常见类型是什么，发病有何特点

精囊腺囊肿是一种良性病变，并不常见，可分为先天性和后天性两种。发病年龄多在 20～40 岁性活动旺盛时期。多为一侧发病，也可双侧发病。

4. 精囊腺囊肿的发病因素是什么

先天性精囊腺囊肿是由于胚胎时期 4～13 周时中肾管发育异常，射精管先天闭锁，导致精囊腺全部或部分阻塞形成单个或多个囊肿。常与其他泌尿生殖系统畸形合并存在，如隐睾、尿道下裂、同侧肾和输尿管发育不全或缺如等。如双侧精囊腺囊肿多伴有多囊肾的存在。

后天性精囊腺囊肿可因多种原因造成梗阻所致,包括后尿道炎症、医源性操作损伤、炎症引起的射精管狭窄甚至闭塞、膀胱和前列腺病变导致的射精管梗阻引起的精囊腺囊肿。

5. 精囊腺囊肿的临床症状有哪些

精囊腺囊肿的主要临床症状有血精、血尿、会阴痛、射精痛、尿频、尿急、尿流变细、排尿困难及大便次数增多及排便困难、不育等。临床症状常不典型,很多病例是在体检或怀疑有其他病症检查时发现。

6. 精囊腺囊肿的常见检查方法有哪些

精囊腺囊肿的主要检查方法有超声、CT、磁共振及直肠指诊。

(1)超声:可根据具体情况采用经腹超声检查和经直肠超声检查。超声检查可显示精囊腺囊肿的大小、形态、内回声及与周边脏器的情况。

(2)CT:可显示精囊腺及囊肿的情况及与周边膀胱及前列腺的关系。

(3)磁共振:磁共振优于 CT 检查,能清晰反映出病变的内部结构,诊断准确性高。

(4)直肠指诊:是一种既简单又非常重要的检查方法,也是发现精囊腺囊肿较为可靠的方法。

7. 精囊腺囊肿的超声表现是什么

精囊腺囊肿的超声表现为在单侧或双侧精囊腺区可见一无回声区,边界清,占据部分或全部精囊腺,壁薄,一般情况下内透声好。当囊肿伴出血时,无回声区内可见密集中等点状回声(图 10-2)。

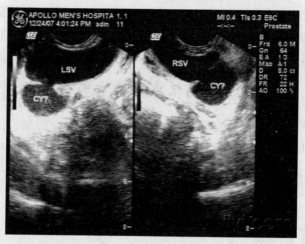

图 10-2　精囊腺囊肿

8. 为什么超声检查是精囊腺囊肿的首选检查方法

超声检查灵活,可根据具体情况选择经腹及经直肠超声检查,无痛苦,安全,且费用低。较大的精囊腺囊肿经腹超声可以发现,小的囊肿经直肠超声优于经腹超声。经直肠超声可比较准确地观察囊肿的大小、形态、内部回声、囊壁的厚薄及光滑与否及周边膀胱和前列腺的情况。超声检查对精囊腺囊肿的诊断准确率高,因此是精囊腺囊肿的首选检查方法。

9. 为什么精囊腺囊肿会引起不育

精囊腺囊肿引起不育,多因为精囊腺囊肿占据精囊腺大部分或全部,使精囊分泌功能受影响,分泌的精囊液减少,精囊腺分泌物含蛋白质、果糖、前列腺素等,其主要功能是增强精子活力、提供营养、保护精子、促进授精。同时精囊腺囊肿患者输精管狭窄或闭塞,影响射出精子的数量与质量,导致精子功能改变,影响授精,从而引起不育。

10. 精囊腺囊肿的治疗方法有哪些

精囊腺囊肿的治疗方法有多种,包括保守治疗和手术治疗,保守治疗多采用药物、理疗、囊肿穿刺抽吸药物灌注术、精囊镜下留置导管治疗等。手术治疗包括传统开放手术切除术,腹腔镜下囊肿切除术,通过内窥镜经尿道切开膀胱底部行去顶术及经尿道精囊镜下钬激光治疗术及电切除术。

11. 什么是精囊镜

随着腔内技术的不断发展和改进,精囊腺疾病的诊治手段也不断更新。1996 年 Shimada 等首次在体外应用内窥镜观察前列腺及膀胱切除术后得到的精囊标本的内部情况。Okubo 等随后成功地在体内应用内窥镜观察到了精囊腺。Yang 等大样本研究经尿道、射精管开口逆行插入输尿管镜,观察精囊腺内部情况,并提出了精囊镜的概念。近年来,随着精囊镜的技术不断发展成熟,已成为部分医院泌尿男科常规检查和治疗方法。可以治疗精囊腺结石、精囊腺囊肿、射精管梗阻及顽固性血精等。

12. 精囊镜技术治疗精囊腺囊肿的优越性有哪些

传统开放手术切除精囊腺,创伤大,并发症较多,易损伤输尿管和直肠。利用腹腔镜进行精囊腺囊肿切除,虽创伤小,但仍需建立人为通道,且需要进行较为复杂的膀胱周围分离,寻找精囊腺有一定的技术难度,术后有复发现象。精囊镜下钬激光切开射精管并扩张射精管来治疗精囊腺囊肿,真正解除了病因,不易复发,且安全,创伤小,并发症少。利用精囊镜技术还可以将输尿管导管逆行插入射精管至精囊腺,留置导管进行药物冲洗,比传统的药物治疗方法效果好,囊肿明显缩小。

13. 哪一类的精囊腺囊肿患者适合精囊镜下留置导管治疗

(1)对于青年人,尤其是对生育有要求的患者,担心精囊腺切除后影响生育的。

(2)对于精液淤积,血精凝固等引起的射精管梗阻形成的囊肿适合精囊镜下留置导管进行抗炎、冲洗治疗,效果较好,治疗1周后囊肿明显缩小。

14. 精囊镜常见的并发症有哪些,最严重的并发症是什么

常见并发症有尿道及精道损伤、附睾炎、射精痛、逆行射精、直肠与前列腺损伤,远期并发症有尿道狭窄、精道狭窄及慢性前列腺炎。

直肠与前列腺损伤和尿道热是精囊镜检查最严重的并发症。导致直肠及前列腺损伤的主要原因就是射精管口位置寻找不准确,镜身向下用力穿破尿道,损伤直肠。而镜身向前向上则易损伤前列腺,引起前列腺出血。

三、精囊腺结石

1. 病例报告

患者,男,38岁,会阴部不适,间断多次血精10余年。患者于

2001年无明显诱因出现血精,排精后出现尿道灼热疼痛,口服活血化瘀类中药治疗,血精减少,后因饮食不节及生活劳碌,又多次出现血精及会阴部不适的症状,口服帕沙星及普适泰治疗,效果不明显而入院治疗。

2. 超声检查

超声所见:

经直肠超声所见:前列腺大小为 3.9cm×2.5cm×3.1cm,边界清,形态规则,内回声均匀。左侧精囊腺大小为 3.0cm×1.0cm×0.9cm,其内回声稍增强,欠均匀,可见多个强回声光团,后伴声影,较大的直径为 0.7cm。右侧精囊腺大小为 2.8cm×0.9cm×0.6cm,其内未见异常回声。

超声提示:

左侧精囊腺结石、慢性精囊腺炎

前列腺及右侧精囊腺未见异常

3. 精囊腺结石是常见病吗,精囊腺结石的发病因素有哪些,发病特点是什么

精囊腺结石是泌尿男科中的少见病,精囊腺结石多由于慢性精囊炎、射精管梗阻、精囊液潴留、自身代谢紊乱等引起无机盐结晶沉积在脱落的上皮细胞和炎性渗出物上而形成。精囊腺结石多为一侧发病,双侧精囊腺结石少见。发病年龄为 20～68 岁,40岁以上多见。

4. 精囊腺结石的临床症状有哪些

精囊腺结石的临床症状不典型,多出现会阴部不适、血精、射精痛、勃起痛及睾丸疼痛等症状。有统计报道,16.2%的血精患

者有精囊腺结石,很多精囊腺结石患者伴有顽固性血精。

5. 精囊腺结石有什么特点

精囊腺结石的成分多为氟磷酸钙、6-水磷酸铵镁、尿酸铵、碳酸磷灰石、无水尿酸、二水磷酸氢钠、二水草酸钙、一水草酸钙等。常多发,一般直径较小,在 1～2mm,也有较大结石,直径在 10mm 以上,呈颗粒状,表面光滑,质硬,呈黄色或棕色。

6. 什么是顽固性血精,出现顽固性血精的常见病因有哪些

血精是指精液中混有血液。大部分血精症具有自发性、短暂性及自愈性的特点。经抗生素、中药、理疗等治疗血精仍持续存在或反复发作在半年以上,称为顽固性血精。

顽固性血精病因复杂,主要有以下因素:

(1)感染性因素:顽固性血精主要因感染引起,主要的病原体以大肠埃希菌、克雷伯产气杆菌、铜绿假单胞菌等特异性革兰氏阴性杆菌为主,其次为葡萄球菌、肠球菌、粪链球菌、衣原体、支原体等造成泌尿系感染引起。

(2)非感染性因素:各种原因诱发的慢性非细菌性前列腺炎,使前列腺和精囊腺及射精管炎症水肿而引起血流变慢产生血液淤滞、小结石或前列腺的钙化,都会刺激精囊腺和射精管腺黏膜的损伤或各级血管破裂出血,产生血精;在射精管口处或精囊腺中的结石也可造成顽固性血精;精液输送的组织器官的解剖结构异常、管道梗阻、囊肿肿瘤等会引起顽固性血精;全身性因素包括恶性淋巴瘤、白血病、高血压、肝硬化门脉高压、血友病等可发生血精;部分药物如阿司匹林、华法林等应用不当;经直肠超声引导下前列腺及精囊腺穿刺等损伤未得到及时治疗均可引起血精。

7. 精囊腺结石为什么会表现为顽固性血精

精囊腺是一个高度盘曲的盲管,当精囊腺内有结石时由于其本身的这一结构特点极易出现精囊液排出不畅,精囊液在精囊腺内的积聚,使精囊腺膨胀、充血肿胀,血管韧性下降,脆性增加,射精时出现血精。虽经抗生素及中医、理疗等治疗,症状有所减轻,但因结石持续存在,病因未根除,所以会形成顽固性血精。

8. 精囊腺结石的常见检查诊断方法有哪些

(1)经直肠超声:利用高频探头,可以更清晰观察精囊腺,发现精囊腺结石,准确测量结石大小。

(2)CT:可观察精囊腺情况,发现精囊腺结石。

(3)磁共振:诊断准确,但磁共振费用高,检查有一定的条件限制。

(4)精囊镜:精囊镜是近年开展的泌尿外科腔内技术,是一种先进的微创技术,具有诊断和治疗作用。经尿道、射精管口逆行插入输尿管镜,可以直接观察精囊腺,准确发现精囊问题,创伤小,安全可行。

9. 精囊腺正常超声图像是什么,精囊结石的超声图像是什么

正常精囊腺呈顶端圆钝,上宽下窄,表面凹凸不平,多房样低回声区。精囊结石的声像图多为表面迂曲凹凸变为僵直状,内部回声稍增强等慢性精囊炎图像改变,并可见强回声团,后伴声影(图10-3)。

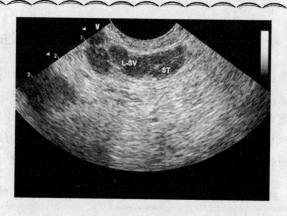

图 10-3　精囊结石

10. 为什么直肠超声检查是精囊腺结石的首选检查方法

传统的经腹超声由于受膀胱充盈程度、肠气干扰及耻骨联合的影响，切面及扫描角度受到限制，加之精囊腺位于盆腔底部，位置深，难以显示清晰的声像图，而出现假阴性结果。经直肠超声不但避开了肠气干扰及耻骨的影响，又无须喝水憋尿，并且高频探头提高了超声图像分辨率，可以清晰观察精囊腺的大小、形态及内部结构，对疾病诊断较准确。无辐射，安全，可反复检查。

11. 精囊腺结石的治疗方法有哪些

精囊腺结石以往多采用抗炎药物、局部理疗、中药等保守治疗。保守无效多采用开放精囊腺切除手术，但创伤大，并发症较多。近年来随着泌尿外科腔内技术的发展，精囊镜技术越来越成熟，利用精囊镜治疗精囊腺结石临床效果好，创伤小，应用越来越广泛。

12. 所有的精囊腺结石都需要治疗吗

精囊腺结石大多为无机盐结晶沉积在脱落的上皮细胞和炎性渗出物上而形成。目前没有明确的治疗标准,体检或做其他检查时偶然发现,没有症状的精囊腺结石无须治疗。

13. 精囊镜治疗结石有什么优点

(1)直视下操作,提高了操作的准确性。

(2)直径小于2mm的小结石可通过异物钳直接取出。直径大于2mm的结石可置入2.0J、15Hz的激光光纤,进行碎石或利用气压弹道联合超声碎石。治疗用时短,平均小于1小时。

(3)操作简单,利用导丝直视下直接扩张射精管口,减少了周围组织损伤。

(4)创伤小,并发症少。

(5)在治疗结石的同时对精囊腺的炎性分泌物进行了冲洗和吸附,治疗相对彻底,不易复发。

14. 精囊镜治疗精囊腺结石的并发症有哪些

主要有冲洗液压力过大、逆行感染至附睾炎;射精管口、尿道外括约肌损伤至逆行射精、尿失禁;操作不当损伤至前列腺及直肠等。最常出现的为附睾炎。

四、精囊腺肿瘤

1. 病例报告

患者,男,50岁,下腹部不适1年余。因进行性排尿、排便费力1个多月就诊。尿常规及精液检查无异常。前列腺特异抗原阴性。直肠指诊:前列腺三度肿大,上界不清,光滑,质中等,直肠受压肠腔变扁,指套无染血。

2. 超声检查

超声所见:

经腹超声检查:盆腔内膀胱后方可见一巨大囊实性肿物,约为9.1cm×8.0cm×7.9cm,包膜完整,与前列腺界限欠清。内部以液性无回声为主,并可见厚的分隔及实性乳头状中等回声突于囊腔内,与囊壁界限不清。经直肠超声见肿物位于前列腺后上方,有包膜与前列腺相贴,彩色多普勒显示实性部分血流信号丰富,阻力指数6.0。

超声提示:

精囊腺囊实性肿物

经手术证实,病理诊断为原发性精囊腺癌。

3. 精囊腺肿瘤是常见病吗,常见类型有哪些,发病有何特点

精囊腺肿瘤临床少见,肿瘤有良性和恶性之分。良性有精囊腺瘤、囊腺瘤、平滑肌瘤、纤维腺瘤、血管上皮瘤等。恶性肿瘤非常少见,分为原发性和转移性。原发性精囊腺癌是男性泌尿外科罕见的一种恶性肿瘤,原发性精囊腺癌至今国内外可检索到的仅120多例,国内报道不足20例。最常见的为起源于精囊腺上皮的精囊腺癌,其他类型少见,有平滑肌肉瘤、血管肉瘤及精囊腺生殖细胞肿瘤等。转移性多为邻近组织肿瘤如前列腺癌、直肠癌、膀胱癌及淋巴瘤蔓延所致。

发病年龄分布较广,20~90岁均可发病,中老年多见,以50~

60 岁居多,约占 80%。

4. 精囊腺肿瘤的发病因素是什么

　　精囊腺肿瘤的发病因素至今不太清楚,原发性精囊腺癌多为腺癌,一般源于 Mullerian-Wolfian 管。有研究发现大鼠精囊腺分泌物中的硫基氧化酶 1、神经胶质衍生连接蛋白(GDN)、精囊腺分泌物 6(SVS6)表达增加,而精囊腺分泌物(SVS2)明显减少。但这些改变与精囊腺癌的发生,是否为因果关系目前还不太清楚。另外,精囊腺癌的发生与雄激素是否有关,也需要进一步研究证实。

5. 精囊腺肿瘤的临床症状有哪些

　　精囊腺肿瘤的临床症状多样,精囊腺癌常见症状有:

　　(1)尿频、尿急、尿流变细、大便次数增多及形状改变,肿瘤较大者可出现尿潴留及排便困难。

　　(2)血精及血尿:血精是提示精囊腺肿瘤的重要表现,约有50%的患者出现。血精往往较早出现,但易误诊为精囊腺炎或前列腺炎。血尿是因为精囊腺出血后血自后尿道流入膀胱,表现为无痛性的终末血尿。

　　(3)部分患者出现下腹部或会阴部不适。

6. 为什么精囊腺肿瘤的病人会出现排便及排尿困难

　　精囊腺位于盆腔深部,为左右各一的盘曲的囊状结构。上方为膀胱,下方直接毗邻直肠,如果肿物较大,直肠受压,从而导致排便困难。增大的肿瘤压迫膀胱及后尿道,会导致尿频、尿线变细,排尿困难。

7. 诊断精囊腺肿瘤的主要依据是什么

精囊腺肿瘤的术前诊断主要根据临床症状、体检及影像学检查和活检。

(1)主要症状:前面已经叙述,就不再重复。

(2)直肠指检:既简单又非常重要的检查,是发现精囊腺肿瘤较为可靠的方法,一般可触及质地较硬的肿块,位于前列腺上方或与前列腺分界不清。

(3)膀胱镜检查:对本病的诊断价值有限。

(4)影像学检查:包括超声、CT 及磁共振。是早期诊断精囊腺癌的主要依据。可发现精囊腺区囊实性包块或实性包块,邻近的前列腺及膀胱有无受累,还可发现盆腔淋巴结及腹股沟淋巴结有无肿大等。

(5)直肠超声引导下穿刺:尤其对肿物较大,侵犯到前列腺、膀胱及直肠的,临床较难确定肿瘤起源的,直肠超声引导下穿刺最有帮助。

8. 超声检查在精囊腺肿瘤诊断中的优点是什么

(1)超声检查可根据具体情况选择经直肠超声或经腹超声和经直肠超声相结合。肿物较大者经腹超声容易发现,对肿物的大小,形态判断准确,可以发现盆腔及腹股沟有无淋巴结肿大。经直肠超声因探头频率高,距病变近,可清晰分辨肿物与前列腺及膀胱和周围组织的关系,对肿瘤内部的结构显示清晰。

(2)肿瘤内的血流状态有助于肿物良恶性的判断。

(3)经直肠超声引导下穿刺对精囊腺肿瘤的诊断有重要作用。

(4)超声检查费用低,安全,对身体无伤害。

9. 精囊腺癌的超声表现是什么

精囊腺癌可经腹及经直肠检查,经直肠超声检查可较清晰地显示其形态、结构、病变范围及与周围器官的关系。精囊腺癌典型超声表现为精囊腺区可见囊实性肿物,囊壁和分隔厚薄不均,囊性及实性部分所占比例不一。囊性无回声区内可见乳头状中强回声或不均匀欠规则的等回声。少数为实性包块,表现为回声欠均匀的中强回声团或低回声团(图 10-4)。实性部分可见丰富的血流信号。

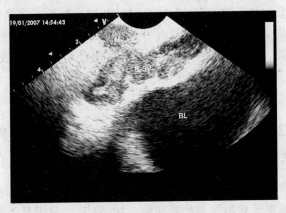

图 10-4　精囊腺肿瘤

10. 原发性精囊腺癌的病理诊断标准是什么

(1)乳头状或间变性癌仅局限在精囊腺内。

(2)无其他盆腔原发肿瘤。

(3)如是间变癌则有黏液蛋白分泌。原发性精囊腺癌患者血清前列腺特异抗原(PSA)及前列腺酸性磷酸酶阴性;糖类抗原125(CA125)及细胞角蛋白(CK)7 阳性,同时前列腺特异抗原(PSA)

及细胞角蛋白(CK)20阴性常作为免疫组织化学诊断的标准。

11. 精囊腺癌的治疗方法有哪些

（1）精囊腺癌的治疗方法主要以手术切除为主，包括传统开放手术及腹腔镜手术。

（2）有些医生主张精囊腺癌尤其是分化较差者如黏液腺癌，术后联合化疗，对延长生命有一定的效果。

（3）由于精囊腺癌对放疗、化疗和糖皮质激素治疗不敏感，现有文献报道对于不适合手术切除者或手术后残留者，放射治疗后使用重组人P53腺病毒注射液静脉滴注联合腹腔灌注疗效确切。国外已完成的各期临床试验表明，重组人P53腺病毒注射液具有安全性高、广谱抗肿瘤、局部和全身多途径给药、单独或联合放疗、化疗等优点，使用者无严重并发症发生。

（4）应用三维适形放疗联合热疗治疗精囊腺癌有一定的疗效。

12. 重组人P53腺病毒治疗精囊腺癌的作用机制是什么

重组人P53腺病毒治疗精囊腺癌是利用P53这一抑癌基因，借助于无毒无复制能力的腺病毒载体，将P53基因导入癌细胞，导致癌细胞溶解死亡。具体作用机制是：

（1）通过阻滞干扰肿瘤细胞增生周期和发生"程序性死亡"，抑制肿瘤生长。

（2）增强放射线对肿瘤细胞的周期阻滞和凋亡作用。

（3）刺激机体产生抗肿瘤免疫反应，使肿瘤细胞周围局部聚集大量免疫细胞。

（4）通过"旁观者效应"，抑制肿瘤血管上皮生长因子，从而抑制肿瘤血管生成，使肿瘤组织局部出现血供障碍和肿瘤坏死。

13. 腹腔镜治疗精囊腺癌的优势是什么

随着腹腔镜治疗精囊腺癌的增多,优势逐渐显现。

(1)精囊腺癌术前诊断较困难,并且肿瘤的侵犯范围较难估计,现在该手术没有统一的规范,手术的切除范围多根据术中探查的肿瘤侵犯器官而定。腹腔镜手术可以采用小的切口达到探查及切除肿瘤的目的,保证了病灶切除的准确性和完整性。

(2)手术切口小且美观,术后恢复快。

(3)腹腔镜手术有助于细致、精确地处理盆底深部的重要结构,减低了手术对周围组织器官的损伤,减少了术中及术后并发症。

14. 腹腔镜手术治疗精囊腺癌的常见并发症是什么

(1)精囊腺后面直接与直肠毗邻,在分离精囊腺和狄氏间隙时,易对直肠前壁过度牵拉,造成直肠损伤。

(2)术中出血是另外一个常见并发症。精囊腺的血供来自膀胱下动脉、输精管动脉、直肠下动脉等的分支,它们在精囊腺壁内互相吻合。静脉形成精囊腺静脉丛,再至膀胱静脉丛,然后汇入髂内静脉。这些血管用超声刀多可凝闭结扎。严重的出血多在前列腺切除时出现,来源主要是阴茎背深静脉复合体和侧血管蒂。

15. 什么是三维适形放疗

三维适形放疗是患者双手抱头,仰卧于立体定位架上的真空负压成型垫内,行负压吸气塑性固定体位,进行螺旋 CT 薄层扫描,记录 CT 扫描状态下立体定位架,把 CT 图像信息输入三维适形放疗系统,勾画出肿瘤临床靶区及计划靶区,同时勾画要保护的重要组织器官,设置 4～6 个非共同面照射。一般每周 5 次。

16. 精囊腺癌的治疗效果如何

精囊腺癌的治疗效果在一定程度上取决于是否能够得到早期的诊断,根治性手术切除是最基本的治疗方法。原发性精囊腺癌可在术后复发,但由于发病率低,无法确切统计其复发率。保证肿瘤组织完整彻底地切除及切缘阴性是预后良好的关键。原发性精囊腺癌无邻近器官转移者,术后较好,术后随访 2～3 年多无复发。有国内学者报道 1 例原发性精囊腺癌患者行精囊腺、部分前列腺切除术,术后辅以深部 X 线照射治疗已存活 40 年。

17. 精囊腺良性肿瘤的治疗方法有哪些,预后如何

精囊腺良性肿瘤的治疗方法主要是手术治疗,包括传统的开放手术及腹腔镜手术。大多数精囊腺良性肿瘤手术切除后,术前症状消失,不易复发,效果良好。纤维性肿瘤是良性肿瘤,属于间叶源性肿瘤,发生部位可在间皮,也可出现在肺、肾上腺、腹膜、纵膈、鼻咽、眼眶、乳房、肝脏及精囊腺等。间叶源性肿瘤现在认为是一种良性或具有潜在恶性的软组织肿瘤。因此,对精囊腺纤维性肿瘤应视为有潜在恶性可能的肿瘤,术后必须定期复查,长期随访,出现问题,及时处理。